UDO BOESSMANN

Wirksam behandeln

Zu diesem Buch

Ein Patient, der uns seine Symptome präsentiert, will vordergründig von seinen Beschwerden befreit werden. Aber bei längeren Leidensgeschichten ist es naiv zu glauben, die Symptombeseitigung sei das einzige Anliegen von Patienten. In der Therapie haben wir es oft mit verborgenen Motiven und Erwartungen (impliziten Aufträgen) zu tun, die viel stärker sind als der triviale Wunsch, gesund zu sein.

Das Buch wendet sich an ÄrztInnen und PsychotherapeutInnen in der Praxis, Klinik oder Ausbildung, die sich der Behandlung psychisch und psychosomatisch kranker Menschen verpflichtet haben, sowie an deren Supervisoren. Grob zusammengefasst enthält das Buch drei Grundbotschaften:

Eine frohe Botschaft
Als TherapeutIn sind Sie mit hoher Wahrscheinlichkeit wirksam. Die meisten PatientInnen profitieren von verschiedenen Therapiemethoden und von den TherapeutInnen, die sie durchführen.

Eine unbequeme Botschaft
Sie sind wahrscheinlich aus anderen Gründen wirksam, als Sie bislang dachten. Das Therapieergebnis wird überwiegend von Faktoren beeinflusst, die mit Ihrer Methode wenig zu tun haben. Möglicherweise bedarf vieles von dem, was Sie als unverbrüchliches psychotherapeutisches Grundwissen erlernt haben, einer Revision.

Eine exzellente Botschaft
Sie können Ihre Wirksamkeit gezielt verbessern. Eine umfangreiche empirische Forschung, die seit Jahrzehnten weltweit nach wissenschaftlichen Maßstäben durchgeführt wird, hilft uns zunehmend, Glauben von Wissen abzugrenzen. Wir verstehen immer besser, warum wir therapeutisch wirksam oder unwirksam sind. Dieses Wissen lässt sich praktisch nutzen.

In dem vorliegenden Buch geht es zum einen darum, das zeitgemäße psychotherapeutische Wissen in seinen wesentlichen Grundzügen zu umreißen. Durch anschauliche und praxisnahe Beispiele wird dieses zum Teil komplizierte Wissen verständlich dargestellt. Der Autor zeigt an vielen Praxisbeispielen seinen eigenen Weg auf, das heutige empirische Wissen in der Patientenbehandlung und in der Supervision möglichst wirksam umzusetzen.

Inhalt

Ein Problem kann nicht mit Hilfe
des Bewusstseins,
durch welches es herbeigeführt wurde,
gelöst werden.

ALBERT EINSTEIN

Das Konzept der Auftragsklärung

In diesem Buch stelle ich ein Konzept einer systematischen Auftragsklärung vor. Ich glaube, dass mit der konsequenten Klärung bewusster und unbewusster Aufträge des Patienten eine Reihe der wesentlichen Anforderungen an das therapeutische Vorgehen, wie sie sich aus der Psychotherapieforschung ableiten lassen, praktisch umgesetzt werden kann. Ich gehe von der Annahme aus, dass jede Art von zwischenmenschlicher Beziehung unter dem maßgeblichen Einfluss expliziter, bewusster und impliziter, unbewusster Aufträge steht. Befriedigende Resultate des Miteinanders in der Familie und im Beruf, bei jeder gesellschaftlich bedeutsamen Aktivität, insbesondere in der Spezialsituation der Arzt-Patient- und Therapeut-Patient-Beziehung, hängen meines Erachtens davon ab, wie es gelingt, die Aufträge des jeweils anderen zu erfassen und mit den eigenen Erwartungen beziehungserhaltend abzustimmen. Ob als ÄrztInnen[1], Therapeuten, Supervisoren, als Liebes-, Lebens- oder Geschäftspartner oder in jeder anderen wesentlichen Begegnung mit anderen Menschen – wir haben mehr wünschenswerte Ergebnisse (und auch mehr Freude), wenn wir aufmerksamer, exakter und bewusster wahrnehmen, was andere Menschen (zum Beispiel Patienten, Kunden, Partner) uns – verbal und nonverbal – an Selbstdefinitionen, Bedürfnissen und Beziehungserwartungen mitteilen.

Die Auftragsklärung lässt sich sowohl diagnostisch als auch therapeutisch nutzen. In der Diagnostik werfen die spezifischen Aufträge eines Patienten oder auch deren Fehlen ein Licht auf seine Persönlichkeitsstruktur, seine Potenziale und spezifischen Konfliktbereiche. Aufträge sind eine wertvolle Ressource im Therapieprozess. Ihren therapeutischen Wert entfalten sie insbesondere hinsichtlich der Therapiebeziehung. Der Therapeut bleibt stets in Tuchfühlung mit den für den Patienten emotional bedeutsamen Aspekten und mindert die Gefahr, sich von den eigentlichen Bedürfnissen des Patienten zu entfernen. Mit der expliziten und besonders der impliziten Auftragsklärung finden komplexe interpersonelle und emotionale Prozesse eine einfache und anschauliche Sprache.

1 Um der leichteren Lesbarkeit willen werde ich im weiteren Text wie herkömmlich „der Therapeut“ und „der Patient“ sagen, auch wenn ich Vertreter beider Geschlechter meine.

In diesem Buch wird eine Vorgehensweise dargestellt, die beansprucht, möglichst rasch und präzise Klarheit über die offenen und verborgenen Wünsche unserer Patienten (und auch anderer Interaktionspartner) herzustellen. Die Wünsche der anderen sind allerdings nur eine Seite der Medaille. Es geht auch darum, wie wir unsere eigenen Wünsche (gerade auch in unserer besonderen Verantwortung als Ärzte oder Therapeuten) zum Nutzen beider Seiten einbringen können. Für einen dauerhaften Erfolg in der Medizin und Psychotherapie, ebenso für langfristig produktive berufliche oder private Beziehungen sehe ich es als unabdingbar an, dass es uns gelingt, bewusste und unbewusste Aufträge des oder der anderen zu erfüllen. Ebenso wichtig ist es, kontraproduktive Wünsche im geeigneten Augenblick und in geeigneter Weise, das heißt, beziehungserhaltend, zurückzuweisen, um schließlich zu einer Beziehungskultur höherer Ordnung zu gelangen.

Ich empfehle die systematische Auftragsklärung als Grundorientierung in jeder Behandler-Patient-Begegnung. Wie ich darlegen werde, macht es in der Psychotherapie sogar Sinn, mehrfach in derselben Sitzung die aktuell relevanten Beziehungsaufträge zu klären. Die Auftragsklärung ist ein diagnostisches Instrument hinsichtlich der Motivation und Persönlichkeitsstruktur des Patienten sowie hinsichtlich der Prognose. Sie erleichtert die differenzialindikatorische Entscheidung, mit welchen therapeutischen Methoden und in welchem Setting die größte Aussicht für einen Behandlungserfolg zu erwarten ist. Die systematische Auftragsklärung ist nicht nur geeignet, Heilungsprozesse bei den Patienten zu fördern, sondern trägt auch entscheidend zur Psychohygiene der Behandler bei.

In den letzten Jahren hat mein Verständnis psychodynamischer Prozesse durch das Werk von Klaus Grawe[2] wichtige neue Impulse erfahren. Mit der Auftragsklärung können meines Erachtens die von Grawe herausgestellten (und von mir im weiteren Text erläuterten) therapeutischen Wirkprinzipien der

- Konsistenzregulation
- Aktivierung des Annäherungssystems des Patienten durch motivationales Priming

2 Die Darstellung des Werkes von Grawe basiert auf den folgenden Büchern: K. Grawe, R. Donati, F. Bernauer, 1994: „Psychotherapie im Wandel – Von der Konfession zur Profession“; K. Grawe, 1998: „Psychologische Therapie“; K. Grawe, 2004: „Neuropsychotherapie“; alle erschienen im Hogrefe-Verlag, Göttingen.

- Induktion und Verstärkung positiver Erwartungen beim Patienten
- prozessualen Aktivierung und Nutzung von Ressourcen des Patienten
- Fokussierung auf die positiven Seiten und Kompetenzen des Patienten
- prozessualen Aktivierung und Verstärkung wichtiger positiver motivationaler Ziele und Werte des Patienten
- Bestätigung von Identitätszielen des Patienten
- korrektiven Erfahrung sicherer Bindung in der Therapiebeziehung
- Achtung von Vermeidungs- und Selbstschutzzielen des Patienten
- Ermöglichung von Kontroll- und Selbstwirksamkeitserfahrungen
- Unterstützung des Patienten bei der Intentionsrealisierung
- prozessualen Problemaktualisierung
- aktiven Unterstützung des Patienten bei der Problembewältigung
- intensiven, anhaltenden und wiederholten Aktivierung der zu fördernden neuronalen Erregungsmuster
- motivationalen Klärung und Intentionsveränderung

praktisch umgesetzt werden. Bevor ich das Konzept und die praktische Anwendung der expliziten und impliziten Auftragsklärung detailliert vorstelle, möchte ich den Leser mit den Grundlagen, auf denen es basiert, vertraut machen. Nach einem Exkurs in die Psychotherapieforschung werde ich Ihnen das Psychotherapiemodell von Grawe und seinen Beitrag zur psychodynamischen Theoriebildung vorstellen. Ich werde – soweit es für das Konzept der Auftragsklärung relevant ist – auf die Bindungstheorie und die Begriffe „Übertragung", „Gegenübertragung" und „Widerstand" eingehen. Im Anschluss an die Darstellung der Auftragsklärung stelle ich die Grenzen aufdeckender Psychotherapie dar.[3]

Ich persönlich bin von den neuen und großartigen Erweiterungen unseres tradierten Psychotherapieverständnisses fasziniert. Ich hoffe, Sie, liebe Leserin, lieber Leser, mit meiner Begeisterung anzustecken und Ihr Interesse für die Erkenntnisse der empirischen Forschung[4] zu stimulieren. Ich habe mich bemüht, die zum Teil recht komplexen Zusammenhänge in einer möglichst einfachen und lebendigen Sprache und anhand anschaulicher Beispiele verständlich zu machen. Einen Teil der Informationen (ver-

3 Ich beziehe mich dabei auf Gerd Rudolf, 2004: „Strukturbezogene Psychotherapie – Leitfaden zur psychodynamischen Therapie struktureller Störungen", Stuttgart: Schattauer.

4 Zu der ich auch die naturalistische Psychotherapieforschung zähle.

tiefende und erklärende Ergänzungen zum Haupttext sowie die wissenschaftlichen Quellenangaben) habe ich in den Fußnoten untergebracht, um den Haupttext zu entlasten und dem eiligen Leser eine rasche Erfassung der Hauptgedanken des Buches zu ermöglichen. Ich hoffe, dass Sie bei der Lektüre dieses Buches nicht nur neue Einsichten gewinnen, sondern auch Vergnügen haben.

Psychotherapieforschung

Als Arzt oder Psychotherapeut kennen Sie das Phänomen: Heute erzielen Sie einen wunderbaren Behandlungserfolg, morgen schon stehen Sie ratlos vor einem scheinbar unbeeinflussbaren Krankheitsbild. Heute helfen Sie einem Patienten, an dem andere zuvor Ihre Heilkunst vergeblich versucht haben, morgen sind Sie es, der erfahren muss, dass sich Ihr Patient bei anderen besser behandelt fühlt. Warum wirkt meine Therapie hier und versagt dort? Warum erziele ich hier größte Dankbarkeit, und warum führen dort meine Anstrengungen zu einer Enttäuschung? Welche Faktoren bestimmen meine Wirksamkeit und die nachhaltige Zufriedenheit meiner Patienten? Und, wenn diese Wirkfaktoren fassbar sind, wie kann ich sie systematisch nutzen?

Die Wirkfaktoren therapeutischer Bemühungen sind heute wissenschaftlich so gut untersucht, dass wir unsere therapeutische Wirksamkeit nicht mehr allein dem subjektiven Terrain unserer Intuition oder Erfahrung überlassen müssen (ohne der persönlichen therapeutischen Erfahrung und Intuition ihre Unverzichtbarkeit absprechen zu wollen). Die wissenschaftlich-empirische Erforschung der Wirkungen von analytischer Psychotherapie begann 1930 mit katamnestischen Studien von Otto Fenichel in Berlin[5]. Aber erst die schockierende Behauptung von Hans Jürgen Eysenck aus dem Jahr 1952[6], dass die Erfolgsrate von psychodynamischen und humanistischen Psychotherapien nicht die Rate von Spontanheilungen übertreffe, läutete eine Ära intensiver prospektiver Forschungsarbeit ein, die bis heute anhält. In immer mehr Studiendesigns wurde die Forderung Eysencks nach Kontrollgruppen umgesetzt. Das gewaltige Datenmaterial, das die Forschung in den letzten Jahrzehnten hervorgebracht hat, hat Eysencks Hypothese eindrucksvoll widerlegt. Heute besteht kein Zweifel mehr: Über verschiedene Theorien und Techniken hinweg ist Psychotherapie wirksam. Eine richtungswei-

5 O. Fenichel, 1930: „Statistischer Bericht über die therapeutische Tätigkeit 1920-1930", in: S. Rado, O. Fenichel, C. Müller-Braunschweig (Hrsg.): „Zehn Jahre Berliner Institut. Poliklinik und Lehranstalt", Wien: Internationaler Psychoanalytischer Verlag.

6 H. J. Eysenck: „The effects of psychotherapy: An evaluation", Journal of Consulting and Clinical Psychology, 16, 319-324.

sende Metaanalyse der Arbeitsgruppe um Mary Lee Smith aus dem Jahr 1980[7] ergab eine durchschnittliche Effektstärke[8] der von der Übersicht erfassten Psychotherapien von .85. Das heißt, der durchschnittliche Psychotherapiepatient hatte ein besseres Ergebnis als 80% der Patienten[9] in den unbehandelten Kontrollgruppen. Außerdem hatten die behandelten Patienten eine weitaus größere Chance auf eine schnelle Besserung als nicht behandelte Patienten.[10] Die Ergebnisse von Smith et al. wurden in neueren Übersichten bestätigt.[11] Doch die Diskussion darüber, wie diese Ergebnisse zu interpretieren sind und welche Schlussfolgerungen aus ihnen zu ziehen sind, ist noch lange nicht abgeschlossen.

Kontroverse Psychotherapieforschung

Da die Vielzahl der international durchgeführten Studien mit ihren verschiedenartigen methodischen Ansätzen und Ergebnissen kaum mehr zu überblicken und zu validieren ist, hat man versucht, die Forschungsergebnisse in Form von Metaanalysen zusammenzustellen und auszuwerten. Die wohl aufwändigste und im deutschsprachigen Raum bekannteste sowie um-

7 M. L. Smith, G. V. Glass, T. J. Miller (1980: „The benefits of psychotherapy", Baltimore: J. Hopkins Univ. Press) kommen zu diesem Schluss als Ergebnis einer Sichtung von 375 Erfolgsstudien zur Psychotherapie.

8 Unter Effektstärke versteht man die Differenz der Mittelwerte von Therapiegruppe und Kontrollgruppe, dividiert durch die Standardabweichung der Kontrollgruppe. Positive Werte bedeuten, dass die Therapiegruppe der Kontrollgruppe überlegen ist. Eine Effektstärke von 1 bedeutet, dass das durchschnittliche Ergebnis der Therapiegruppe um eine Standardabweichung günstiger liegt als das der Kontrollgruppe. Der Nachteil dabei, Effektstärken als Maß für die Wirksamkeit von Psychotherapie zu verwenden, ist die Notwendigkeit von Kontrollgruppen. Damit werden Studien mit „naturalistischem" Studiendesign ausgeschlossen.

9 Statistisch ausgedrückt liegt der durchschnittliche Psychotherapiepatient auf der 80sten Perzentile der Kontrollgruppe.

10 C. McNeilly, K. I. Howard, 1991: „The effects of psychotherapy: An reevaluation based on dosage", Psychotherapy Research 1, 74-78.

11 Zum Beispiel von K. Grawe, R. Donati, F. Bernauer, 1994: „Psychotherapie im Wandel – Von der Konfession zur Profession", Göttingen: Hogrefe.

strittenste Metaanalyse ist die von Klaus Grawe, die er mit seiner Berner Arbeitsgruppe 1994 unter dem provozierenden Buchtitel „Psychotherapie im Wandel – Von der Konfession zur Profession“[12] veröffentlichte. In dieser Metaanalyse schneidet die analytische Psychotherapie gegenüber der kognitiven Verhaltenstherapie schlechter ab. Grawe spricht vor allem der hochfrequenten Langzeitanalyse ihre Berechtigung als Kassenleistung ab.

Den sich allmählich formierenden Widerstand des psychoanalytischen Lagers gegen Grawes Metaanalyse fassten Volker Tschuschke, Claudia Heckrath und Wolfgang Tress 1998 unter einem Buchtitel zusammen, der dem polemischen Einfallsreichtum der Berner nicht nachsteht: „Zwischen Konfusion und Makulatur – Zum Wert der Berner Psychotherapie-Studie von Grawe, Bernauer und Donati“[13]. Im gleichen Jahr gaben Markus Fäh und Gottfried Fischer das Buch „Sinn und Unsinn in der Psychotherapieforschung – eine kritische Auseinandersetzung mit Aussagen und Forschungsmethoden“[14] heraus. Neben der Bemängelung der statistischen Methodik richtet sich die Kritik an Grawe hauptsächlich gegen die Kriterien, nach denen die Berner Arbeitsgruppe entschied, ob eine Studie in der Metaanalyse berücksichtigt oder ob sie ausgeschlossen wurde. Grawe et al. hätten nur Studien mit Labordesign zugelassen, wie sie in der Verhaltenstherapie üblich sind, und naturalistische Studien, wie sie überwiegend von Psychoanalytikern durchgeführt werden, nicht gewürdigt. Laborstudien messen symptombezogen und würden daher symptombezogene Therapien wie die Verhaltenstherapie bevorzugen. Zudem sei die rein symptombezogene Klassifizierung von Patienten, zum Beispiel die Zuordnung zu ICD-10-Diagnosen, von geringem prognostischen Aussagewert für das Therapieergebnis.

Das ausschließende Kontrollgruppendesign Grawes ist ein besonderer Stein des Anstoßes. Die Forderung, um jeden Preis randomisierte und diagnostisch homogene Kontrollgruppen zu bilden, werde nicht der Versorgungsrealität gerecht. Wesentliche Aspekte des Zustandekommens der Therapiebeziehung und des therapeutischen Prozesses würden durch solche Vorgaben künstlich ausgeschlossen. Forschung und Praxis müssten durch moderne methodische Standards miteinander verbunden werden (Junktim-Forderung). Statistische Gesetzmäßigkeiten dürften erst als valide anerkannt werden, wenn sie sich auch am Einzelfall und in der Praxis be-

12 K. Grawe, R. Donati, F. Bernauer, 1994, Göttingen: Hogrefe.

13 V. Tschuschke, C. Heckrath, W. Tress, 1998, Göttingen: Vandenhoeck & Ruprecht.

14 M. Fäh, G. Fischer, 1998, Gießen: Psychosozial-Verlag.

stätigen lassen. Die Kritiker Grawes fordern eine Psychotherapieforschung, in der das prospektive, nach vorgegebenen Kriterien a priori messende Labordesign durch eine retrospektive, heuristische (aufdeckende und suchende) Vorgehensweise ergänzt wird.

Gottfried Fischer favorisiert sozialwissenschaftliche Befragungen[15] und systematische Fallstudien (komparative Kasuistik), in denen qualitative Kriterien der therapeutischen Interaktion und Wirkfaktoren möglicherweise erst a posteriori erfasst und quantifiziert werden können. Strukturelle Gemeinsamkeiten individueller Fälle können ja nicht immer vorausgesehen werden, sondern wollen im Nachhinein entdeckt werden. Fischer sieht in der naturalistischen Forschung zudem den Vorteil, dass auch Therapiefehler und die Bedingungen für therapeutischen Misserfolg analysiert werden können, die bei den rein quantitativen Effektstudien in der Varianz der erfolgreichen Therapien untergehen. Nach Fischer sollen wir uns eher bemühen, aus unseren therapeutischen Schwierigkeiten und Fehlern zu lernen, statt nach einer perfekten Einheitstherapie zu streben.

Die Kontroverse unter den Forschern darf nicht darüber hinwegtäuschen, dass es auch einen breiten Konsens gibt und sich einige Erkenntnisse von höchster praktischer Bedeutung mit einer solchen Deutlichkeit herauskristallisiert haben, dass wir sie als vorläufiges psychotherapeutisches Wissen anerkennen können.

Konsensfähige Forschungsergebnisse

Die wichtigsten und zugleich gut fundierten Erkenntnisse der Psychotherapieforschung scheinen mir folgende zu sein:

15 Als Beispiel sei genannt der „Consumer Report" von Martin Seligman (1995: „The Effectiveness of Psychotherapy. The Consumer Reports Study", American Psychologist, 50, 965-974), eine Befragung von Patienten in den USA über ihre Erfahrungen mit laufenden oder abgeschlossenen Psychotherapien. Der „Consumer Report" zeigte vor allem gute Erfolge von Langzeittherapien von mehr als zwei Jahren Dauer bei schwer gestörten Patienten.

- Ob Therapie wirksam ist oder nicht, hängt zu einem wesentlichen Teil von Faktoren ab, die mit uns Therapeuten und unseren Methoden nichts zu tun haben.

  40% der Ergebnisvarianz bei erfolgreichen Psychotherapien gehen nach Michael Lambert auf „extratherapeutische Faktoren" zurück, zum Beispiel die Ich-Stärke des Patienten, Unterstützung aus der Umgebung des Patienten oder auch zufällige Ereignisse.[16] Als weitere vom Therapeuten unabhängige Faktoren nennt Lambert die Schwere der Störung des Patienten einschließlich der Zahl der auftretenden Symptome, die Motivation und die Fähigkeit des Patienten, sich auf Beziehungen einzulassen, eine psychologische Einstellung sowie das Vermögen, ein zentrales Problem zu identifizieren.[17] Für die hohe Bedeutung der extratherapeutischen Faktoren spricht auch der hohe Anteil an Spontanremissionen (zwischen 18% und 67%, Medianwert 43%) bei psychisch kranken Patienten, die keine oder nur eine minimale Therapie erhielten.[18] Spontane Besserungen hängen ab von der Länge der Zeit, die eine Störung angedauert hat, von der zugrunde liegenden Persönlichkeitsstörung, der Qualität der sozialen Unterstützung, besonders in der ehelichen Beziehung, und der Art der Erkrankung. So haben Depressionen die höchste Remissionsrate, gefolgt von Hysterie, Phobien, Zwangsverhalten und Hypochondrie.[19]

16 M. Lambert, 1992: „Implications of outcome research for psychotherapy integration", in J. C. Norcross und M. R. Goldfried (Eds.): „Handbook of psychotherapy integration", New York: Basic Books.

17 M. Lambert, E. Anderson, 1996: „Assessment for the time limited psychotherapies". Annual Reviews of Psychiatry, 15, 23-47, und M. Lambert, T. Asay, 1984: „Patient characteristics and their relationship to psychotherapy outcome", in: M. Hersen, A. Bellack, L. Michelson (Eds.): „Issues in psychotherapy research", 313-359, New York: Plenum Press, zitiert aus dem Buch „So wirkt Psychotherapie – Empirische Ergebnisse und praktische Folgerungen" von M. Hubble, B. Duncan und S. Miller, 2001 als deutsche Übersetzung aus dem Amerikanischen erschienen im verlag modernes lernen, Dortmund.

18 M. Lambert, A. Bergin, 1994: „The effectivness of psychotherapy". in: A. E. Bergin, S. L. Garfield (Eds.): „Handbook of psychotherapy and behavioral change", 4th ed., 143-189, New York: Wiley.

19 T. Asay, M. Lambert: „Empirische Argumente für die allen Therapien gemeinsamen Faktoren: Quantitative Ergebnisse", in: M. Hubble, B. Duncan, S. Miller: „So wirkt

- Entscheidend ist die Veränderungsfähigkeit und Eigenarbeit der Patienten selbst.

Eine Reihe von Studien belegt die hohe Bedeutung der Variablen „Patientenbeteiligung", verstanden als die aktive Teilnahme des Patienten in der Therapie, sowie ein geringes Misstrauen und geringe Feindseligkeit als Prädiktor für das Therapieergebnis.[20] Keine anderen Faktoren korrelieren stärker mit einem positiven Therapieergebnis als die Offenheit, das Engagement und die Mitwirkung des Patienten im Therapieprozess.[21] Bleibende psychotherapeutische Behandlungserfolge stellen sich vor allem bei den Patienten ein, welche die Veränderungen in der Therapie (offensichtlich zu Recht) ihren eigenen Bemühungen zuschreiben.[22] Es spricht viel für die Sichtweise, dass jede Veränderung im Verlauf einer Therapie nichts als eine Selbstveränderung des Patienten ist[23], für die

Psychotherapie – Empirische Ergebnisse und praktische Folgerungen", 52, 2001 als deutsche Übersetzung aus dem Amerikanischen erschienen im verlag modernes lernen, Dortmund.

20 Zum Beispiel von B. Gomes-Schwartz, 1978: „Effective ingredients in psychotherapy: Prediction of outcome from process variables", Journal of Consulting and Clinical Psychology, 46, 1023-1035. S. S. O'Malley, C. S. Suh, H. H. Strupp, 1983: „The Vanderbilt Psychotherapy Process Scale: A report on scale development and a process-outcome study", Journal of Consulting and Clinical Psychology, 51, 581-586. J. Windholz, G. Silberschatz, 1988: „Vanderbilt psychotherapy process scale: A replication with adult outpatients", Journal of Consulting and Clinical Psychology, 56, 56-60.

21 D. L. Kolb et al., 1985: „Patient and therapy process variables relating to dropout and change in psychotherapy", Psychotherapy: Theory, Research and Practice, 22, 82-89. S. L. Garfield: „Research on client variables in psychotherapy", 190-228, und D. E. Orlinsky, K. Grawe, B. K. Parks: „Process and outcome in psychotherapy – Noch einmal", 143-189. Die letzten beiden Beiträge erschienen 1994 in: A. E. Bergin, S. L. Garfield (Eds.): „Handbook of psychotherapy and behavioral change", 4th ed., New York: Wiley.

22 T. Asay, M. Lambert: „Empirische Argumente für die allen Therapien gemeinsamen Faktoren: Quantitative Ergebnisse", in: M. Hubble, B. Duncan und S. Miller: „So wirkt Psychotherapie – Empirische Ergebnisse und praktische Folgerungen", 2001 als deutsche Übersetzung aus dem Amerikanischen erschienen im verlag modernes lernen, Dortmund.

23 J. O. Prochaska, C. C. DiClemente, J. C. Norcross, 1992: „In search of how people change: Applications to addicitive behaviors", American Psychologist, 47, 1102-1114.

wir Therapeuten allenfalls günstige Placebo-Bedingungen herstellen können.

- Patienten sind in der Psychotherapie überaus aktiv und erfindungsreich, wenn es darum geht, das Therapieangebot in ihrem Sinn zu nutzen und zu beeinflussen.[24]

  Traditionelle Psychotherapiemodelle sehen – ähnlich den kausalistischen Vorstellungen in der Medizin – den Patienten als den mehr oder weniger passiv reagierenden Empfänger von spezifischen therapeutischen Interventionen. Diese Sichtweise ist überholt. Die Aktivität der Patienten erfolgt allerdings häufig verdeckt. Nach außen beugen sich die Patienten den Wünschen der Therapeuten, bilden sich aber letztlich die Meinung, die sie selbst für richtig halten. Umgekehrt ignorieren sie offensichtliche Empathiefehler des Therapeuten und machen das Beste aus dem therapeutischen Angebot.[25]

- Wie stark sich ein Patient in die therapeutische Arbeit einbringt, hängt stark davon ab, wie positiv er die Therapiebeziehung einschätzt und wie hoch seine positiven Erwartungen und Hoffnungen sind, mit Hilfe des Therapeuten seine Ziele zu erreichen.

  Es besteht unter Psychotherapieforschern weitgehend Konsens darüber, dass die Qualität der Therapiebeziehung der wichtigste Wirkfaktor ist, den der Therapeut durch seine innere Haltung und sein interaktives Verhalten beeinflussen kann. 30% der Ergebnisvarianz können nach Lambert auf die Qualität der Therapiebeziehung zurückgeführt werden, die sich über Variablen wie zum Beispiel Empathie,

24 D. L. Rennie, 1990: „Toward a presentation of the client's experience of the psychotherapy hour", in: G. Lietaer, J. Rombauts, R. Van Balen (Eds.): „Client-centered and experiential therapy in the nineties", 155-172, Leuven: Leuven University Press.

25 K. Tallmann, E. Robinson, D. Kay, S. Harvey, A. Bohart, 1994: „Experiential and non-experiential Rogerian therapy: An analogue study". Die Arbeit wurde bei der 102. Annual Convention of the American Psychological Association in Los Angeles vorgestellt.

Wärme, Akzeptanz und Bestätigung definieren lässt. 15% schreibt Lambert positiven Erwartungen des Patienten zu und weitere 15% der Anwendung der speziellen Technik. Viele Forscher sehen in der Qualität der Therapiebeziehung – und zwar aus der Sicht des Patienten – die beste prognostische Größe für das Therapieergebnis.[26] Die Qualität der Therapiebeziehung ist wichtiger als die schulenspezifischen Interventionen, denen man zum Beispiel in der kognitiven, der Verhaltens- oder in der psychodynamischen Therapie eine so hohe Bedeutung beimisst.[27] Entscheidend ist, was die Patienten selbst als hilfreich in der Behandlung empfinden. Es sind nicht die speziellen Techniken, sondern die Zeit und die Gelegenheit, auf sich selbst zu fokussieren, über sich zu sprechen sowie jemanden zu haben, der zuhört, sich kümmert, versteht, entlastet und Rat gibt.[28]

Grawe betont die Wirkung des „motivationalen Primings" auf die Therapiebeziehung: Durch möglichst viele befriedigende Erfahrungen

26 So zum Beispiel A. Bachelor, 1991: „Comparison and relationship to outcome of diverse dimensions of the helping alliance as seen by client and therapist", Psychotherapy, 28, 534-549; A. O. Horvath, 1995: „The therapeutic relationship: From transference to alliance", in: Session, 1, 7-17; J. L. Krupnik et al., 1996: „The role of the therapeutic alliance in psychotherapy and pharmacotherapy outcome: Findings in the National Institute of Mental Health Treatment of Depression Collaborative Research Project", Journal of Consulting and Clinical Psychology, 64, 532-539; D. E. Orlinsky, K. Grawe, B. K. Parks, 1994: „Process and outcome in psychotherapy – Noch einmal", in: A. E. Bergin, S. L. Garfield (Eds.): „Handbook of psychotherapy and behavioral change", 4th ed., 143-189, New York: Wiley.

27 Zu solchen Ergebnissen kamen D. D. Burns und S. Nolen-Hoeksema (1991: „Coping styles, homework compliance and the effectiveness of cognitive behavioral therapy", Journal of Consulting and Clinical Psychology, 59, 305-311) sowie W. R. Miller, C. A. Taylor und J. C. West (1980: „Focused versus broad spectrum behavior therapy for problem drinkers", Journal of Consulting and Clinical Psychology, 48, 590-601). M. Svartberg und T. C. Stiles (1994: „Therapeutic alliance, therapeutic competence and client change in short-term anxiety – provoking psychotherapy", Psychotherapy Research, 4, 20-33) fanden, dass die Allianz mit .48 positiv mit einem guten Therapieergebnis korreliert, während spezifische Techniken eher schaden und mit dem Ergebnis mit -.55 negativ korrelieren.

28 J. R. Phillips, 1984: „Influences on personal growth as viewed by former psychotherapy patients", Dissertation Abstracts International, 44, 441 A; R. Elliott, E. James, 1989: „Varieties of client experience in psychotherapy: An analysis of the literature", Clinical Psychology Review, 9, 443-467.

mit dem Therapeuten soll das so genannte Annäherungssystem des Patienten aktiviert und gebahnt werden, um den Patienten für die therapeutischen Interventionen maximal zu öffnen. Angstpatienten müssen in der Therapiebeziehung vor allem positive Kontrollerfahrungen machen (Transparenz des Vorgehens des Therapeuten, ein plausibles Verständnis der Störung, Erleben von Selbstwirksamkeit, zum Beispiel dadurch, dass der Therapeut den Patienten in alle Schritte und Entscheidungen einbezieht und auf Initiativen und Vorschläge des Patienten eingeht). Therapien haben nach Grawe signifikant bessere Ergebnisse, wenn der Patient in möglichst jeder Sitzung mit dem Therapeuten seine eigenen Fähigkeiten und positiven Seiten wahrnehmen kann. Die emotional bedeutsamen Ziele und Werte des Patienten sollten in der Therapiebeziehung so gut, wie es geht, aktiviert werden. Das wichtige Bindungsbedürfnis des Patienten wird am besten befriedigt, wenn der Therapeut von ihm als einfühlsam-empathisch, verständnisvoll und akzeptierend, als für das Wohl des Patienten engagiert, vertrauenswürdig und zuverlässig, als warm, unterstützend und kompetent wahrgenommen wird. Grawe hebt auch die Bedürfnisse nach Selbstwerterhöhung und Lustgewinn hervor: Mit dem Patienten über gemeinsame Interessen zu sprechen macht den Patienten gleichrangiger. Positive Emotionen werden durch Humor oder auch Entspannungsverfahren gefördert. Das durch Bedürfnisbefriedigung bewirkte Annäherungspriming schwächt – so Grawe – negative Emotionen und Vermeidungsreaktionen ab.[29]

- Wesentliche Besserungen stellen sich oft schon früh im Therapieprozess ein und sind ein prognostisch günstiges Zeichen.

Melanie Fennell und John Teasdale führen 56 bis 71% der Varianz der günstigen Gesamtveränderung eines Patienten auf Veränderungen in der frühen Phase der Behandlung zurück.[30] Erhebliche Besserungen

29 K. Grawe, 2004: „Neuropsychotherapie“, Göttingen: Hogrefe, 382 ff.

30 M. J. Fennell, J. D. Teasdale, 1987: „Cognitive therapy for depression: Individual differences and the process change“, Cognitive Therapy and Research, 11, 253-271. Weitere Studien, die einen wesentlichen Teil der Besserung der Patienten in den ersten Wochen der Behandlung erkannten, sind: K. Howard, S. M. Kopta, M. S. Krause, D. E. Orlinsky, 1986: „The dose-effect relationship in psychotherapy“,

können bereits eintreten, bevor die Patienten den spezifischen Veränderungsmechanismus, auf den zum Beispiel die kognitive Verhaltenstherapie ihre Wirkung zurückführt, überhaupt verstanden haben.[31] Offensichtlich besteht zwischen den Besserungserwartungen von Patienten und dem Ausmaß der Verbesserung ihrer Symptome ein signifikanter positiver Zusammenhang.[32] Mehrere Autoren buchen die häufigen und beeindruckenden Besserungen, die zu Beginn einer Psychotherapie zu verzeichnen sind, aber auch spätere positive Veränderungen zum großen Teil auf das Konto des Faktors „Hoffnung".[33] In der Psychotherapieforschung hat man begonnen, Placebo-Wirkungen als therapeutisches Agens zu würdigen. So hat Irving Kirsch 1978 die aktive Rolle von Placebos in der Psychotherapie hervorgehoben und es abgelehnt, sie als unwirksame Störvariable anzusehen.[34]

American Psychologist, 41, 159-164; K. Howard, R. J. Lueger, M. S. Maling, Z. Martinovich, 1993: „A phase model of psychotherapy outcome: Causal mediation of change", Journal of Consulting and Clinical Psychology, 61, 678-685; A. J. Rush et al., 1981: „Differential effects of cognitive therapy and pharmacotherapy on depressive symptoms", Journal of Affective Disorders, 3, 221-229.

31 S. S. Ilardi, W. E. Craighead, 1994: „The role of non-specific factors in cognitive-behaviour therapy for depression", Clinical Psychology, Science and Practice, 1, 138-156.

32 H. J. Friedman, 1963: „Patient expectancy and symptom reduction", Archives of General Psychiatry, 8, 61-67.

33 A. P. Goldstein, 1962: „Therapist-patient expectancies and non-specific therapy as a basis for (un)spontaneous remission", Journal of Clinical Psychology, 16, 399-403; T. H. Peak, R. P. Archer, 1984: „Clinical training in psychotherapy", New York: Haworth Press; T. H. Peak, J. D. Ball, 1987: „Brief psychotherapy: Planned therapeutic change for changing times", Psychotherapy in Private Practice, 5, 53-63; I. Wickramasekera, 1985: „A conditioned response model of placebo effect: Predictors form the model", in L. White, B. Tursky, G. Schwartz (Eds.): „Placebos: Theory research and mechanisms", 255- 287, New York: Guilford Press; W. Wilkins, 1985: „Placebo controls and concepts in chemotherapy and psychotherapy research", in: L. White, B. Tursky, G. Schwartz (Eds.): „Placebos: Theory research and mechanisms", 255- 287, New York: Guilford Press.

34 I. Kirsch, 1978: „The placebo effect and the cognitive-behavioural revolution", Cognitive Therapy and Research, 2, 255-264.

- Eine gute Übereinstimmung der Sichtweisen von Therapeut und Patient korreliert positiv mit der Zufriedenheit und den Veränderungen des Patienten.

Für die Glaubwürdigkeit eines Verfahrens und positive Erwartungseffekte kommt es darauf an, dass Therapeuten ihr Verfahren als konsistent und kongruent mit den Erwartungen ihrer Patienten präsentieren und auf den vorhandenen Annahmen der Patienten über ihre Probleme und den Behandlungsprozess aufbauen.[35] Wenn die Sichtweise von Patienten kongruent ist mit den Annahmen ihrer Therapeuten über die Ursachen ihrer Probleme, zeigen diese Patienten eine höhere Veränderungserwartung, erreichen ausgeprägtere Veränderungen und geben einen höheren Grad der Zufriedenheit an als Patienten, die von ihren Therapeuten abweichende Vorstellungen über die Ursachen ihrer Probleme haben.[36] Eine vorzeitige Beendigung der Therapie ist bei kongruenter Sichtweise seltener.[37] Therapeuten, von denen die Patienten annehmen, dass sie ähnliche ätiologische Zuschreibungen machen wie sie selbst, wirken glaubwürdiger und zugänglicher.[38]

35 R. D. Crane, W. Griffin und R. D. Hill (1986: „Influence of therapist skills on client perceptions of marriage and family therapy outcome: Implications for supervision", Journal of Marital and Family Therapy, 12, 91-96) machen das Ausmaß des Zusammenpassens der Ansichten der Patienten mit denen ihrer Therapeuten für 35% der Ergebnisvarianz verantwortlich.

36 C. Claiborn, S. Ward, S. Strong, 1981: „Effects of congruence between counsellor interpretation and client beliefs", Journal of Counselling Psychology, 28, 101-109.

37 T. Tracey, 1988: „Relationship of responsibility attribution congruence to psychotherapy outcome", Journal of Social and Clinical Psychology, 7, 131-146.

38 R. Worthington, D. Atkinson, 1996: „Effects of perceived aetiology attribution similarity on client ratings of counsellor credibility"; Journal of Counselling Psychology, 43, 423-429.
Im Bereich der Schulpsychologie weisen Autoren wie J. C. Witt und S. N. Elliott (1985: „Acceptibility of classroom intervention strategies", in: T. Kratochwill (Ed.): „Scientific standards of psychological practice: Issues and recommendations", 163-196, Reno: Context Press), J. J. Murphy und Barry L. Duncan (1997: „Brief intervention for school problems", New York: Guilford Press), T. M. Reimers et al. (1992: „Acceptibility of behavioral treatments for children: Analog and naturalistic evaluations by parents", School Psychology Review, 21, 628-643) in ähnliche Richtung, wenn sie betonen, dass die Annehmbarkeit eines Verfahrens für die Schüler eine wichtige Einflussgröße für seine Anwendung und seinen Erfolg darstellt.

- Psychotherapie wirkt weitgehend unabhängig von unserer theoretischen Ausrichtung und Methode. Allen Psychotherapieformen gemeinsame Faktoren und unspezifische Variablen der Therapiebeziehung beeinflussen das Therapieergebnis weitaus mehr als spezifische Wirkungen der einen oder anderen Methode.

Schon 1936 vertrat Saul Rosenzweig[39] die Auffassung, dass die Wirksamkeit der verschiedenen Therapieansätze mehr auf ihren gemeinsamen Elementen als auf ihren theoretischen Lehrsätzen beruhe. Lester Luborsky kam 1975[40] nach psychotherapeutischen Vergleichsstudien zu dem revolutionären Schluss, dass die Vermutung unhaltbar ist, dass eine oder mehrere Therapiemethoden anderen signifikant überlegen seien. Ted Asay und Michael Lambert[41] verweisen auf Studien, die beim Vergleich von kognitiver Verhaltenstherapie und interpersoneller Psychotherapie nur wenige Hinweise auf signifikante Unterschiede in der Effektivität fanden. Für John Norcross gab es 1992[42] wenig Evidenz dafür, den Einsatz einer Art von Psychotherapie anstelle einer anderen bei der Behandlung spezifischer Probleme zu empfehlen. Auch andere Vergleichsuntersuchungen haben größtenteils keine wesentlichen Unterschiede zwischen den verschiedenen Verfahren gezeigt. Dieses Ergebnis ist über streng kontrollierte Studien hinweg erstaunlich einheitlich.[43]

39 S. Rosenzweig, 1936: „Some implicit common factors in diverse methods in psychotherapy“, in: Journal of Orthopsychiatry, 6, 412-415.

40 L. Luborsky, B. Singer, 1975: „Comparative studies of psychotherapies: Is it true that ‘Everybody has won and all must have prizes’?“, in: Archives of General Psychiatry, 32, 995-1008.

41 T. Asay, M. Lambert: „Empirische Argumente für die allen Therapien gemeinsamen Faktoren: Quantitative Ergebnisse“, in: M. Hubble, B. Duncan, S. Miller: „So wirkt Psychotherapie – Empirische Ergebnisse und praktische Folgerungen“, 2001 als deutsche Übersetzung aus dem Amerikanischen erschienen im verlag modernes lernen, Dortmund.

42 J. C. Norcross, C. F. Newmann, 1992: „Psychotherapy integration: Setting the context“, in: J. C. Norcross, M. R. Goldfried (Eds.): „Handbook of psychotherapy integration“, New York: Basic Books.

43 B. E. Wambold et al., 1997: „A meta-analysis of outcome studies comparing bona fide psychotherapies: Empirically, ‘All must have prizes’“, Psychological Bulletin, 122, 203-215.

Die Psychotherapieforschung gibt uns eine weitere bittere Pille zu schlucken: Ausgebildete Therapeuten erbringen nicht zwangsläufig bessere Ergebnisse als Laien. Hans Strupp fand schon 1979[44], dass sich unausgebildete Collegeprofessoren, die sich allerdings durch eine gute Beziehungsfähigkeit auszeichneten, erfahrenen Therapeuten gegenüber als durchaus ebenbürtig erwiesen. Professionelle Therapeuten sollen auch nach anderen Untersuchungen paraprofessionellen Helfern nicht überlegen sein.[45] Michael Lambert und Allen Bergin konnten nicht einmal den Vorteil langjähriger Erfahrung erkennen, was die therapeutische Wirksamkeit anbetrifft.[46]

Wir professionellen Psychotherapeuten haben wohl allen Grund, unser methodenspezifisches Fachwissen nicht überzubewerten.

Konsequenzen für die praktische therapeutische Arbeit

Es besteht heute kein Zweifel mehr daran, dass die Unterschiede der Behandlungsergebnisse von verschiedenen Therapeuten, die mit der gleichen Methode arbeiten, viel größer sind als die Wirkunterschiede zwischen den verschiedenen Methoden.[47] Wenn wir den Erkenntnissen der Psychotherapieforschung trauen und auf ihrer Grundlage unsere therapeutische Wirksamkeit erhöhen wollen, sollten wir unsere Verliebtheit in unsere hauseigenen Theorien und Techniken aufgeben. Es ist gut, wenn wir stattdessen eine Reihe unterschiedlicher Methoden (zum Beispiel kognitiv-verhaltenstherapeutische, psychodynamische, systemische und gestalt-

44 H. H. Strupp, S. W. Hadley, 1979: „Specific versus non-specific factors in psychotherapy: A controlled study of outcome", Archivs of General Psychiatry, 36, 1125-1136.

45 A. Christensen, N. S. Jacobsen, 1994: „Who or what can do psychotherapy: The status and challenge of nonprofessional therapies", Psychological Science, 5, 8-14.

46 M. Lambert, A. Bergin: „The effectivness of psychotherapy", in: A. E. Bergin, S. L. Garfield (Eds.): „Handbook of psychotherapy and behavioral change", 4th ed., 143-189, New York: Wiley.

47 K. Grawe, R. Donati, F. Bernauer, 1994: „Psychotherapie im Wandel", Göttingen: Hogrefe.

therapeutische) beherrschen, damit wir unseren Patienten ein differenzialindikatorisches, das heißt, zu seiner Erkrankung, seiner Motivations- und Persönlichkeitsstruktur passendes, Therapieangebot machen können.

Die Forschung legt uns aber vor allem nahe, unsere Hauptaufmerksamkeit den Selbstheilungskräften der Patienten und der sozialen Systeme, in denen sie leben, zuzuwenden. Denn in unseren Patienten steckt ein erstaunliches Potenzial, auch unabhängig von unseren Techniken zu gesunden.[48] Viele Störungen verschwinden scheinbar spontan wieder[49], bessern sich bereits vor Behandlungsbeginn oder nach der ersten Therapiestunde[50]. Allein die Vereinbarung eines Termins kann Patienten helfen, ihre Selbstheilungskräfte zu mobilisieren[51]. Wenn wir wirksamer therapieren wollen, müssen wir unser therapeutisches Vorgehen so planen, dass die Potenziale der Persönlichkeit der Patienten und die Ressourcen ihres Umfeldes optimal genutzt werden. Allen Bergin und Sol Garfield bemerkten 1994[52]: „Wenn wir die Klienten-Variable betrachten, besteht eine andere wichtige Beobachtung darin, dass

48 In der Studie von R. B. Sloan, F. R. Stables, A. H. Cristol, W. J. Yorkston und K. Whipple (1975: „Short-term analytically oriented psychotherapy vs. behavior therapy“ Cambridge: Harvard University Press) verglichen die Forscher psychodynamische und behavioristische Kurztherapien bei Patienten mit neurotischen Erkrankungen. Sie fanden vier Monate nach Behandlungsbeginn signifikante Verbesserungen der Zielsymptome bei den behandelten Patienten im Vergleich zu den Patienten auf der Warteliste, aber keinen Unterschied zwischen den psychodynamisch und behavioristisch behandelten Patienten. Ein überraschendes Ergebnis erbrachte die Katamnese nach acht Monaten: Alle drei untersuchten Gruppen, die psychodynamisch behandelten, die behavioristisch behandelten und die unbehandelten Patienten, zeigten den gleichen Grad der Besserung.

49 M. Lambert und A. Bergin (1994: „The effectivness of psychotherapy“, in: A. E. Bergin, S. L. Garfield (Eds.): „Handbook of psychotherapy and behavioral change“, 4th ed., 143-189, New York: Wiley) schätzten die Spontanheilungsrate psychischer Störungen auf fast 40%.

50 R. Rosenbaum, 1994: „Single-session therapies: Intrinsic integration?“, Journal of Psychotherapy Integration, 4, 229-252.

51 M. Weiner-Davis, S. de Shazer, W. Gingerich, 1987: „Building on pretreatment change to construct the therapeutic solution: An exploratory study“, Journal of Martial and Family Therapy, 13, 359-364. D. Lawson, 1994: „Identifying pretreatment change“, Journal of Counseling and Development, 72, 244-248.

52 A. E. Bergin, S. L. Garfield, 1994: „Overview, trend, and future issues“, in: A. E. Bergin, S. L. Garfield (Eds.): „Handbook of psychotherapy and behavioral change“, 4th ed., 825-826, New York: Wiley.

der Klient stärker für die Durchführung des Veränderungsprozesses sorgt als der Therapeut. (...) In dem Augenblick, in dem TherapeutInnen sich mehr auf die Ressourcen der Klienten stützen, scheint mehr Veränderung zu passieren."

Als Ressource kann nach Klaus Grawe[53] jeder Aspekt des seelischen Geschehens und darüber hinaus der gesamten Lebenssituation eines Patienten aufgefasst werden, also zum Beispiel motivationale Bereitschaften, Ziele, Wünsche, Abneigungen, Interessen, Überzeugungen, Werthaltungen, Geschmack, Einstellungen, Wissen, Bildung, Fähigkeiten, Gewohnheiten, Interaktionsstile, physische Merkmale wie Aussehen, Kraft, Ausdauer, finanzielle Möglichkeiten und das gesamte Potenzial der zwischenmenschlichen Beziehungen eines Menschen. Die Ressourcenaktivierung ist eine wesentliche Voraussetzung dafür, dass psychotherapeutische Interventionen wirken können. Ohne Ressourcenaktivierung besteht die Gefahr, dass konflikt- und störungsspezifische Interventionen (zum Beispiel eine psychodynamische Deutung oder eine Reizexposition) erfolglos bleiben. Grawe hebt die Ressourcenaktivierung vor der Intentionsrealisierung (Problembewältigung), Intentionsveränderung (motivationale Klärung) und prozessualen Aktivierung als wesentliches Wirkprinzip von Psychotherapie hervor. Je mehr es in der Therapie gelingt, positiv zu bewertende neuronale Erregungsmuster (Ressourcen) zu aktivieren, desto besser werden sie gebahnt, desto häufiger können sie zukünftig auftreten und Einfluss auf das Erleben und Verhalten gewinnen. Da die therapeutisch angestrebte Veränderung von dysfunktionalen Vermeidungsschemata in der Regel gegen den Widerstand von Vermeidungszielen erfolgt, müssen gleichzeitig konkurrierende Annäherungsintentionen durch Ressourcenaktivierung gestärkt werden. Durch frühzeitige Verbalisierung der Ressourcen, zum Beispiel der positiven Ziele des Patienten und seiner vorhandenen Fähigkeiten, wird gleichzeitig sein Selbstwert erhöht.

Wir müssen das Vertrauen unserer Patienten in ihr endogenes therapeutisches Selbsthilfesystem stärken und sie ermutigen, ihr Selbstheilungspotenzial auszuschöpfen. Günstige Veränderungen müssen dem Patienten und seinen Fähigkeiten sowie seinen sozialen Unterstützungssystemen und deren Qualitäten zugeschrieben werden. Entscheidende Veränderungen des Patienten passieren wahrscheinlich nicht in der einen Therapiestunde pro Woche, sondern in den 167 Stunden, die dazwischen liegen. Alles, was der

53 K. Grawe, 1998: „Psychologische Therapie", Göttingen: Hogrefe.

Patient unabhängig vom Therapeuten machen kann, erhält seine Autonomie und unterstützt den Gesundungsprozess. Das Aufschreiben oder das Erzählen traumatischer Erfahrungen zum Beispiel haben für sich allein schon heilsame Wirkungen.[54] Wir Therapeuten können versuchen, die Eigenarbeit des Patienten durch Hausaufgaben oder eine Literaturempfehlung anzuregen. Es gibt ernst zu nehmende Hinweise, dass bei einer großen Bandbreite von Problemen Selbsthilfeansätze wie zum Beispiel Selbsthilfebücher nicht weniger hilfreich sind als eine psychotherapeutische Behandlung.[55]

Die hohe Bedeutung der Therapiebeziehung und des Arbeitsbündnisses für das Therapieergebnis ist unbestritten. Aber die therapeutische Beziehung ist kein Selbstzweck. Wir sollten sie vor allem als eine unterstützende Struktur für die Veränderungs- und Selbstheilungsfähigkeiten des Patienten verstehen.[56] Wir Therapeuten wirken wahrscheinlich vor allem dadurch förderlich auf die Entfaltung des Selbstveränderungs- und Entwicklungspotenzials der Patienten, dass wir bei ihnen Besserungs- und Selbstwirksamkeitserwartungen induzieren und verstärken. Voraussetzung ist, dass wir auf die Ressourcen, die generative Selbstheilungskraft und Kreativität der Patienten wirklich vertrauen. Um positive Erwartungen und eine tragfähige Beziehung zu etablieren, sollten wir die Sprache unserer Patienten sprechen, unsere therapeutischen Erklärungsmodelle (Rationale) und Strategien an die Ziele, Überzeugungen und Sichtweisen unserer Patienten anpassen.[57] Damit

54 J. W. Pennebaker, 1997: „Writing about emotional experiences as a therapeutic process", Psychological Science, 8, 162-166.; J. H. Harvey, T. L. Orbuch, K. D. Chwalisz, G. Garwood, 1991: „Coping with sexual assault: Theories of account-making and confiding", Journal of Traumatic Stress, 4, 515-531.

55 F. Scogin, J. Bynum, G. Stephens, S. Calhoon, 1990: „Efficacy of self-administered treatment programs: Mata-analytic review", Professional Psychology: Research and Practice, 21, 42-47; R. A. Gould, G. A. Clum, 1993: „A meta-analysis of self-help treatment approaches", Clinical Psychology Review, 13, 169-186; H. Arkowitz, 1997: „Clients as cognitive therapists for their own depression", Paper presented as part of the symposium on „The Client's Active Role in Change: Implications for Integration" at the Convention of the Society for the Exploration of Psychotherapy Integration, Toronto.

56 K. Tallman, A. Bohart in ihrem Beitrag „Gemeinsamer Faktor KlientIn: SelbstheilerIn", in: M. Hubble, B. Duncan, S. Miller, 2001: „So wirkt Psychotherapie – Empirische Ergebnisse und praktische Folgerungen", Dortmund: verlag modernes lernen.

57 B. L. Duncan, M. A. Hubble, S. D. Miller, 1997: „Psychotherapy with 'impossible' cases: The efficient treatment of therapy veterans", New York: Norton. Deutsch:

werten wir die Patienten narzisstisch auf, wenden ihre Aufmerksamkeit in eine lösungsorientierte Richtung, fördern ihre Selbstwirksamkeits- und Besserungserwartungen sowie ihre Bereitschaft mitzuarbeiten. Das Prinzip „Hoffnung" zeigt bei vielen Patienten eine rasche Wirkung. Viele Patienten erleben schon in den ersten Therapiesitzungen eine Entlastung und Verminderung ihres Leidensdrucks. Patienten, die schon zu Beginn der Therapie eine subjektive Verbesserung des Wohlbefindens verspüren, haben bessere Chancen auf eine nachhaltige objektive Symptomverbesserung und auf eine bessere soziale Anpassung[58].

Nochmals: Der entscheidende Faktor im Therapieprozess ist der Patient selbst. Die überragende Bedeutung seines Beitrags zum Gelingen der Therapie, seiner Persönlichkeitsstruktur sowie der ihm und seinem sozialen Umfeld innewohnenden Selbstheilungskräfte verlangt danach, dass wir eine saubere Indikation für oder gegen Psychotherapie sowie eine qualifizierte Differenzialindikation für das aussichtsreichste Setting und die aussichtsreichste Technik stellen. Psychotherapie ist aussichtsreich, wenn der Patient eine ausreichende Motivation und klare Ziele hat, über die er mit dem Therapeuten Konsens erzielen kann.[59] Beim Fehlen ausreichend klarer Ziele und Ressourcen als Kennzeichen einer günstigen Prognose müssen wir auch bereit sein, das Fehlen einer klaren Indikation festzustellen und das Setting entsprechend zu verändern. Zum Beispiel können wir Patienten mit hohem Leidensdruck und/oder Suizidalität, aber gleichzeitig geringem Veränderungspotenzial eine längerfristig Halt gebende Beziehung mit niedriger Sitzungsfrequenz und Reduzierung der Länge einer Sitzung auf 25 Minuten anbieten. Unter ungünstigen Umständen müssen wir auch er-

„Aussichtslose Fälle. Die wirksame Behandlung von Therapieveteranen", Stuttgart: Klett-Cotta, 1998.

I. Kirsch, J. Mearns und S. J. Catanzaro haben 1990 („Mood regulation expectancies as determinants of dysphoria in college students", Journal of Counselling Psychology, 37, 306-312) festgestellt, dass Patienten signifikant häufiger die empfohlenen Bewältigungsstrategien anwenden, wenn sie von ihrer Wirksamkeit überzeugt sind.

58 K. I. Howard, R. J. Lueger, M. S. Maling, Z. Martinowich, 1992: „A phasetheory of psychotherapy", Annual International Meeting of the Society for Psychotherapy Research, Berkeley.

59 D. E. Orlinsky, K. Grawe, B. K. Parks, 1994: „Process and outcome in psychotherapy – Noch einmal", in: A. E. Bergin, S. L. Garfield (Eds.): „Handbook of psychotherapy and behavioral change", 4th ed., 143-189, New York: Wiley.

wägen, auf die Durchführung einer Psychotherapie über die probatorischen Sitzungen hinaus ganz zu verzichten.[60] In einem solchen Fall sind andere Hilfsangebote für den Patienten auszuloten, zum Beispiel psychosomatische Grundversorgung, psychiatrische Behandlung, sozialpsychiatrische Unterstützung, Einschaltung des Jugendamtes, Selbsthilfegruppen oder Beratungsstellen.

Ein Fluss ist nicht erklärbar durch die Zahl von Eimern, die sein Wasser aufnehmen könnten.

WILLIAM JAMES

60 Hans H. Strupp berichtete 1980 („Success and failure in time-limited psychotherapy", Archives of General Psychiatry, 37, 595-603, 708-716, 831-841, 947-954) von Studien über zeitlich begrenzte Psychotherapien an männlichen Collegestudenten mit Angst, Depression und sozialer Zurückgezogenheit. Er fand einen Zusammenhang zwischen einem positiven Therapieergebnis und der Fähigkeit der Patienten, eine sinnvolle Beziehung zu ihren Therapeuten einzugehen. Die Patienten, denen es nicht besser ging, hatten keine gute Beziehung zu ihren Therapeuten und hielten die Interaktionen oberflächlich. Strupp kam zu dem Schluss, dass Therapie nur dann von Nutzen sein kann, wenn der Patient gewillt und fähig ist, von den wesentlichen Bestandteilen der Therapie Gebrauch zu machen. „Wenn diese Vorbedingungen nicht erfüllt werden, muss die Erfahrung für die KlientIn wie auch für den Therapeuten enttäuschend sein."
Roderich Hohage (1997: „Analytisch orientierte Psychotherapie in der Praxis", 2. Auflage, Stuttgart, New York: Schattauer, 4-5) sieht analytisch begründete Psychotherapie nur dann als indiziert an, wenn der Patient sich selbst oder sein Leben erkennbar verändern will, wenn ein Therapieziel auszumachen ist, wenn Hoffnung besteht, dass es dem Patient nach Abschluss einer zeitlich begrenzten Therapie besser geht, und wenn Therapeut und Patient schon bei Beginn der Therapie eine Vorstellung haben, wie die Situation nach Abschluss der Therapie günstigenfalls aussehen könnte. Erfolgsaussichten hat analytisch begründete Psychotherapie für Hohage nur, wenn „der Patient bereit und in der Lage ist, emotionale Erfahrungen innerhalb einer therapeutischen Beziehung zu machen".

Das psychotherapeutische Konzept von Klaus Grawe

Mein Konzept der Auftragsklärung baut auf psychodynamischen Grundannahmen auf, die unter anderem durch Klaus Grawe eine wichtige Erweiterung erfahren haben. Grawe hat versucht, das ihm zur Verfügung stehende empirisch begründete psychotherapeutische Wissen zu einer einheitlichen theoretischen Konzeption der Psychotherapie zusammenzuschnüren. In seinem Buch „Psychologische Therapie"[61] fasste er die „wirksamen Ingredienzen" von Psychotherapie zu drei Hauptwirkkomponenten zusammen:

- Ressourcenaktivierung
- Destabilisierung von Störungsattraktoren durch problemspezifische Interventionen
- Reduktion von Inkonsistenz durch Veränderung motivationaler Attraktoren.

Wie ist diese eigenwillige Definition wirksamer Psychotherapie zu verstehen?

In der Psychotherapie haben wir es zum einen mit vorteilhaften, funktionalen Mustern oder Schemata des Verhaltens, Wahrnehmens, Denkens und Fühlens unserer Patienten zu tun. Wir können sie als Ressourcen bezeichnen. Zu den Ressourcen gehören neben den vielfältigen Fähigkeiten des Patienten vor allem seine Besserungserwartungen, seine Erfahrungen von Selbstwirksamkeit und Kontrolle sowie seine positiven Ziele. Zum anderen zeigen sich alte, eingefahrene, stark gebahnte und meist unbewusst entstandene Muster, die Grawe Störungsattraktoren nennt. Es handelt sich um motivationale, emotionale und interpersonelle Verhaltens-, Konflikt- und Vermeidungsschemata, die unseren Patienten ganz offensichtlich schaden.

Das Ziel von Psychotherapie ist für Grawe die möglichst häufige Aktivierung von bedürfnisbefriedigenden neuronalen Erregungsmustern (Ressourcen). Ebenso müssen dysfunktionale neuronale Erregungsmuster

61 K. Grawe, 1998: „Psychologische Therapie", 2. Auflage, Göttingen: Hogrefe.

überschrieben werden, und zwar durch solche, die dem Patienten eine bessere Anpassung (Akkomodation) an die Realitätsanforderungen und eine wirksamere Reduktion seiner Bedürfnis- und Inkonsistenzspannung (Begriffserklärung siehe unten) ermöglichen. Neurobiologisch gesprochen wäre das Ergebnis einer erfolgreich durchgeführten Psychotherapie, dass funktionell zusammenwirkende Nervenzellen und ganze Verbände von Nervenzellen im Gehirn des Patienten teilweise neu „verdrahtet" werden, und zwar in der Weise, dass funktionale Erregungsmuster wahrscheinlicher und häufiger aktiviert werden und dysfunktionale Muster mit verminderter Wahrscheinlichkeit und Häufigkeit auftreten. Eine zentrale Rolle spielt dabei das durch möglichst viele bedürfnisbefriedigende Erfahrungen erzielte Annäherungspriming.

Die funktionale Rolle von bedürfnisbefriedigenden Erfahrungen im Konsistenz fördernden Aufschaukelungsprozess, der nach Grawe positiv verlaufende Psychotherapien kennzeichnet, zeigt folgende Übersicht[62]:

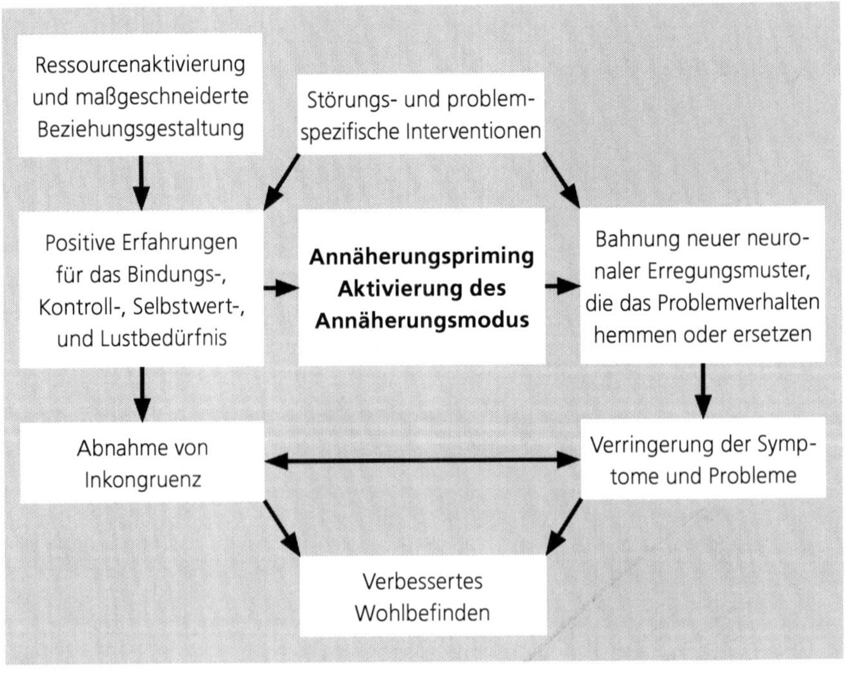

62 K. Grawe, 2004: „Neuropsychotherapie", S. 408, Göttingen: Hogrefe.

Grawe versteht das psychische Geschehen als ein sich über Rückkoppelungsmechanismen selbst organisierendes, hierarchisches und dynamisches System.[63] In der Systemtheorie wird mit dem Begriff „Attraktor" ein Ordnungszustand bezeichnet, zu dem ein System hintendiert und der andere Systembestandteile „versklavt". Bezogen auf die Gehirnaktivität, wäre ein Attraktor ein hierarchisch übergeordnetes neuronales Erregungsmuster, das untergeordnete neuronale Erregungsmuster seinem eigenen neuronalen Rhythmus unterwirft. Als Beispiele für einen Attraktor kann das Gehen dienen. Beim Gehen findet eine hochorganisierte Koordination von verschiedenen neuronalen Mustern, von Attraktoren niedrigerer Ordnung, statt. Wenn wir gehen, werden nach einem komplexen, in unserem prozeduralen Gedächtnis gespeicherten Programm funktionell zusammenwirkende Muskelgruppen im rhythmischen Wechsel mit antagonistischen Muskelgruppen zur Anspannung angeregt. Während die einen anspannen, erschlaffen die anderen. Die Steuerung der Muskeltätigkeit erhält ständige Informationen, unter anderem aus dem Gleichgewichtsorgan, aus den kinästhetischen Rezeptoren des Bewegungsapparates und aus den Augen. Bestimmte Teile des Gehirns und des von ihm gesteuerten Körpers stehen während des Gehens unter der vollständigen Herrschaft des Fortbewegungsschemas bzw. Attraktors „Gehen". Neben dem Attraktor „Gehen" stehen uns auf der gleichen Systemebene andere

63 Nach Humberto Maturana und Francisco Varela (1980: „Autopoiesis and cognition", Boston: Reidel) streben lebende Systeme nach immer höherer Organisiertheit. Diese erreichen sie durch eine autopoietische, sich selbst immer wieder aufs Neue reproduzierende Aktivität. Autopoietische Systeme sind zum Beispiel Bewusstseine oder Sozialsysteme. Wichtig für das Verständnis komplexer Ordnungsmuster vor allem biologischer Systeme ist der Begriff der Emergenz: Biologische Systeme funktionieren im Prinzip nach relativ einfachen und exakt beschreibbaren Regeln (informationstheoretisch nennt man sie Algorithmen). Solche Regeln legen zum Beispiel fest, wie sich Zellen teilen, ihr Genom replizieren und Zellbausteine synthetisieren oder wie Nervenzellen sich gegenseitig erregen. Wenn die Prozesse der Zellteilung und Replikation oder der gegenseitigen Erregung ausreichend lange auf viele Elemente einwirken, treten durch positive und negative Rückkoppelung völlig neue kollektive Wirkungen und Gruppeneigenschaften auf, die man nicht im Voraus berechnen kann. Die neuen Qualitäten emergieren, brechen durch, kommen zum Vorschein, wie zum Beispiel individuelle Persönlichkeitsmerkmale von Menschen. Weder die Biologie und schon gar nicht die Psychologie lassen sich nach systemischer Sichtweise auf physikalische und chemische Prozesse reduzieren (das Ganze ist mehr als die Summe seiner Teile).

Fortbewegungsarten, zum Beispiel Kriechen oder Rennen, zur Verfügung. Ob der Attraktor „Gehen“ oder „Rennen“ oder „Stillstehen“ aktiviert ist, bestimmen wiederum die Sollvorgaben der Attraktoren höherer Ordnung, zum Beispiel motivationale, emotionale und interpersonelle Attraktoren, die nach Grawe Hauptdeterminanten des psychischen Geschehens sind. Sie sind untereinander funktional eng verbunden und dienen der biologischen Erhaltung des Organismus und der Bedürfnisbefriedigung.[64]

Als Hauptmotiv (übergeordneter Attraktor) für die Entwicklung wesentlicher Verhaltensschemata (untergeordnete Attraktoren) sehen Esther Thelen und Linda Smith[65] mit John Bowlby die Herstellung und Aufrechterhaltung der überlebenswichtigen Bindung zur Mutter. Die Bindung kann je nach Reifungszustand des Kindes auf verschiedene Weise erreicht werden. Der immobile Säugling wird durch Schreien am wirksamsten zum Ziel kommen. Das Kind, das laufen kann, kann der Mutter hinterherlaufen und sich an ihr festhalten. Körpersprachliche Ausdrucksformen und später die Sprache sind differenziertere Strategien. Alle aber dienen dem Ziel der Nähe zur Mutter zwecks Schutz und Komfort. Auch im Erwachsenenleben ist die Herstellung und Erhaltung sicherer Bindung ein Hauptmotiv.

Grawe zitiert oft Seymour Epstein[66], der neben dem Bedürfnis nach Bindung folgende Grundbedürfnisse herausstellt: Orientierung/Kontrolle, Lust/Unlustvermeidung und Selbstwerterhöhung. Für Grawe ist die

---

64 Attraktoren, die ursprünglich zur Bedürfnisbefriedigung entstanden sind, müssen nicht Mittel zur Erfüllung der Bedürfnisse bleiben. Motivationale Attraktoren zum Beispiel können sich nach Gordon Allport (1937: „Personality: A Psychological Interpretation“, New York: Holt) von ihren Entstehungsbedingungen (Kontrollparametern) lösen und danach ein Eigenleben führen. Ein emotionaler Attraktor kann durch positive Rückkoppelung (wechselseitige Aufschaukelungsprozesse bzw. Bahnungen zwischen verschiedenen „cell assemblies“) so verstärkt werden, dass er schließlich autonom wird, das übrige psychische Geschehen versklavt und anderen wichtigen motivationalen Attraktoren zuwiderläuft. Kleine Auslöser können so – losgelöst von auf bestimmte Ziele ausgerichteten Intentionen – gravierende, sich selbst erhaltende und verstärkende emotionale Erregungen hervorrufen (zum Beispiel Wutanfall, Jähzorn, Eifersucht, Angst und Depression). Ein autonom gewordener emotionaler Attraktor kann so zum Störungsattraktor werden.

65 E. Thelen, L. Smith, 1995: „A dynamic system approach to the development of cognition and action“, 2nd ed., Cambridge: The MIT Press.

66 Zum Beispiel S. Epstein, 1991: „Cognitive-experiential self-theory: An integrative theory of personality“, in: R. C. Curtis (Ed.): „The relational self: Theoretical convergences in psychoanalysis and social psychology“, 111-137, New York: Guilford Press.

höchste Sollvorgabe des psychischen Systems aber eine noch umfassendere: Der übergeordnete Attraktor, das beherrschende Prinzip der dynamischen Selbstorganisation des psychischen Geschehens, ist das Streben nach Konsistenz bzw. die Reduzierung von Inkonsistenz. Konsistenz ist für Grawe die Einheit und Vereinbarkeit der Vielzahl der unbewussten und bewussten Prozesse auf den verschiedenen Ebenen des psychischen Systems. Konsistenz ist das Erleben, als Ganzes zu funktionieren. Konsistenz liegt vor, wenn wir das, was wir wahrnehmen, wissen und denken, fühlen und wünschen, als zusammengehörig und verbunden erleben. Konsistenz findet seine Vollendung im „flow experience", einem Zustand intensiven geistigen Genusses, in dem völlige Harmonie der gleichzeitig ablaufenden psychischen Prozesse herrscht. Aktuelle Wahrnehmungen und Ziele stimmen völlig überein, es gibt keine Störung durch konkurrierende Intentionen. Das Gegenteil von Konsistenz und „flow" sind Konflikt, Dissonanz, Dissoziation, Inkohärenz und Inkonsistenz. Inkonsistenz bewirkt gegenseitige Behinderung gleichzeitig aktivierter Prozesse und damit eine eingeschränkte Auseinandersetzung mit der Umgebung. Inkonsistenz bewirkt somit früher oder später Inkongruenz und eingeschränkte Bedürfnisbefriedigung.

Die Konsistenzregulation findet im Wesentlichen unbewusst statt. Konsistenz ist ein kontinuierlich über aktive neuronale Mechanismen hergestelltes Merkmal unseres Bewusstseins. Das vorrangige Sollsignal, das von der höchsten Systemebene den Attraktoren auf den unteren Ebenen der Hierarchie vorgegeben wird, ist im Sinne von William Powers Kontrolltheorie[67] die Vermeidung von inkongruenten Wahrnehmungen. Wenn es einem Individuum nicht gelingt, mit seinem Verhalten die Umgebung im Sinne kongruenter Wahrnehmungen zu verändern, kann es sich so verhal-

67 Nach W. Powers (1973: „The Control of Perception"; 1989: „Living Control Systems", Hawthorne, NY: Aldine) ist Verhalten ein Mittel, um die eigenen Wahrnehmungen zu kontrollieren. Das Verhalten ist nicht darauf ausgerichtet, einen bestimmten, objektiv zu definierenden Umgebungszustand zu erzeugen, sondern darauf, eine subjektive Wahrnehmung ganz bestimmter Qualität herzustellen, die von höheren Regulationsebenen den niederen Ebenen als Sollwert vorgegeben wird. Powers Kontrolltheorie besagt, dass bei Inkongruenz, das heißt, bei Abweichung des sensorisch wahrgenommenen Ist-Signals vom Sollwert, der den unteren Regulationsebenen von den höheren Ebenen als erwünschte Wahrnehmung oder Wahrnehmungserwartung vorgegeben wird, auf der jeweiligen Ebene Verhaltensbereitschaften aktiviert werden, die aufgrund biologisch festgelegter Programme oder lebensgeschichtlicher Erfahrung geeignet erscheinen, die Inkongruenz zu verringern.

ten, dass es seine Umgebung bzw. sich selbst in dieser Umgebung verändert wahrnimmt. Das Konsistenzprinzip ist mehr als ein Grundbedürfnis oder Motiv. Es handelt sich um eine grundlegende Stabilitätsanforderung des Systems.[68] Die lebensbewältigende Funktion psychischer Prozesse ist nur durch ihre einheitliche Ausrichtung gewährleistet. Attraktoren haben im psychischen Geschehen die Funktion, Bedürfnisspannung oder Inkonsistenz abzubauen und so etwas wie ein „kohärentes Selbst" zu gewährleisten.

Grawes Bedeutung für das psychodynamische Denken

Intentionale oder auch Annäherungsschemata sind nach Grawe das Ausführungsorgan unserer Bedürfnisse. Intentionale Schemata sind implizit gespeicherte neuronale Programme, die sich im Verlauf der Persönlichkeitsentwicklung um unsere Grundbedürfnisse und Triebe herum ausdifferenziert haben und es uns ermöglichen, unsere Bedürfnisse im Einklang mit den uns umgebenden Menschen und der Kultur, in der wir aufwachsen, optimal zu befriedigen. Starke intentionale Schemata sind – so Grawe – die Grundlage unseres Glückspotenzials. Intentionale Schemata sind durch eine lustvolle Tendenz „hin zu etwas" gekennzeichnet. Psychoanalytisch würden wir von „Libido" sprechen, welche zunächst dem Lustprinzip gehorcht und sich im Laufe der Ich-Reifung immer besser den Realitätsanforderungen, d. h. den Erwartungen, Geboten und Verboten des soziokulturellen Umfeldes anpasst. Die positive Intentionalität ist bei uns Menschen nicht nur auf die maximale Befriedigung angeborener biologischer Triebe gerichtet, sondern beinhaltet auch die Motivation, Werte zu realisieren, die durch die kulturspezifische Sozialisation und durch Identifikation vermittelt werden.

Grawe stellt sich – ganz im Einklang mit dem psychodynamischen Denken – die Entstehung von Inkonsistenz so vor, dass es durch eine auslö-

68 Grawe vertritt die These, dass psychische Ordnungsmuster in der Ontogenese einen Selektionsvorteil haben, wenn sie die Inkonsistenzspannung reduzieren. Eine Selektion setzt das neuronale Muster motivationaler Schemata (oder Attraktoren) und das der Fähigkeiten, also ebenfalls in der ontogenetischen Entwicklung gebahnter Erregungsbereitschaften, voraus.

sende Situation zum Konflikt zwischen intentionalen (erregenden) Schemata und (hemmenden) Vermeidungsschemata kommt. Es können auch mehrere intentionale Schemata oder mehrere Vermeidungsschemata miteinander konkurrieren. Verdeutlichen wir uns das einem Beispiel[69]: Stellen Sie sich vor, Sie sind verheiratet und Sie lernen bei einer Abendgesellschaft einen attraktiven Menschen kennen. Sie genießen das Gespräch mit diesem Menschen und flirten vielleicht. Möglicherweise haben Sie die eine oder andere „unmoralische" Phantasie. Aber Sie lassen im entscheidenden Augenblick keinen Zweifel daran, zu wem Sie gehören. Sie denken vielleicht an den folgenden Tagen noch hin und wieder an den amüsanten Abend. Aber Sie sind zufrieden über Ihr klares Bekenntnis zu Ihrem festen Partner.

Aus psychoanalytischer Sicht liegt in diesem Beispiel eine Versuchungssituation vor. Die Situation stimuliert – in der Sprache Grawes – ein intentionales Schema, d. h. ein neuronal kodiertes Programm, das geeignet ist, bei Ihnen Wahrnehmungen von Lust oder narzisstischer Bestätigung hervorzurufen. Gleichzeitig ist bei Ihnen aber auch ein übergeordnetes intentionales Schema aktiv, das für sichere Bindungen zuständig ist. Unter der Wirkung des dominierenden Bindungsattraktors hat sich eine Reihe von teils erregenden, teils hemmenden Schemata oder Unterattraktoren entwickelt, die sichere Bindungen fördern. Dazu gehören Idealvorstellungen von der eigenen Person und kulturspezifische Rollenklischees, wie z. B. die hingebungsvolle Ehefrau und Mutter, der treu sorgende Ehemann und Vater, oder kollektive Konzepte wie: „einer für alle, alle für einen". Dazu gehören soziale Normen[70] wie zum Beispiel Sauberkeit, Pünktlichkeit, Höflichkeit, Ehrlichkeit, Treue, Zuverlässigkeit und Gehorsam sowie emotionale Grundqualitäten[71] wie Vertrauen, Hoffnung, Glaube und Liebe.

Die Versuchungsintention in unserem Beispiel konfligiert unter anderem mit den Normen „Treue" und „Ehrlichkeit". Die Situation wird in unserem Beispiel durch die Wirkung des Bindungsattraktors klar entschieden. Es kommt bei Ihnen vielleicht vorübergehend zu einer gewissen Inkonsistenzspannung, aber nicht in einem Maß, welches Ihr psychisches System destabilisieren könnte. Die Sollvorgabe Ihres mächtigen Bindungsattraktors synchronisiert (versklavt) die konfligierenden Schemata

69 Das Beispiel stammt nicht von Grawe, sondern vom Autor.

70 Nossrat Peseschkian (1983: „Auf der Suche nach Sinn", 94 ff., Frankfurt a. M.: Fischer) nennt sie sekundäre Aktualfähigkeiten.

71 Peseschkian nennt sie primäre Aktualfähigkeiten.

und sorgt für Ordnung im System. Psychoanalytisch gesprochen findet Ihr ausreichend starkes und realitätsorientiertes Ich einen angemessenen Ausgleich zwischen Ihren lustorientierten Es-Trieben und den Forderungen Ihres Über-Ichs und Ich-Ideals.

Wie sieht im Gegensatz dazu eine pathologische Versuchungssituation aus? Nehmen wir wieder an, Sie sind verheiratet und lernen einen Menschen kennen, den Sie attraktiv finden. Aber statt einen amüsanten Abend zu verbringen, werden Sie durch die Begegnung verunsichert und beunruhigt. Sie gehen dem begehrenswerten Menschen aus dem Weg, sind aber an den folgenden Tagen verwirrt und unzufrieden. Hier hat die Versuchungssituation offensichtlich zusammen mit dem erregenden intentionalen Schema ein starkes hemmendes Vermeidungsschema aktiviert und die Inkonsistenzspannung erhöht. Destabilisierende Inkonsistenz tritt aber Grawe zufolge nur auf, wenn intentionale Schemata von besonderer Intensität und Dringlichkeit am Konfliktschema beteiligt sind. Die Psychoanalyse führt die pathologisch gesteigerte Dringlichkeit von Triebimpulsen darauf zurück, dass sie in einem kritischen Stadium der Persönlichkeitsentwicklung an einer phasengerechten Befriedigung, Reifung und Integration in die psychische Gesamtorganisation gehindert wurden. Umgekehrt ist eine phasengerechte Integration von Triebforderungen ein Zeichen von Reifung.

Ich möchte das Gesagte an einem weiteren Beispiel, diesmal aus der so genannten ödipalen Phase, demonstrieren: Im Alter von drei bis fünf Jahren, wenn das Kind die Verschiedenheit der Geschlechter und die lustvolle Erregbarkeit seiner Genitalien entdeckt hat, tauchen natürlicherweise intensive intentionale – psychoanalytisch würden wir sagen: libidinöse – Schemata in Richtung auf den gegengeschlechtlichen Elternteil auf. Die Art, wie sich das Kind nun in Beziehung zu den Eltern setzt, unterscheidet sich qualitativ von dem Bindungsverhalten, das es zuvor gezeigt hat. Die nunmehr schwärmerische Liebe für den gegengeschlechtlichen Elternteil kann das Kind in einen Konflikt mit gesellschaftlich-kulturellen Normen (Inzesttabu) und mehr noch in einen Loyalitätskonflikt mit dem gleichgeschlechtlichen Elternteil bringen. Zum Beispiel wird die Mutter von ihrer kleinen Tochter geliebt und als Bindungsperson gebraucht. Doch rivalisiert die Tochter mit der Mutter um die Aufmerksamkeit, Zeit und körperliche Nähe des Vaters. Negative Affekte, die das Mädchen ihrer mütterlichen Rivalin gegenüber hat, können zu Schuldgefühlen führen. Phantasien, von der Mutter nicht mehr geliebt, bestraft oder gar verlassen zu werden, können Angst verursachen.

In der ödipalen Phase entwickelt sich offensichtlich zusammen mit neuen intentionalen Schemata ein recht komplexes Konfliktschema, das sich dadurch auszeichnet, dass automatisch und gleichzeitig mit den erregenden, lustvoll-intentionalen Schemata auch hemmende Vermeidungsschemata (Angst und Schuld) aktiviert werden.[72] Infolge des Konfliktschemas erhöht sich die Inkonsistenzspannung des Systems. Ein gewisses Maß an Inkonsistenzspannung gibt dem psychischen System einen Impuls zur Akkomodation, d. h. zur Veränderung oder Neubildung von Schemata. Das Kind wird einen wie auch immer gearteten Kompromiss zwischen seinen libidinösen Impulsen einerseits und der Realität soziokultureller Normen und seinem Bedürfnis nach sicherer Bindung zu beiden Eltern andererseits finden müssen.

Der Kompromiss ist etwas qualitativ Neues in der Persönlichkeitsentwicklung des Kindes, ein Schema höherer Ordnung, das dem Kind erlaubt, mehrere konfligierende intentionale und hemmende Schemata niederer Ordnung miteinander in ein realitätsgerechtes Gleichgewicht zu bringen und so die Inkonsistenzspannung zu reduzieren. Die Systemsteuerung – psychoanalytisch würden wir sagen: das Ich – lernt quasi, Konflikte auszuhalten, mit ihnen zu leben und zwischen den antagonistischen Intentionen zu vermitteln. Für das Kind von zwei Jahren gilt noch ein Alles-oder-nichts-Prinzip des Wollens und Begehrens, das nur durch elterliche Verbote und Strafen, also Grenzen von außen, am Ausufern gehindert werden kann. Das Kind von fünf Jahren verfügt bereits über innere Instanzen, welche den imperativen Charakter intentionaler Schemata niederer Ordnung (Triebe) abmildern. Die Kompromissbildung wird als eigenständiges implizites Schema neuronal gespeichert. Sie funktioniert von nun an automatisch, d. h. ohne dass sie unbedingt bewusste Verarbeitungskapazität beanspruchen muss, also ökonomisch.

72 Grawe unterscheidet Annäherungs-Annäherungs-Konflikte, Annäherungs-Vermeidungs-Konflikte und Vermeidungs-Vermeidungs-Konflikte. Für ein Annäherungs-Vermeidungs-Konfliktschema ist kennzeichnend, dass die intentionale Komponente (zum Beispiel Unabhängigkeit) automatisch die Vermeidungskomponente (Schuldgefühle, „lass uns nicht allein") aktiviert. Aufgrund der chronisch nicht befriedigten Bedürfnisse treten negative Emotionen (zum Beispiel Wut auf die Eltern) auf, welche die Intentionskomponente noch stärker hervortreten lassen. Psychotherapiepatienten werden hochsignifikant stärker von Vermeidungszielen bestimmt als andere. Aber auch intentionale Ziele sind stärker aktualisiert.

Am Ende der ödipalen Entwicklung kann das Kind idealerweise seine libidinösen Wünsche dem gleichgeschlechtlichen Elternteil gegenüber aufgeben, weil es mittlerweile neue intentionale Schemata ausgebildet hat: die Identifikation mit dem gleichgeschlechtlichen Elternteil und das Ich-Ideal. Die Befriedigung besteht von nun an nicht mehr darin, den gegengeschlechtlichen Elternteil zu besitzen, sondern darin, dem gleichgeschlechtlichen ähnlich zu sein. Insofern ist die Auflösung der ödipalen Entwicklungsphase ein wichtiger Schritt in Richtung Identitäts- und reifer Gewissensbildung. Das Kind verzichtet immer mehr auf die unmittelbare Befriedigung von Triebzielen. Es passt sich an die elterlichen und gesellschaftlich-kulturellen Forderungen nicht mehr nur aus Angst vor Strafe oder Trennung an, sondern erstrebt sie zunehmend freiwillig.

Der von Freud in seiner psychodynamischen Bedeutung verabsolutierte Ödipuskonflikt stellt in den Augen Grawes nur einen Spezialfall von Inkonsistenz dar. Die Auflösung der ödipalen Konfliktkonstellation ist allerdings ein gutes Beispiel dafür, dass Konflikte häufig nicht gelöst werden, indem man dem einen oder dem anderen Bedürfnis oder Anspruch zu Lasten des entgegengesetzten den Vorzug gibt. Auch die Kompromissbildung ist nur eine Zwischenstufe der Konfliktbewältigung. Die eigentliche Lösung des ödipalen Konflikts besteht darin, dass der Konflikt seine Bedeutung und Dramatik verliert, weil neue Intentionen, Entwicklungsaufgaben und Schemata (und damit neue Konflikte) in den Vordergrund getreten sind. Veränderung von Intentionalität ist ein Merkmal von Reifung, das nicht nur bei Kindern eine günstige Entwicklung anzeigt. Auch bei unseren erwachsenen Patienten streben wir intentionale Veränderungen an, aber nicht so sehr in der Weise, dass der Patient etwas Geliebtes (z. B. ein Suchtobjekt) aufgeben muss, sondern dass im Verlauf der Therapie neue Intentionen hinzutreten oder alte Intentionen wiederentdeckt werden, welche die problematischen Intentionen in ihrer Bedeutung relativieren.

Das psychische System hat potenziell eine progressive Funktionsweise, d. h. eine lebenslang anhaltende Fähigkeit zur Akkommodation. Diese Bereitschaft des Gehirns, die „Verdrahtung" der Nervenzellen untereinander immer wieder zu verändern und so neue Schemata, neue Kognitionen, neue psychosoziale Fertigkeiten auszubilden, ist für Grawe einer der Gründe, seinen therapeutischen Blick mehr in die Gegenwart und Zukunft des Patienten sowie auf seine Ressourcen zu richten als auf dessen Vergangenheit und Pathologie. Eine Lebenskrise oder auch eine psychische Erkrankung mit ihrer erhöhten Inkonsistenzspannung sind ein idealer Ausgangspunkt für tief greifende Lernprozesse und für die Entwicklung neuer Bewusstseinszustände. Das Ergebnis einer erfolgreichen Therapie wäre unter diesem Blickwinkel die Transformation der im Patienten schlummernden Potenziale zu neuen und aktiven intentionalen, kognitiven, emotionalen und interpersonellen Schemata. Die neuen Schemata müssen es dem System ermöglichen, Inkonsistenzspannung rascher und nachhaltiger zu reduzieren als die alten Schemata.

Wie stellt sich Grawe die Entstehung von Inkonsistenz erzeugenden Konfliktschemata vor? Seiner Meinung nach können sich starke intentionale Schemata, die er als wichtige Ressourcen ansieht, nicht entwickeln, wenn zum Beispiel die Versuche eines Kindes, durch sein Verhalten bedürfnisbefriedigende Reaktionen zu bewirken, vergeblich sind. Statt effizienter, bedürfnisbefriedigender Schemata entwickeln sich unter diesen Umständen Vermeidungsschemata (mit der Tendenz „weg von etwas“) hinsichtlich der mit der Frustration verbundenen negativen Emotionen. Es kann dann im Ergebnis so aussehen, als sei das Verhalten dieses Menschen aktiv auf einen Sollzustand ausgerichtet, der mit bestimmten Grundbedürfnissen, zum Beispiel nach Selbstwerterhöhung, unvereinbar ist. Der Gewinn liegt in der Befriedigung anderer Bedürfnisse, etwa in der Vermeidung von Schmerz, der Erhaltung von Bindung, Kontrolle und Konsistenz. Für diese Ziele kann sogar ein negatives Selbstbild aufrechterhalten werden. Als Therapeuten können wir unter solchen Umständen mit impliziten Aufträgen konfrontiert werden, die unseren eigenen Therapiezielen diametral entgegengesetzt sind (siehe unten).

Wenn sich psychische Prozesse gegenseitig ausschließen, zeigt sich das auf der neuronalen Ebene durch Hemmung der Aktivität des einen Prozesses durch die Aktivierung des anderen. Grawe spricht von einer neuronalen Erregungsschaukel. Wenn die Bedürfnisse, die an ihrer Befriedigung gehindert werden, bedeutsam sind, steigt die Inkonsistenzspannung unter Umständen unerträglich an[73]. Um die Inkonsistenzspannung auf ein erträgliches Maß zu

73 Das psychologische Korrelat von Inkonsistenz ist Angst. Angst entsteht aus psychoanalytischer Sicht, wenn ein konflikthaftes Verlangen wegen seiner Dringlichkeit nicht aufgeschoben oder verschoben werden kann. Es kann sich um die Angst vor der Wiederholung eines alten Traumas, einer Strafe, einer Kränkung oder eines Verlustes handeln. Nehmen die Angst und Erregung, also die Inkonsistenz, die mit einem Bedürfnis oder Triebanspruch verbunden sind, ein Maß an, welches die Kohärenz des Selbst und die Funktionsfähigkeit des Ichs gefährden würde, verdrängt das Ich diese Bedürfnis- oder Triebregung einschließlich der dazugehörenden Angst

reduzieren, bedarf es einer eigenen Klasse neuronaler Programme, die verhindern, dass die Bedürfnisse und deren Beeinträchtigung oder Bedrohung sowie die begleitenden Emotionen gleichzeitig im Bewusstsein repräsentiert werden. Grawe bezeichnet solche Schemata, welche ein Übermaß an Inkonsistenz oder Dissonanz infolge unvereinbarer Bewusstseinsinhalte verhindern sollen, als Verdrängung (englisch: „repression"). Grawe nähert sich mit seiner Vorstellung, wie das psychische System Inkonsistenzspannung verhindert, nicht nur sprachlich dem psychodynamischen Denken an. Für ihn sind Abwehrmechanismen wie Dissoziation, Nichtzulassen, Ausblenden, Fernhalten von Wahrnehmungen, Erinnerungen, Gefühlen und Gedanken ein empirisch gesichertes Phänomen.

Ich will hiermit die Darstellung mir grundlegend erscheinender Aspekte des Psychotherapieverständnisses von Klaus Grawe abschließen. Den besonderen Wert des Modells von Grawe für die psychodynamische Psychotherapie und für mein Konzept der Auftragsklärung sehe ich darin, dass wir unbewusste Motivationen, Hemmungen und Abwehrvorgänge innerhalb interpersoneller Situationen, vor allem im Rahmen der Therapiebeziehung, nicht – wie bislang – nur triebdynamisch, objektbeziehungstheoretisch, ich- und selbstpsychologisch verstehen können, sondern nunmehr auch neurobiologisch, schematheoretisch und kybernetisch-systemtheoretisch.

Das erweiterte Verständnis hat konkrete praktische Konsequenzen: Wenn wir Grawe folgen, wird es unser vorrangiges therapeutisches Ziel sein, dysfunktionale neuronale Erregungsmuster (Störungsattraktoren) mit solchen Mustern zu überschreiben, welche die Bedürfnisse des Patienten wirksamer befriedigen und innerpsychische Konsistenz nachhaltiger gewährleisten. Wir werden zunächst versuchen, die Mitarbeit des Patienten durch motivationales Priming sowie durch die Induktion und Verstärkung positiver Erwartungen zu optimieren. Wir werden dem Patienten zuerst Erfahrungen von Konsistenz und Bedürfnisbefriedigung (z. B. in Form sicherer Bindung) in der Therapiebeziehung ermöglichen. Wir werden möglichst viele Ressourcen, vor allem auch aus dem sozialen Umfeld des Patienten, sowie positive Ziele und Werte des Patienten aktivieren und therapeutisch nutzen. Wir werden die Identitäts-, Vermeidungs- und Selbstschutzziele des

ins Unbewusste. Das Ich fungiert so folglich auch als Reizschutz des seelischen Apparates. Es errichtet Schwellen gegen die Überflutung mit Triebimpulsen und Angst von innen sowie gegen die verführerischen und bedrohlichen Reize von außen. Für diese Schutzfunktion bedient es sich der Abwehrmechanismen.

Patienten achten und ihm möglichst viele Kontroll- und Selbstwirksamkeitserfahrungen ermöglichen. Wir werden den Patienten – so gut, wie wir können – bei der Realisierung seiner Ziele und der Bewältigung seiner Probleme unterstützen. Wenn wir auf diese Weise das Vertrauen des Patienten gewonnen und ein tragfähiges Arbeitsbündnis etabliert haben, werden wir versuchen, problematische interpersonelle, intentionale oder vermeidende Muster des Patienten prozessual zu aktivieren, Störungsattraktoren zu destabilisieren, bewusste und unbewusste Motivationen des Patienten aufzuklären und den Patienten mit den interpersonellen Konsequenzen seiner Beziehungsanliegen zu konfrontieren. Letztlich streben wir an, dass der Patient mit zunehmendem Zugang zu seinen bislang unbewussten Motivationen und deren lebenspraktischen Konsequenzen sein intentionales Spektrum erweitert und verändert.

Die Glückseligkeit ist nicht der Lohn
der Tugend, sondern die Tugend selbst.
Wir erfreuen uns ihrer nicht deshalb,
weil wir die Lüste hemmen, sondern
umgekehrt, weil wir uns jener erfreuen,
deshalb können wir unsere Lüste hemmen.

(SPINOZA: ETHIK. TEIL V, 42. LEHRSATZ)

Bindungserfahrungen, implizites Gedächtnis, Übertragung

Werte Leserin, werter Leser, wegen der überragenden Bedeutung, die Bindungserfahrungen einschließlich der besonderen Art ihrer neuronalen Speicherung für die Therapiebeziehung haben, werde ich einen kurzen Exkurs in die Bindungstheorie machen und ihre Relevanz für das Übertragungs- und Gegenübertragungsgeschehen sowie für die expliziten und impliziten Aufträge von Patienten aufzeigen. Statt die Thematik theoretisch-abstrakt oder am Beispiel Dritter darzustellen, will ich ein Experiment wagen und das Thema anhand der Beziehung zwischen Ihnen und mir exemplifizieren.

Während ich diese Zeilen schreibe und Sie diese Zeilen lesen, entfaltet sich zwischen uns zwangsläufig eine Beziehung. Während ich um die rechten Formulierungen ringe, habe ich unwillkürlich ein virtuelles Bild von Ihnen als meinen Adressaten vor Augen. Intuitiv greife ich auf meine interpersonellen Lernerfahrungen der Vergangenheit zurück. Ich extrapoliere den Fundus meiner Erfahrungen, die ich mit den Befindlichkeiten, Überzeugungen, Wünschen und Sorgen meiner Kollegen, Seminarteilnehmer, Weiterbildungsassistenten, Freunde, Lehrer, meiner Familie und anderer wichtiger Menschen bislang gemacht habe, und verdichte sie zu dem Konstrukt einer idealtypischen Leserpersönlichkeit. Auf diesen „werten Leser“, also auf Sie, übertrage und projiziere ich – bewusst und unbewusst – meine eigenen Erfahrungen, Befindlichkeiten, Wünsche und Nöte. Implizit erwarte ich, dass Sie mir hinsichtlich Ihres Erfahrungshintergrunds und Ihrer Bedürfnisstruktur ähnlich sind.

Ich vollziehe hier in gewisser Weise eine Form von projektiver Identifizierung und Alter-Ego-Übertragung[74]. Meine mehr oder weniger rich-

74 Die pathologischen Formen der projektiven Identifizierung im Sinne von Otto Kernberg (1988: „Borderline-Störungen und pathologischer Narzissmus“, 3. Auflage, Frankfurt a. M.: Suhrkamp) und der Alter-Ego- oder Zwillings-Übertragung im Sinne von Heinz Kohut (1981: „Die Heilung des Selbst“, Frankfurt a. M.: Suhrkamp), wie wir sie bei strukturellen Ich- und Selbststörungen kennen, unterscheiden sich allerdings von der Art, wie ich als Autor auf Sie als Leser projiziere und übertrage. Es würde nur weniger korrigierender Hinweise Ihrerseits bedürfen, um meine pro-

tige Annahme einer Ähnlichkeit mit Ihnen hilft mir, mich in Ihre Position, in Ihre Haut zu versetzen. Die Frage ist nur, inwieweit ich mir meiner eigenen Introjekte[75], Projektionen und Übertragungen bewusst bin und ob ich diese angemessen reflektieren kann, um Ihnen nicht etwas überzustülpen, was gar nicht zu Ihnen passt.

Als Voraussetzung dafür, mich mit Ihnen identifizieren zu können, benötige ich eine mentale Repräsentation interpersoneller Erfahrungen von besonderer Qualität, nämlich ein grundlegendes inneres Wissen darüber, dass Sie und ich eigenständige geistig-seelische Wesen mit eigenen Absichten, Gefühlen und Wünschen sind. Der Begründer der Bindungstheorie, John Bowlby, nennt dieses implizite interpersonelle Wissen das „innere Arbeitsmodell" eines Menschen („inner working model").[76] Nach

jektive Ähnlichkeitsannahmen zu korrigieren. Es wäre für mich vielleicht mühevoll, angemessenere Annahmen über Ihre Bedürfnisstruktur zu erarbeiten. Aber ich müsste die Kohärenz meines Selbst – im Gegensatz zu Menschen mit paranoiden Psychosen oder narzisstischen Erkrankungen – nicht mit Abwehrmechanismen und Widerständen, mit Störungen meiner Wahrnehmung und meiner kognitiven Verarbeitung schützen, sollten sich meine Annahmen über Sie als unhaltbar erweisen.

75 Introjektionen entstehen nach Otto Kernberg (1988: „Objektbeziehungen und Praxis der Psychoanalyse", 3. Auflage, Stuttgart: Klett-Cotta) im Mutter-Kind-Kontakt. Unter der Bedingung libidinöser Triebbefriedigung durch eine zuverlässig liebevolle Mutter macht das Kind zahlreiche positive Objekterfahrungen, die mit Erfahrungen ähnlicher Valenz verschmelzen und sich zu stabilen Repräsentationen guter innerer Objekte organisieren. Introjektionen, die sich unter der negativen Valenz aggressiver Triebderivate vollziehen, neigen zur Verschmelzung mit Introjektionen ähnlich negativer Valenz und organisieren sich zu bösen inneren Objekten.

76 Nach der Bindungstheorie baut sich ein Kind aufgrund der Beziehungserfahrungen mit den Eltern (zum Beispiel Trost, Ermutigung, Unterstützung) bereits ab dem ersten Lebensjahr innere Arbeitsmodelle von sich selbst und den Bindungspersonen auf. Nach John Bowlby (1973: „Attachment and Loss, Vol. 2: Separation: Anxiety and anger", New York: Basic Books) steuern innere Arbeitsmodelle die Wahrnehmung, Interpretation, Erwartungen und das Verhalten des Kindes gegenüber seinen Bindungspersonen. Wenn die frühen Erfahrungen mit Bindungspersonen stabil sind, entwickeln sich entsprechend stabile emotionale, kognitive und behaviorale Reaktionsmuster heraus, die später auch in anderen emotional bedeutsamen Situationen Auswirkung auf die Qualität der Beziehungsgestaltung, auf die Regulation von Emotionen und des Selbstwertgefühls sowie auf die Bewältigung von Belastungssituationen haben. Das innere Arbeitsmodell ist so gesehen Grundlage der sozialen Kompetenzentwicklung und sozialer Anpassungsprozesse.

Peter Fonagy befähigt uns das innere Arbeitsmodell zum „reflective functioning", das auch synonym mit dem Begriff „Mentalisierung" verwendet wird. Gemeint ist damit die überaus wichtige Fähigkeit zur intersubjektiven Erfahrung seelischer Prozesse. Das „reflective functioning" zeichnet sich dadurch aus, dass das mentale Befinden von sich selbst und anderen überhaupt in den seelischen Vorgängen symbolisiert oder repräsentiert ist.

Wenn wir uns über unser eigenes Befinden und das anderer Gedanken machen und die eigenen und fremden Befindlichkeiten in Beziehung zueinander setzen, ist das ja keineswegs selbstverständlich, sondern das Ergebnis bedeutsamer emotionaler und kognitiver Lernprozesse. Der Wissenschaftsphilosoph Daniel Denett[77] spricht daher von Metarepräsentanzen interpersoneller Erfahrungen. Mit Hilfe der Metarepräsentation der mentalen Verfassung anderer Menschen, durch unsere Befähigung zum „reflective functioning", können wir die Reaktionen anderer Menschen antizipieren, uns in andere einfühlen und die psychische Ursache ihres Verhaltens verstehen.[78] Auf einer höher entwickelten Stufe der Mentalisierung wissen wir zudem um die Fehlbarkeit unseres Wissens, um die begrenzte Macht von Wünschen und die Möglichkeit, das seelische Befinden zu verbergen. Wir wissen um die Unterschiedlichkeit und Vielfalt des mentalen Befindens. Wir wissen, dass eine Person durch verschiedene Betrachter unterschiedlich wahrgenommen wird. Wir erkennen unterschiedliche Standpunkte an und wissen, dass sich ein und derselbe Mensch in verschiedenen sozialen Rollen unterschiedlich verhält und dass er situations- und

77 D. Denett, 1978: „Brainstorms, Philosophical Essays on Mind and Psychology", Cambridge: The MIT Press.

78 So muss ein Kind mit entwickelten Metarepräsentanzen nicht zwangsläufig die Affekte der Bezugsperson teilen (was einer primären Identifikation entsprechen würde), sondern kann sich verstehend distanzieren. Das Kind wird mehr und mehr fähig, zum Beispiel das zurückweisende Verhalten der Mutter auf deren Trauer über einen Verlust zu beziehen und nicht – gekränkt – auf sich selbst, wodurch die Selbstregulation verbessert wird. Metarepräsentanzen und das „reflective functioning" führen zu mehr Bindungssicherheit, helfen, Affekte zu kontrollieren, fördern die Kommunikation und ermöglichen die Herstellung bedeutungsvoller Bezüge zwischen Innen und Außen. Innere Repräsentanz (Wahrnehmungen, Affekte, Erinnerungen, Gedanken, Phantasien) und äußere Realität (zum Beispiel ein Trauma) können unterschieden werden (Selbst-Objekt-Unterscheidung). Das „reflective functioning" könnte sogar eine Pufferfunktion gegenüber der transgenerationalen Weitergabe von traumatischen Kindheitserfahrungen haben.

kontextabhängig verschiedene Erwartungen und Aufträge an uns richten kann. Schließlich wissen wir um die Veränderungs- und Entwicklungsmöglichkeiten mentaler Zustände, was für eine optimistische therapeutische Grundhaltung wichtig ist.

Während ich schreibe, sind mein inneres Arbeitsmodell, mein „reflective functioning", meine interpersonellen Metarepräsentanzen hochaktiviert, ohne dass es einer besonderen Willensanstrengung bedürfen würde. Das innere Arbeitsmodell funktioniert automatisch, unwillkürlich wie die Atmung, das Laufen oder die richtige Syntax bei der Verwendung der Muttersprache. Die autonome Funktionsweise des inneren Arbeitsmodells und des „reflective functioning" erklärt sich dadurch, dass sie Bestandteile des nicht deklarativen, des implizit-perzeptuellen oder prozeduralen Gedächtnisses sind.[79] Während

79 Walter Perrig, Werner Wippich und Pasqualina Perrig-Chiello (1993: „Unbewusste Informationsverarbeitung", Huber: Bern) unterscheiden ein perzeptuelles und ein konzeptuelles Gedächtnis. Das phylogenetisch ältere implizit-perzeptuelle Gedächtnis ermöglicht einfache, automatisch ablaufende Lernprozesse ohne Beteiligung bewusstseinsspezifischer Neuronenverbände. Es steuert automatische Bewegungsabläufe und Verhaltensweisen. Es ermöglicht schnelle Reaktionen ohne vorangehende bewusste Bewertungs- und Entscheidungsprozesse. Der größte Teil der menschlichen Lernprozesse erfolgt implizit, also ohne Bewusstsein. Beispiele für implizites Lernen und perzeptuelles Gedächtnis sind das Priming und Konditionierungen, das frühkindliche Beobachtungslernen am Modell der Eltern, Internalisierungs- und Identifikationsprozesse, das prozedurale Lernen von Sprachregeln und von komplexen Bewegungsprogrammen wie dem Gehen, das Lernen von Beziehungsregeln oder das Ausdrucksverhalten in der nonverbalen Interaktion. Auch Konflikte und emotionale Erfahrungen werden implizit im emotionalen Gedächtnis gespeichert, und zwar in Form von emotionalen Schemata.

In das explizit-konzeptuelle Gedächtnis finden solche Erfahrungen Eingang, die zuvor im Bewusstsein mit Bedeutung versehen wurden. Die Inhalte des Erinnerungsbewusstseins sind durch eine bewusste Interpretationsfunktion irgendwann bewertet worden. Diese Interpretationsfunktion wird besonders deutlich am Beispiel des autobiographischen oder episodischen Gedächtnisses, das aus der Fülle tatsächlicher Erlebnisse nur eine begrenzte Selektion von für das Individuum besonders bedeutsamen, bewussten und willentlich abrufbaren Lebenserfahrungen speichert. Ein weiteres Beispiel für die explizit-konzeptuelle Gedächtnisfunktion ist das semantische Gedächtnis, das Zeichen und Worte mit bewussten Bedeutungen versieht.

Implizites und explizites Lernen und Gedächtnis stehen sich keineswegs antagonistisch gegenüber, sondern ihr Zusammenwirken ermöglicht erst Entscheidungsprozesse, höheres Lernen und Wissensaufbau. Im Therapieprozess sind die besten Ergebnisse

ich schreibe und Sie lesen, laufen in unseren Gehirnen komplexe neuronale Aktivitäten ab. Unsere neuronalen Erregungsmuster sind zum Teil angeboren, zum Beispiel die wichtige vegetative Steuerung der Organfunktionen und basalen Reflexe. Viele unserer heutigen Erregungsmuster bildeten sich jedoch erst durch die Auseinandersetzung unseres Organismus und Gehirns mit unserer Umwelt heraus.

Entwicklungspsychologisch gesehen hat unsere neuronale Aktivität, die komplexen und stabilen Mustern oder Schemata folgt, ihren Ursprung in einer basalen, zunächst ungerichteten Aktivität der Nervenzellen in unseren Säuglingsgehirnen. Wenn sich die angeborene basale Aktivität im Sinne unserer biologischen Bedürfnisse bewährt hat, wenn zum Beispiel unser Schreien als Säugling dazu führte, dass wir gestillt wurden und sich unsere Bedürfnisspannung reduzierte, sind neue synaptische Verbindungen zwischen den an diesen Vorgängen beteiligten Nervenzellen ausgebildet worden. Die neuen Bahnen machten es wahrscheinlicher, dass diese Nervenzellen später erneut gemeinsam und gleichzeitig aktiviert wurden. Jede erneute Aktivierung (jedes erneute Schreien, gefolgt von Gestilltwerden) verstärkte die Verbindungen zwischen den beteiligten Nervenzellen und erleichterte ihr gemeinsames Feuern[80]. Auf diese Weise bildeten sich immer stabilere Erregungs- und damit Verhaltensmuster oder Verhaltensschemata heraus. Ihr und mein Gehirn in ihrer heutigen Struktur sind also das Produkt zahlloser vergangener Wechselwirkungen mit unserer jeweiligen Umgebung. Nur ein verschwindend kleiner Teil dieser Wechselwirkungen und unserer neuronalen Gesamtaktivität ist uns bewusst. Keinerlei introspektives Bewusstsein haben wir für die neuronalen Prozesse, die zu unseren Bewusstseinsinhalten führen.[81]

zu erwarten, wenn therapeutisch sowohl implizite Lernprozesse (zum Beispiel korrektive Erfahrungen) als auch explizite Lernprozesse (zum Beispiel Einsichten) induziert werden.

80 Mit „Feuern" sind die messbaren elektrischen Potenzialveränderungen gemeint, die anzeigen, dass eine Nervenzelle oder ein Zellverband aktiv ist.

81 Antonio Damasio (1999: „The feeling of what happens – Body and emotion in the making of consciousness", New York: Harcourt Brace & Company) betont, dass unser gesamtes Gedächtnis, auch das stammesgeschichtlich angelegte, in dispositionaler Form vorhanden ist und darauf wartet, explizite Vorstellung oder Handlung zu werden. Die im dispositionalen Raum enthaltenen impliziten und niemals direkt dem Bewusstsein zugänglichen Dispositionen bilden die Wissensbasis und die Mechanismen, durch die sich Vorstellungen im Gedächtnisabruf rekonstruieren

Die komplexe und wandelbare Vernetzung funktionell zusammenwirkender Nervenzellen, in der die Resultate der Organismus-Umwelt-Interaktion gespeichert werden, ist ein neurobiologisches Modell, mit dem Lernprozesse und Gedächtnisfunktionen verschiedenster Art erklärbar sind. Die Funktionsweise unseres Nervensystems kann als ständige Umwandlung von Erfahrungen in Erwartungen an die Umwelt angesehen werden, von denen einige verworfen, andere bestätigt, verstärkt und in Form neuronaler Erregungsbereitschaften oder Schemata[82] im Langzeitgedächtnis gespeichert werden. Seymour Epstein[83] spricht von einer persönlichen Realitätstheorie, die sich jeder von uns auf seine Weise bildet. Diese persönliche Theorie über die Realität enthält deskriptive Postulate, d. h. Vorstellungen über sich und die Welt, sowie motivationale Postulate über das, was man tun und vermeiden muss, um seinen Bedürfnissen gerecht zu werden.

Idealerweise stimmen unsere persönliche Realitätstheorie sowie die in unserem impliziten Langzeitgedächtnis gespeicherten Erwartungen, motivationalen Schemata, Überzeugungen und Bereitschaften gut mit der soziokulturellen Realität, in der wir leben, und mit den Erwartungen und Aufträgen der Menschen, mit denen wir es zu tun haben, überein. Ich gehe davon aus, dass sich die soziokulturellen Bedingungen, unter denen sich Ihre Erwartungen, Ihre implizite Theorie über die Realität und

lassen, durch die sich Bewegungen erzeugen lassen und durch die sich die Verarbeitung von Vorstellungen fördern lässt. Dispositionen enthalten Aufzeichnungen von Vorstellungen aus alten Erfahrungen und helfen, eine ähnliche Vorstellung aus dem Gedächtnis zu rekonstruieren. Sie beeinflussen, wie viel Aufmerksamkeit einer Vorstellung geschenkt wird. Dispositionen wirken auf die Hormonausschüttung, auf die Muskeln in den Viszera, den Extremitäten oder dem Stimmapparat.

82 Der Begriff des Schemas ist nach Ansicht Grawes die in der Psychologie gebräuchlichste Bezeichnung für lebensgeschichtlich erworbene Erwartungen. Von Jean Piaget (1976: „Die Äquilibrierung der kognitiven Strukturen", Stuttgart: Klett) werden Schemata als grundlegende Organisationseinheiten der psychischen Aktivität betrachtet. Sie bestimmen, was wir wahrnehmen und nach welchen Kategorien wir unsere Wahrnehmung organisieren (Assimilation der Umwelt). Kann ein Schema das Wahrgenommene nicht mehr assimilieren, weil die Diskrepanz zwischen Wahrnehmung und Schema zu groß ist, muss das Schema an die Umwelt angepasst, akkommodiert, werden.

83 S. Epstein, 1993: „Implications of cognitive-experimential self-theory for personality and developmental psychology", in: R. D. Parke, D. C. Funder, C. Tomlinson-Keasey, K. Widaman (Eds.): „Studying lives through time: Personality and development", 399-438. Washington, DC: American Psychological Association.

Ihr interpersonelles Arbeitsmodell herangebildet haben, nicht allzu grundsätzlich von meinen Entwicklungsbedingungen unterschieden haben. Auch biologisch dürften wir uns – trotz einer eventuellen ethnischen oder Geschlechtsdifferenz – eher ähnlich als verschieden voneinander sein. Die Nervenzellen in Ihrem Gehirn sind folglich in einer ähnlichen Weise untereinander und mit Ihrem restlichen Körper verbunden wie bei mir. Und doch unterscheiden sich unsere Gehirne in charakteristischen Details, was bedingt, dass Sie und ich verschieden, jeder für sich einzigartig und unverwechselbar sind und dass wir uns dennoch gegenseitig verstehen können.

Ihre und meine persönliche Realitätstheorie, Ihr und mein inneres interpersonelles Arbeitsmodell sind also komplexe, teils art- und kulturspezifische, teils individuelle Muster von Erregungsbereitschaften, die dem implizit-perzeptuellen oder prozeduralen Funktionsmodus zuzuordnen sind. Wenn mein inneres Realitäts- und Arbeitsmodell gut an Ihre Struktur angepasst ist, das heißt, wenn meine wissentlichen und impliziten Vorannahmen über Sie, über Ihre Befindlichkeit, Bedürfnisse, Erwartungen und Ihren kulturellen Hintergrund zutreffen, werden Sie sich beim Lesen dieser Zeilen kognitiv und emotional angesprochen fühlen. Sie werden sich mit mir und meinen Botschaften einigermaßen identifizieren und die für Sie wertvollen Inhalte mehr oder weniger gut verinnerlichen. Wenn ich mit meinen projektiv-identifikatorischen Rückschlüssen auf Sie aber danebenliege, werden meine Worte bei Ihnen Langeweile, Ablehnung oder sogar einen Beziehungsabbruch, zum Beispiel, indem Sie das Buch weglegen, auslösen. In dieser Hinsicht unterscheidet sich unsere virtuelle Leser-Autor-Beziehung kaum von der persönlichen Beziehung, die wir mit unseren Patienten haben.

Als Ärzte oder Therapeuten werden wir täglich mit den inneren Arbeitsmodellen und Realitätstheorien unserer Patienten konfrontiert. Sind diese ähnlich gut an die geltenden soziokulturellen Normen angepasst wie unsere eigenen, wird sich in der Regel eine funktionierende Arbeitsbeziehung einstellen. Viele Patienten mit chronischen Erkrankungen, insbesondere mit psychischen und psychosomatischen Störungen, konfrontieren uns jedoch mit – an unseren eigenen Maßstäben gemessen – dysfunktionalen Realitätstheorien und Arbeitsmodellen. Ein Teil der Patienten zeigt gegenüber dem Therapeuten irgendwann ein Verhalten oder äußert Gefühle, Phantasien, Wünsche und Befürchtungen in Bezug auf den Therapeuten, die für einen vernünftigen Erwachsenen unangemessen erscheinen. Die problematischen interpersonellen Schemata solcher Patienten bedingen häufiger zwischenmenschliche Konflikte sowie weniger Stabilität und Sicherheit in den sozialen Bindungen, als das bei Menschen mit gut angepassten interpersonellen Arbeitsmodellen zu erwarten ist.

Wenn ein Mensch in seiner frühen Kindheit Bindungsunsicherheit erlebt hat, wird sein Gehirn durch diese Erfahrung in nachhaltiger Weise strukturell geprägt.[84] Das Bindungsverhalten wird implizit über das limbische System gesteuert und steht damit im direkten Zusammenhang mit physiologischen Prozessen. Das erklärt, warum sicheres Bindungsverhalten als Schutzfaktor und unsicheres Bindungsverhalten als Risikofaktor für psychosomatische Erkrankungen aufgefasst werden müssen. Zwar gibt es keine eindeutigen spezifischen Korrelationen zwischen der Art der Bindungsstörung und der Art der Erkrankung, aber psychische Störungen gehen fast immer mit einem unsicheren Bindungsmuster und Verletzung von Bindungsbedürfnissen einher.[85] Frühe emotionale Deprivation oder Negativerlebnisse führen möglicherweise zu einer Fehlverschaltung oder einem Ausbleiben der Synapsenselektion im limbischen System mit der Folge einer emotionalen und sozialen Fehlanpassung. Eine erhöhte Konfliktbereitschaft und unsichere Bindungen bedeuten ein ständig erhöhtes Stressniveau mit den bekannten Konsequenzen für die körperliche und seelische Gesundheit.[86]

84 K. Braun et al. „Frühe emotionale Erfahrungen und ihre Relevanz für die Entstehung und Therapie psychischer Erkrankungen" in: B. Strauß, A. Buchheim, H. Kächele (Hrsg.), 2002: „Klinische Bindungsforschung", Stuttgart: Schattauer.

85 So fanden zum Beispiel H. Cole-Detke und R. Kobak (1996: „Attachment process in eating disorder and depression", Journal of Consulting and Clinical Psychology, 64, 282-290) depressive Störungen häufiger bei unsicher ambivalenten, Esstörungen gehäuft bei unsicher vermeidenden Bindungsmustern.

86 Der Physiologe Hans Selye (1956: „The stress of life", New York: McGraw-Hill) definierte Stress als „unspezifische Reaktion des Körpers auf irgendeine Anforderung". 1956 beschrieb er das „Allgemeine Adaptationssyndrom". Das „Allgemeine Adaptationssyndrom" zeichnet sich durch initiale sympathische Aktivierung und vermehrte Ausschüttung von Nebennierenrindenhormonen aus. In Tierexperimenten fand Selye bei anhaltender Belastung einen Zusammenbruch einiger körperlicher Funktionen wie der Immunabwehr, des Wachstums und der Fortpflanzung. Die Nebennierenrinden der Versuchstiere waren vergrößert, die Thymus- und Lymphdrüsen geschrumpft. Es hatten sich exzessiv Magengeschwüre gebildet. Selye nannte diesen letzten Zustand des Adaptionssyndroms „Erschöpfungsstadium". Nach Selye ist Stress unvermeidlich und macht keineswegs immer krank. Er unterschied zwischen „Eustress", also zwischen angenehmen oder heilsamen Stress, und „Distress", also unangenehmen Stress, der zur Krankheit führen kann.

Unvermeidlich werden die Bindungserfahrungen und die daraus resultierenden, strukturell verankerten kognitiven, intentionalen, emotionalen und interpersonellen Schemata des Patienten auch in der Patient-Therapeut-Beziehung aktiviert. Der Patient bringt sich in der Regel beim Therapeuten mit seinen dringendsten und privatesten Anliegen ein und erhält dafür einen professionalisierten, durch Regeln und Rituale geschützten Rahmen, den wir auch therapeutisches Setting nennen. Das Setting macht eine ungewöhnlich intensive und intime Begegnung zwischen Patient und Therapeut möglich. Unter diesen günstigen Rahmenbedingungen tauchen in der Regel früher oder später genau die Wünsche, Sehnsüchte, Ängste, Vorurteile und Verhaltensmuster des Patienten auf, die für sein Leben außerhalb der Praxis oder Klinik und möglicherweise auch als Bedingungsfaktoren seiner Krankheit relevant sind. Was es bedeutet, wenn dysfunktionale interpersonelle Schemata aktiviert werden, erleben wir immer wieder mit den Patienten, die wir als die „schwierigen" oder „Problempatienten" bezeichnen.

Konzepte zur Übertragung und Gegenübertragung

Die Psychoanalyse hat ihre eigenen Begriffe für das komplizierte Geschehen in der Interaktion zwischen Patient und Therapeut geprägt. Die spontane Aktivierung problematischer interpersoneller Muster des Fühlens, Denkens, Wollens und Verhaltens des Patienten innerhalb des Therapieprozesses ist

Richard Lazarus und Susan Folkman (1984: „Stress, Appraisal and Coping", New York: Springer) ergänzten das biologische Stresskonzept Selyes um eine psychologisch-kognitive Perspektive. Für Lazarus hat Stress einen körperlichen, einen behavioralen und einen kognitiv-emotionalen Aspekt. Stress ist eine gedankliche Antizipation einer Gefährdung des Selbst, die mit entsprechenden Emotionen und physiologischen Veränderungen einhergeht. Lazarus unterscheidet eine primäre Bewertung (primary appraisal) der Aversivität, Bedrohlichkeit und Kontrollierbarkeit der Situation und eine sekundäre Bewertung (secondary appraisal) des Coping-Potenzials, d. h. der zur Verfügung stehenden Strategien zur Bewältigung der Situation. Eine Neu- oder Wiederbewertung (reappraisal) der Stress auslösenden Situation entsteht aus der adaptiven Aseinandersetzung mit der Umwelt und erlaubt dem Individuum, Konsequenzen des Tuns oder Lassens zu ziehen.

die vielleicht bedeutsamste Entdeckung von Sigmund Freud. Er nannte das Auftreten intensiver Gefühle, Phantasien und Wünsche des Patienten in Bezug auf den Analytiker „Übertragung“ und das damit verbundene Verhalten „Agieren“. Sigmund Freud schrieb zum Wesen der Übertragung: „Es sind Neuauflagen, Nachbildungen von den Regungen und Phantasien, die während des Vordringens der Analyse erweckt und bewusst gemacht werden sollen, mit einer für die Gattung charakteristischen Ersetzung einer früheren Person durch die Person des Arztes. Um es anders zu sagen: eine ganze Reihe früherer psychischer Erlebnisse wird nicht als vergangen, sondern als aktuelle Beziehung zur Person des Arztes wieder lebendig. Es gibt solche Übertragungen, die sich im Inhalt von ihrem Vorbild in gar nichts bis auf die Ersetzung unterscheiden. (...) Andere sind kunstvoller gemacht, (...) indem sie sich an irgendeine geschickt verwertete reale Besonderheit an der Person oder in den Verhältnissen des Arztes anlehnen.“[87] An anderer Stelle heißt es: „Die Übertragung stellt sich in allen menschlichen Beziehungen ebenso wie im Verhältnis zum Arzt spontan her, sie ist überall der eigentliche Träger der therapeutischen Beeinflussung, und sie wirkt um so stärker, je weniger man ihr Vorhandensein ahnt. Die Psychoanalyse schafft sie also nicht, sie deckt sie bloß dem Bewusstsein auf und bemächtigt sich ihrer, um die psychischen Vorgänge nach dem erwünschten Ziele zu lenken“[88]. Und: „Die Übertragung schafft so ein Zwischenreich zwischen der Krankheit und dem Leben, durch welches sich der Übergang von der ersteren zum letzteren vollzieht. Der neue Zustand hat alle Charaktere der Krankheit übernommen, aber er stellt eine artifizielle Krankheit her, die überall unseren Eingriffen zugänglich ist.“[89]

Freud lehrte weiter, „dass die Krankheit des Patienten, den wir zur Analyse übernehmen, nichts Abgeschlossenes, Erstarrtes ist, sondern weiter wächst und ihre Entwicklung fortsetzt wie ein lebendes Wesen. (...) Alle Symptome des Kranken haben ihre ursprüngliche Bedeutung aufgegeben und sich auf einen neuen Sinn eingerichtet, der in einer Beziehung zur Übertragung besteht. (...) Wir überwinden die Übertragung, indem wir dem Kranken nachweisen, dass seine Gefühle nicht aus der gegenwärtigen Situation stammen und nicht der Person des Arztes gelten, sondern dass sie wiederholen, was bei ihm bereits früher einmal vorgefallen ist.

87 S. Freud, 1905: „Gesammelte Werke, Band 5“, 279, Frankfurt a. M.: Fischer.

88 S. Freud, 1910: „Gesammelte Werke, Band 8“, 55, Frankfurt a. M.: Fischer.

89 S. Freud, 1914: „Gesammelte Werke, Band 10“, 135, Frankfurt a. M.: Fischer.

(...) Auf solche Weise nötigen wir ihn, seine Wiederholung in Erinnerung zu verwandeln."[90] Freud sah in der Übertragung zuerst einen störenden Faktor für die Behandlung und begriff erst später ihre hohe diagnostische und therapeutische Bedeutung. Die überragende Leistung Freuds besteht darin, dass er mit der Übertragungskonzeption die metapsychologischen Voraussetzungen dafür schuf, dass sich Therapeuten auf psychisch kranke Menschen emotional einlassen und über lange Zeitspannen eine intensive Beziehung trotz Beziehungspathologie aufrechterhalten können.

Übertragungen sind leicht zu erkennen, wenn sie sich in fulminanten Emotionen und Verhaltensauffälligkeiten der Patienten zeigen: zum Beispiel ein Patient, der sich glühend in Sie verliebt und Sie zu Hause anruft, um sich mit Ihnen außerhalb der Praxis zu treffen; oder ein anderer, der gestern noch voll des Lobes über Sie war und Sie heute – aus scheinbar nichtigem Anlass – erbittert beschimpft. Übertragungsphänomene zeigen sich viel häufiger aber in subtiler Weise: Der Patient arbeitet offensichtlich gut mit, hält sich an die von uns vorgegebenen Rahmenbedingungen, ist freundlich und offen. Die Schwierigkeit in der Interaktion liegt nicht so sehr in einem vordergründig zu beobachtenden Fehlverhalten des Patienten. Die Auffälligkeiten liegen vielmehr in unserem eigenen Denken und Verhalten, vor allem in unseren physiologischen und emotionalen (Stress-)Reaktionen, welche im Verlauf der prozessualen Entwicklung der Therapiebeziehung auftreten. Patienten mit depressiven Strukturanteilen zum Beispiel zeichnen sich durch ihre gute soziale Anpassungsfähigkeit aus. Sie sind in der Regel freundlich, zuverlässig und kooperativ. Oft läuft die Therapie gut an. Doch dann stellt sich eine Phase der Stagnation des Therapieprozesses ein. Beim Therapeuten treten Gefühle von Hilflosigkeit und Insuffizienz bis hin zu Hoffnungslosigkeit und Sinnlosigkeit auf. In der Supervision werden möglicherweise zudem Schuldgefühle und Ärger des Therapeuten gegenüber dem Patienten deutlich. Wenn ausgeschlossen werden kann, dass der Therapeut selbst depressiv ist, liegt die Hypothese nahe, dass die Reaktion des Therapeuten eine spezifische Antwort auf das spezifische (pathologische) Beziehungsangebot des Patienten ist. Die physiologische, emotionale, kognitive und behaviorale Antwort des Therapeuten auf die Übertragung des Patienten wird als Gegenübertragung bezeichnet.

Für Freud hatte die Gegenübertragung wie die Übertragung anfangs noch einen negativen Beigeschmack. Sie sollte idealiter eliminiert werden,

---

90 S. Freud, 1916 und 1917: „Gesammelte Werke, Band 11", 461, Frankfurt a. M.: Fischer.

damit der Analytiker „wie ein Spiegel reflektieren" und „wie ein gefühlskalter Chirurg" sein könne.[91] Freud wollte, dass der Arzt „undurchsichtig für den Analysierten" sei und „wie eine Spiegelplatte nichts anderes zeige, als was ihm gezeigt wird."[92] Das Übertragungs- und Gegenübertragungskonzept Freuds wurde inzwischen gründlich revidiert. Schon 1925 sahen die Freud-Schüler Sandor Ferenczi und Otto Rank[93] die Gefahr, dass eine allzu große Loyalität des Therapeuten zur psychoanalytischen Theorie und das Streben, die Richtigkeit der Theorie zu bestätigen, die Gegenübertragung ungünstig beeinflussen könnten. Je theoriegeleiteter der Therapieansatz, desto theoriegeleiteter werden die Ziele des Therapeuten und desto mehr entfernt dieser sich von den Zielen des Patienten. Otto Fenichel stellte 1941 fest, dass die Angst vor der Gegenübertragung den Therapeuten dazu bringen könne, jede menschliche Natürlichkeit in seinen Reaktionen dem Patienten gegenüber zu unterdrücken. Donald Woods Winnicott[94] forderte 1947, dass Therapeuten mit ihrer negativen Gegenübertragung in Kontakt gehen. Wenn Therapeuten Hass empfinden, kann dieses Gefühl Teil einer angemessenen emotionalen Reaktion des Therapeuten sein, dann nämlich, wenn der Hass vom Patienten in den Therapeuten projiziert und so in ihm ausgelöst wurde. Für Winnicott ist es die Aufgabe des Therapeuten, seine Gegenübertragung auszuhalten und Rachegefühle gegenüber dem Patienten zu kontrollieren.

Ähnlich wie Winnicott vertrat Paula Heimann[95] eine ganzheitliche Auffassung der „countertransference", die alle Gefühle des Analytikers gegenüber dem Patienten als Gegenübertragung sah und sie als wichtiges diagnostisches Hilfsmittel und Forschungsinstrument für die unbewussten Prozesse des Patienten nutzte. Sie begriff die Gegenübertragung als Schöpfung des Patienten („Sie ist ein Teil der Persönlichkeit des Patienten"), auf die der Analytiker (wie sie zunächst annahm, im Sinne des Konzeptes

91 Dieser Einstellung lag das altehrwürdige Wissenschaftsideal eines Francis Bacon zugrunde, der in seiner Idolenlehre einen Objektivitätsanspruch stellte und glaubte, dass nach der Reinigung des beobachtenden Spiegels und der Beseitigung aller subjektiven Elemente die wahre Natur zum Vorschein komme.

92 S. Freud, 1912: „Gesammelte Werke, Band 8", 384, Frankfurt a. M.: Fischer.

93 O. Rank, 1925: „Developmental goals of psychoanalysis. The development of psychoanalysis", New York: Nervous and Mental Disease Publishing Co.

94 O. Fenichel, 1947: „Hate in the Countertransference", in: „Through Paediatrics to Psychoanalysis", Hogarth Press (1975), 194-203.

95 P. Heimann, 1960: „Transference", British Journal of Medical Psychology, 33, 9-15.

der projektiven und introjektiven Identifizierung Melanie Kleins) reagiere und für die er sich möglichst öffnen sollte. Auch für Heimann ist wesentlich, dass der Analytiker seine Gefühle aushält und der analytischen Aufgabe der Spiegelung unterordnet und nicht wie der Patient abreagiert. Heimann schreibt: „Unsere Grundannahme ist, dass das Unbewusste des Analytikers das Unbewusste des Patienten versteht. Dieser Rapport auf einer tiefen Ebene kommt in der Form von Gefühlen zur Oberfläche, die der Analytiker als Antwort auf seinen Patienten bemerkt, eben in seiner Gegenübertragung. Es gibt keinen dynamischeren Weg, in welchem die Stimme des Patienten den Analytiker erreicht."

Eine kritische Position gegenüber der psychoanalytischen Sichtweise von Übertragungsphänomenen nahm 1950 Ida Macalpine[96] ein. Die Übertragung bilde sich reaktiv. Patienten kämen mit der Hoffnung auf Hilfe in die Analyse, aber ihre Erwartungen würden nicht erfüllt. Sie arbeiteten schwer und warteten vergebens auf Anerkennung. Sie berichteten Sünden, ohne dass ihnen Absolution oder Bestrafung gewährt würde. Sie erwarteten, dass die Analyse in eine Freundschaft einmünde, aber sie würden allein gelassen. Wenn Macalpine Recht hat, würde die Analyse eine groteske Situation schaffen: Die durch eine abstinente Technik im Liegen angestrebte Nichtbeeinflussung der Übertragung des Patienten würde durch die deformierende und möglicherweise sogar traumatisierende Künstlichkeit des Settings gerade zu dem führen, was man eigentlich vermeiden wollte, nämlich zu einer verzerrenden Eigendynamik der therapeutischen Beziehung. Diese würde dann nicht – wie eigentlich intendiert – die früheren, zu seiner Struktur gewordenen interpersonellen Erfahrungen des Patienten in möglichst reiner Form abbilden, sondern wäre ein Artefakt.

Für Thomas Ogden, Jessica Benjamin, Irwin Hoffmann und Lewis Aron sind Übertragung und Gegenübertragung (Koübertragung) Ausdruck eines intersubjektiven Prozesses in einem System reziproker und mutueller Einflüsse. Übertragung und Gegenübertragung sind zwei Seiten derselben Dynamik, die aus der untrennbaren Verflechtung mit anderen Menschen hervorgeht. Patienten versuchen, wie die Therapeuten zwischen den Zeilen zu lesen und die wirklichen Motive des Therapeuten zu entdecken. Lewis Aron empfiehlt, der Analytiker solle seine Patienten ermutigen, ihre Wahrnehmungen über die möglichen Motive des Analytikers einschließ-

96 I. Malcapine, 1950: „The development of the transference", Psychoanalytic Quarterly, 19, 527.

lich seiner unbewussten Gegenübertragung auszusprechen. Für Anna Ornstein bieten Patienten ihren Therapeuten die besten Spiegel. Mit Hilfe der Patienten können Therapeuten etwas über die unbewussten Aspekte ihrer eigenen Persönlichkeit erfahren, wenn sie es nur wagen, in den Spiegel hineinzuschauen.

Insgesamt gewinnt man den Eindruck, dass in der psychoanalytischen Literatur recht verschiedenartige Konzeptionen von Übertragung und Gegenübertragung koexistieren und auch im Widerspruch zueinander stehen. Kontrovers wird zum Beispiel die Frage diskutiert, ob – wie Freud glaubte – Übertragung ein ubiquitäres Phänomen ist, das generell in allen Beziehungen vorkommt, oder ob sie unter den künstlichen Bedingungen des regressionsfördernden analytischen Settings quasi erst hergestellt wird, wie Helmut Thomä und Horst Kächele[97] meinen. Es ist umstritten, wie man sich den Vorgang der Übertragung vorstellen soll. Beruht sie auf einer Realitätsverkennung, oder handelt es sich um eine unbewusste Inszenierung? Und entstammen die Gefühle und Einstellungen, die da übertragen werden, wirklich ausschließlich einer kindlichen Erlebenswelt?

Unstrittig ist, dass Patient und Therapeut im Laufe des Therapieprozesses ihre eigene, einzigartige Beziehungsdynamik und -kultur entwickeln, an der sie beide aktiv beteiligt sind. Aufschlussreich erscheint mir eine Untersuchung von Rainer Krause und Jörg Merten[98]. Die beiden Forscher zeigten, dass Patienten mit bestimmten Krankheitsbildern störungsspezifische Leitaffekte in die Therapiebeziehung einbringen. Beispielsweise waren bei Patienten mit Colitis ulcerosa oder Schizophrenie die in der Mimik erkennbare Affektivität (zum Beispiel Freude, soziales Lächeln) stark vermindert. Schizophrene Männer zeigten überwiegend den Leitaffekt der Verachtung, bei Colitis-Patienten dominierte der Ausdruck von Ekel. Bei neurotischen Patienten waren hingegen keine Affektverarmung und keine einseitige Dominanz eines negativen Leitaffekts nachweisbar. Neurotiker zeigten eher einen Exzess von verschiedenen negativen und positiven Affekten.

Wie reagierten die Therapeuten auf die affektiven Beziehungsangebote der Patienten in der ersten Therapiesitzung, und wie entwickelte sich der Austausch affektiver Signale weiter? Grundsätzlich können nach Krause

97 H. Thomä, H. Kächele, 1985: „Lehrbuch der psychoanalytischen Therapie", Berlin, Heidelberg, New York, Tokio: Springer.

98 R. Krause, J. Merten, 1996: „Affekte, Beziehungsregulierung, Übertragung und Gegenübertragung", Zeitschrift für Psychosomatische Medizin, 42, 261-280.

und Merten Patienten und Therapeuten in drei Arten interagieren: 1. Patient und Therapeut zeigen beide einen positiven Leitaffekt (zum Beispiel Freude), 2. Patient und Therapeut zeigen beide einen negativen Leitaffekt (zum Beispiel Verachtung oder Ekel), 3. Patient und Therapeut zeigen entgegengesetzte Leitaffekte. Interessanterweise ist die dritte Konstellation, welche die Autoren als „komplementär" bezeichnen, für den weiteren Therapieverlauf die prognostisch günstigste. Die zweite Konstellation einer so genannten „reziprok anhedonischen" Interaktion zeigt schlechtere Resultate. Am ungünstigsten für das Therapieergebnis aber erwies sich die erste Konstellation, welche die Autoren „reziprok hedonisch" nennen. Die reziprok hedonisch interagierenden Therapeuten ahnten meist schon in der ersten Stunde, dass die Therapie misslingen würde. Sie empfanden ihr eigenes empathisch-reziprokes Verhalten unangemessen, konnten sich aber nicht gegen die gewaltige inszenierende Kraft der affektiven Übertragung des Patienten zur Wehr setzen. Nach Krause und Merten erzwingt die Übertragung mitunter Szenen, in denen andere, eben oft auch Therapeuten, wider Willen einen Part einer phantastischen oder realen Objektbeziehung übernehmen müssen. Die unterschiedlichen Krankheitsbilder unterscheiden sich in der Art der Szenen und der in die Szenen verflochtenen Affekte.[99]

Ideal im Sinne einer kurativ wirksamen Interventionsweise ist es nach Krause und Merten, wenn der Therapeut das inszenierte Beziehungsangebot des Patienten innerlich als fremd induzierte Gefühle wahrnimmt, diese in sich aufzubewahren vermag („containing") und anders reagiert, als es der Übertragungsdruck eigentlich erzwingen würde. Auf der Verhaltensebene bedeutet hier „anders", dass der Therapeut seine Gefühle nicht unmittelbar ausagiert, zum Beispiel in Form schroffer Ablehnung oder eines reziproken Hedonismus. Das ist der erste, der wichtigere Schritt in erfolgreich verlaufenden Therapien. Der zweite Schritt besteht darin, dass der Therapeut dem Patienten die in ihm durch die Übertragung evozierten Gefühle in geeigneter Weise und im geeigneten Augenblick zurückgibt. Es sind ja die Gefühle und Bedeutungszusammenhänge, die dem Patienten abhanden gekommen sind und die der Therapeut im Sinne einer stellvertretenden Introspektion für ihn erlebt.

99 So ist nach Krause und Merten das Lachen der Angstpatientin ohne jeden Bezug zu dem, was sie erzählt, es steht wohl aber in Bezug zu ihrem Wunsch nach Hilfe, der aber eher in der Form eines Werbeverhaltens eines Säuglings realisiert wird, der befürchtet, wenn er nicht fortwährend lächelt, verlassen zu werden.

Gottfried Fischer[100] sieht in der „optimalen Differenz" zwischen der aktuellen Arbeitsbeziehung zwischen Patient und Therapeut einerseits und der lebensgeschichtlich determinierten Übertragungsbeziehung andererseits den entscheidenden Motor für produktive Veränderungen in der Therapie. Durch pathologische Übertragungen entstehen in der Therapiebeziehung verzerrte Beziehungsschemata, zu denen die Arbeitsbeziehung in einem gezielt kontrastierenden Verhältnis stehen muss. Je nach kognitiver Entwicklungshöhe der pathologischen Beziehungsschemata wird der Therapeut verbal mehr empathisch unterstützend, interpretierend oder konfrontierend intervenieren und sich ggf. auch in einer für den Patienten unerwarteten Weise verhalten („counteracting"). Fischer betont, dass sich die psychodynamische Ausrichtung auf das Verstehen unbewusster Motivationen und das Durcharbeiten pathologischer Beziehungsschemata gut mit verhaltensbezogenen Interventionen vereinbaren lässt, solche mitunter sogar erfordert, wenn eingeschliffene Verhaltensmuster unverändert bleiben. Allerdings müssen verhaltenstherapeutische Techniken auf die veränderungsrelevante Beziehungsgestalt abgestimmt sein und sich einfügen in die Differenz zwischen Übertragungsschema und Arbeitsbündnis.

Offensichtlich durchlaufen Patient und Therapeut gemeinsam einen emotionalen, kognitiven und verhaltensmäßigen Lernprozess, der sowohl bewusst als auch unbewusst verläuft und beide verändert. Wenn dieser Lernprozess günstig verläuft, wird das Selbst des Patienten durch die Verinnerlichung korrigierender interpersoneller und Selbstobjekterfahrungen reorganisiert. Das Ich, die Realitätstheorie des Patienten, wird durch Lernen am Modell des relativ stärkeren Ichs des Therapeuten, durch verbesserte Selbst- und Fremdwahrnehmung, durch das Verständnis unbewusster Antriebe, durch verbesserte Symbolisierung innerer Prozesse, durch angemessenere kognitive Bewertungen, durch verbesserte Antizipation und Impulskontrolle sowie insgesamt funktionalere Verhaltensmuster gestärkt. In der Therapiebeziehung macht der Patient idealerweise Erfahrungen unterstützender und verlässlicher Bindung, die sein „inner working model" in Richtung vermehrter Bindungssicherheit verändern.

Die Qualität der therapeutischen Beziehung kann als Modell für andere Beziehungen des Patienten dienen. In den kritischen Phasen der Entwicklung der Therapiebeziehung kommt es zum Konflikt zwischen den

100 G. Fischer, 1996: „Dialektik der Veränderung in Psychoanalyse und Psychotherapie", Heidelberg: Asanger.

gegenseitigen Beziehungswünschen und Rollenerwartungen des Patienten und des Therapeuten. Es können Missverständnisse, Empathieprobleme, Versuchungssituationen, unklare Grenzen, Enttäuschungen, Kränkungen, Rückzugsimpulse, Verunsicherung, Destabilisierung, Verschlechterung der Symptomatik oder Widerstände auftreten. Wenn sich die zuvor erarbeitete Bindung und Beziehungskultur als tragfähig erweisen, wenn es gelingt, Missverständnisse beziehungserhaltend zu klären, die Empathie zum Beispiel durch offenes Ansprechen der Konflikte wiederherzustellen, Versuchungssituationen zum Beispiel durch Klärung der zugrunde liegenden Psychodynamik zu entschärfen, Enttäuschungen und Kränkungen durch Geduld und einfühlendes Verständnis in Vertrauen zu verwandeln und eine Verunsicherung alter Konzepte für neue interpersonelle Erfahrungsqualitäten zu nutzen, kann der Patient wesentliche emotionale, behaviorale und kognitive Entwicklungsschritte machen.

Ich gehe davon aus, dass Sie, werte Leserin, werter Leser, mir auf Anhieb eine Reihe von Therapiebeziehungen nennen könnten, die Sie als schwierig bezeichnen würden, in denen Sie in irgendeiner Weise emotional involviert, besonders engagiert oder mehr als sonst verunsichert waren, in denen der therapeutische Fortschritt nicht Ihren Erwartungen entsprach oder in denen ein Patient, der bislang hoch motiviert mitarbeitete, plötzlich nicht mehr kam. Solche kritischen Momente, die uns Therapeuten erheblich irritieren können, erweisen sich im Therapieverlauf oft als überaus fruchtbar, wenn sie sich beziehungserhaltend bearbeiten lassen. Es liegt in der Natur der Sache, dass die ungewöhnlich intensive und intime Begegnung, die Sie Ihren Patienten als Psychotherapeut ermöglichen, früher oder später genau die kritischen interpersonellen, emotionalen und intentionalen Schemata des Patienten „bottom-up" aktiviert[101], die aufgrund ihrer Dysfunktionalität auch das interpersonelle Leben des Patienten außerhalb der Praxis oder Klinik belasten. Seine dysfunktionalen interpersonellen, emotionalen und intentionalen Schemata sind Teil der Krankheitssymptomatik oder zumindest relevante krankheitsauslösende Bedingungen der Krankheit des Patienten. Im Zustand der Aktivierung lassen sie sich gut im Hier und Jetzt der Therapiebeziehung bewusst machen und verändern.

101 Im Gegensatz zu einer bewussten intentional-introspektiven Top-down-Aktivierung ist mit Bottom-up-Aktivierung eine nicht willentlich beabsichtigte, eine spontane prozessuale Stimulation von Schemata des implizit-perzeptuellen Speichers gemeint.

Ein sehr häufiges und als solches oft verkanntes Gegenübertragungsphänomen ist das Erleben von Ermüdung, die sich zu einer lähmenden Erschöpfung steigern kann. Kaum ein Arzt oder Therapeut, der davon im Hinblick auf den einen oder anderen Patienten kein Lied singen könnte. Achten Sie bitte auch auf andere Zeichen von Somatisierung wie zum Beispiel Kopf- oder Rückenschmerzen, die wir im Arbeitsalltag gerne übergehen. Somatisierungssymptome des Therapeuten könnten auf eine unbewusste Gegenübertragungsdynamik hinweisen.

Auch zwischen Ihnen, dem Leser, und mir, dem Autor, finden Übertragungen statt. Im Augenblick des Schreibens übertrage ich auf Sie. Die Bedingungen dafür sind ideal. Sie sind nicht sichtbar. Sie sprechen nicht. Nichts stört meine Introjekte, Identifikationen, Projektionen, Idealisierungen und Wunschphantasien, aus denen mein inneres Arbeitsmodell gerade ein Bild von Ihrer Person formt. Möglicherweise übertrage ich gerade narzisstische Wünsche nach Bewunderung, Grandiosität, Spiegelung und Alter Ego[102] auf Sie. Solche Wünsche sind in gewissen Grenzen natürlich und zweifellos ein wichtiger Antrieb für sozial erwünschtes Verhalten. Wenn ich meine narzisstischen Wünsche allerdings in einer kindlich-regressiven Weise auf Sie übertragen und unbewusst über Ihre Wünsche stellen würde, würden Sie wahrscheinlich mit einer ablehnenden Gegenübertragung reagieren. Ich bemühe mich daher – ähnlich wie bei meiner Arbeit mit Patienten – mein Denken auf ein Maximum an Realitätsorientierung hinsichtlich Ihrer Bedürfnisse und auf eine möglichst angemessene Form der Darstellung meiner Botschaften zu fokussieren. Ich versuche, an Ihrer konkreten täglichen Erfahrung in der Praxis oder Klinik anzuknüpfen und Ihnen praxisrelevante Informationen zu liefern.

Mir ist jedoch bewusst, dass ich Ihnen eine Fülle recht anspruchsvoller Informationen zugemutet habe. Da es mir aber am Herzen lag, Ihnen die Ergebnisse der Psychotherapieforschung und einige wichtige theoretische Grundlagen, die mein Konzept der Auftragklärung beeinflusst haben, sowie vor allem die Grundzüge des großartigen Werkes von Klaus Grawe nahe zu bringen, musste ich etwas ausholen. Die Leser, die das 1000-seitige Buch „Psychologische Therapie“ und auch die anderen seitenstarken und inhaltsschweren Bücher von Grawe schon einmal in der Hand gehalten und

102 Als Alter-Ego- oder Zwillingsübertragung bezeichnet Kohut den infantilen Wunsch, der Therapeut möge immer das Gleiche denken, empfinden und begehren wie der Patient.

darin gelesen haben, werden aber sicherlich Nachsicht mit mir haben und meine Bemühungen um zusammenfassende und anschauliche Darstellung der wichtigsten Inhalte zu würdigen wissen. Der nun folgende Teil „Aufträge in der Therapie“ beschreibt meinen Versuch, das dargestellte psychotherapeutische Wissen praktisch, d. h. patienten- und therapeutengerecht umzusetzen.

Die Therapie,
die Therapeuten brauchen,
unterscheidet sich von dem,
was Patienten brauchen.

KLAUS GRAWE

Aufträge in der Therapie

Der Begriff „Auftrag" ist uns aus der Geschäftswelt vertraut. Im Geschäftsleben haben die Anliegen des Kunden verbindlichen Charakter. Wir erwarten zum Beispiel von unserer Hausbank, dass sie unsere Überweisungsaufträge präzise ausführt. Und wenn wir eine Werkstatt beauftragen, den Auspuff unseres Fahrzeugs zu erneuern, würden wir es uns kaum gefallen lassen, wenn, ohne dass wir ausdrücklich gefragt werden, auch die abgefahrenen Reifen ersetzt würden. Die hohe Wertigkeit und Verbindlichkeit von Aufträgen kommt in den Worten: „Ihr Wunsch ist mir Befehl", oder: „Der Kunde ist König", zum Ausdruck.

Als Ärzte und Psychotherapeuten sind wir Dienstleister, allerdings, wie auch Künstler und Anwälte, solche, die (juristisch gesprochen) „Leistungen höherer Art" erbringen. Den Auftrag für unsere Dienstleistung erhalten wir in der Regel vom Patienten. Nur bei Kindern ohne Krankheitseinsicht und bei Patienten mit einer schweren Beeinträchtigung der geistigen Funktionen, zum Beispiel im Koma oder in einer akuten Psychose, haben wir keine andere Wahl, als ohne expliziten Auftrag des Patienten zu handeln. Doch wer von uns hat es noch nicht erlebt, in der Ambulanz eines großen Krankenshauses bereits Blut abgenommen zu bekommen und eventuell bereits geröngt zu werden, bevor zum ersten Mal Gelegenheit besteht, mit einem Arzt zu sprechen. Warum werden immer wieder Patienten, deren geistige Funktionen keineswegs eingeschränkt sind, nicht wie mündige Vertragspartner behandelt?

Ein Grund könnte sein, dass gesetzlich versicherte Patienten hinsichtlich der Honorierung gar nicht Vertragspartner des Arztes oder Therapeuten sind; Vertragspartner für ärztliche und psychotherapeutische Honoraransprüche sind die Krankenkassen.[103] Wichtiger scheint mir allerdings der Umstand zu sein, dass Patienten in der Regel in einem Zustand objektiver und subjektiver Beeinträchtigung zu uns kommen, nicht selten

103 Der privat versicherte Patient ist unmittelbarer Vertragspartner des Arztes oder Therapeuten. Die Honorarforderung richtet sich direkt an den Patienten und nicht an die Krankenversicherung. Das ist – psychologisch gesehen – sicherlich eine günstigere Voraussetzung für ein mündiges Vertragsverhältnis zwischen Patient und Behandler, bei dem der Patient stärker in der Mitverantwortung steht.

verbunden mit reduzierter Selbstkontrolle und Verantwortungsfähigkeit sowie einem Gefühl von Hilflosigkeit. Die spürbare Not des Patienten lässt uns reflexartig meinen, dass wir es sind, die für den Patienten unmittelbar aktiv werden und entscheiden müssen, welche Untersuchungs- und Behandlungsstrategie in seinem Interesse liegt und welche nicht. Manche Patienten, vor allem solche mit einer abhängigen Struktur, erwarten geradezu von ihren Ärzten oder Therapeuten, dass sie ihnen Verantwortung abnehmen und für sie Entscheidungen fällen.

Es gibt Situationen, in den es sinnvoll ist, dass wir nicht lange fragen und die notwendigen Entscheidungen für den Patienten treffen. Zum Beispiel kann man in der Arztpraxis oder Klinik die Wünsche eines Patienten mit einer frischen Schnittverletzung als eindeutig voraussetzen. Der Arzt wird die notwendigen Untersuchungen und Behandlungen durchführen, ohne dass der Patient ihm einen ausdrücklichen Auftrag zur Wundversorgung geben muss. In der Psychotherapiepraxis werden wir bei akuter Suizidalität auch gegen den Willen des Patienten auf einer umgehenden stationären Einweisung bestehen. Wenn wir uns in dieser Weise verhalten, sollten wir uns allerdings darüber bewusst sein, dass wir mit diesem Interaktionsstil eine spezifische Beziehungsqualität begründen: Wir etablieren in Bezug auf den Patienten eine so genannte „komplementäre" Beziehung.[104] Die ursprünglichste Form der komplementären Beziehung ist die zwischen Mutter und Kind. Ähnlich wie das Kind ist der Patient bei einer komplementären Beziehungsgestaltung in der inferioren, der Therapeut in der superioren Position. Das mag in vielen Fällen praktisch sein und den Bedürfnissen des Patienten entgegenkommen, zum Beispiel dem Wunsch nach Abhängigkeit, Idealisierung, Führung, Regression oder ganz einfach nach Bequemlichkeit.

Ziel dieses Buches ist es, einen alternativen Weg aufzuzeigen, der vor allem bei chronisch Kranken und bei Patienten mit psychischen Störungen Vorteile aufweisen kann. Mit der Klärung und Benennung der aktuellen

104 Der Begriff der komplementären Interaktion geht auf den amerikanischen Anthropologen und Kybernetiker Gregory Bateson (1958: „Naven", Palo Alto: Stanford University Press) zurück und bezeichnet ein Verhalten, welches das Verhalten einer anderen Person ergänzt und von diesem Verhalten grundlegend verschieden ist. Wenn sich zum Beispiel ein Interaktionspartner dominant verhält und ein zweiter darauf mit Unterwerfung reagiert, handelt sich um ein komplementäres Beziehungsverhalten. Das inferiore Verhalten des einen verstärkt wiederum das superiore Verhalten des anderen.

Arbeits- und Beziehungsaufträge können wir unsere Patienten im Sinne einer symmetrischen[105] Beziehungsgestaltung in eine fruchtbare Mitverantwortung nehmen. Viele Patienten legen ausdrücklich Wert auf Selbstbestimmung und Mitwirkung an den Entscheidungen über Diagnostik und Therapie. Durch die Auftragsklärung gestehen wir dem Patienten grundsätzlich die Rolle eines gleichwertigen Interaktionspartners zu.

Kulturspezifische Aufträge

Als Ärzte und/oder Psychotherapeuten erfüllen wir – wie alle Dienstleister – Bedürfnisse und Erwartungen. Ein Teil der Wünsche und Erwartungen unserer Patienten ergibt sich – wie gesagt – so selbstverständlich und zwangsläufig aus der aktuellen Problemstellung, dass sich die Auftragsklärung erübrigt. Daneben gibt es kulturspezifische Erwartungen der Patienten und der Gesellschaft, die wie selbstverständlich mit der Rolle des Arztes oder Psychotherapeuten verknüpft sind. Sie stimmen idealerweise mit unserem eigenen Selbstverständnis überein, das ja in der Regel derselben Kultur entstammt. Schließlich lassen sich spezifische individuelle Aufträge unterscheiden, die einerseits vom Patienten explizit zum Ausdruck gebracht werden oder andererseits implizit, verborgen, oft unbewusst und nur indirekt erkennbar sind.

Kulturspezifische Aufträge sind kollektive Erwartungen an die Rolle des Arztes oder Psychotherapeuten, die in der geschichtlichen Tradition dieser Berufe in unserem Kulturkreis und seinen Wertekategorien sowie in unserer besonderen politischen, gesellschaftlichen und wirtschaftlichen Ordnung wurzeln.[106] Was von uns als Ärzten und Psychotherapeuten erwartet wird, ist unter anderem im Sozialgesetzbuch, in der Reichsversicherungs-

105 Bateson nennt eine Interaktion symmetrisch, wenn ein Interaktionspartner durch das Verhalten eines anderen zu einem ähnlichen Verhalten provoziert wird. Das Ziel der symmetrischen Interaktion ist Gleichheit. Als Beispiel für die symmetrische Interaktion können Freundschaften unter Gleichaltrigen und Gleichgeschlechtlichen gelten, in denen ausgewogenes Geben und Nehmen sowie Rivalität kennzeichnend sind.

106 Die kollektiven Rollenerwartungen können selbstverständlich in anderen Kulturen von den bei uns gültigen abweichen.

ordnung, den Verträgen zwischen den Krankenversicherungen und den Kassenärztlichen Vereinigungen, den Psychotherapievereinbarungen, den Psychotherapie-Richtlinien, den Leistungskatalogen der Gebührenordnungen und bei Ärzten zudem im Eid des Hippokrates kodifiziert.[107] Die kulturspezifischen Behandlungsaufträge ergeben sich unter anderem aus den Problemstellungen heraus, bei denen man in unserem Kulturkreis den Arzt oder Psychotherapeuten aufsucht. Ich möchte in Anlehnung an Nossrat Peseschkian[108] vier Ebenen von Gründen für die Inanspruchnahme ärztlicher und therapeutischer Leitungen unterscheiden:

- Körper: Patienten gehen zum Arzt aufgrund eines reduzierten körperlichen Befindens oder einer Einschränkung ihrer körperlichen Funktionen, die der Arzt beseitigen soll. Positiv formuliert lautet der Auftrag des betroffenen Menschen und der Gemeinschaft: Der Arzt oder psychosomatisch arbeitende Therapeut soll die Funktionstüchtigkeit des Organismus und das Wohlbefinden des Patienten wiederherstellen.

- Leistung: Eng verknüpft mit der ersten Aufgabenstellung ist ein ökonomischer Auftrag: Der Therapeut soll Leistungsdefizite beheben oder – positiv formuliert – die Leistungsfähigkeit verbessern. Therapeutische Bemühungen sollen langfristig die Arbeitsfähigkeit erhalten oder wiederherstellen. Bei alten oder behinderten Menschen soll die Fähigkeit zur möglichst weit gehenden Selbstversorgung gefördert werden.

- Kontakt: Der ökonomische Auftrag, den die Medizin und Psychosomatik zu erfüllen haben, nämlich der, dass der Patient als wertvoller Leistungserbringer für das Gemeinwesen erhalten werden soll bzw. wenigstens der Gemeinschaft nicht zur Last zu fallen soll, leitet zur dritten Auftragsebene über: Störendes, von den Normen eines geregelten Miteinanders abweichendes Verhalten soll beseitigt werden. Das problematische Verhalten kann ein Zuviel (Impulsivität. Aggression, Hyperaktivität, abhängig-anklammerndes Verhalten) oder ein Zuwenig (Hemmung, sozialer Rückzug, Unfähigkeit zur Selbstbehauptung und Durchsetzung) sein. Positiv formuliert lautet der Auftrag an die

107 Vieles ist schriftlich nicht fixiert und beruht auf Konvention.

108 N. Peseschkian (1983: „Auf der Suche nach Sinn“, Frankfurt a. M.: Fischer, 96 ff.) beschreibt vier Formen der Konfliktverarbeitung.

ärztliche und psychotherapeutische Behandlung, dass sie für die Gemeinschaftsfähigkeit des Patienten, für seine soziale Integrierbarkeit sorgen soll.[109]

- Zukunft: Mit der Verantwortung für die Befindlichkeit und Leistungsfähigkeit unserer Patienten, für die Ermöglichung ihres sozialen Beitrags, für ihre Integration und Anerkennung in der Gemeinschaft ist unser Auftrag nicht erschöpft. Vor allem bei Patienten mit schweren chronischen körperlichen und seelischen Erkrankungen sind wir mit Fragen der Lebenserwartung, Lebensqualität und ggf. der Vorbereitung auf das Sterben und der Sterbebegleitung konfrontiert. Unser Auftrag beschränkt sich dann nicht mehr darauf, etwas wegzunehmen, nämlich Symptome, Leiden, Angst, Entmutigung, Hoffnungslosigkeit oder Verzweiflung. Vielmehr müssen wir dem Leben unserer Patienten etwas qualitativ Neues hinzufügen, zum Beispiel Bindung, Vorbild, Freude, Werte, Sinnhaftigkeit und Hoffnung. Unter Umständen müssen wir unsere Patienten überhaupt erst (wieder) für das Leben und die positive Nutzung ihrer verbleibenden Lebenszeit gewinnen.

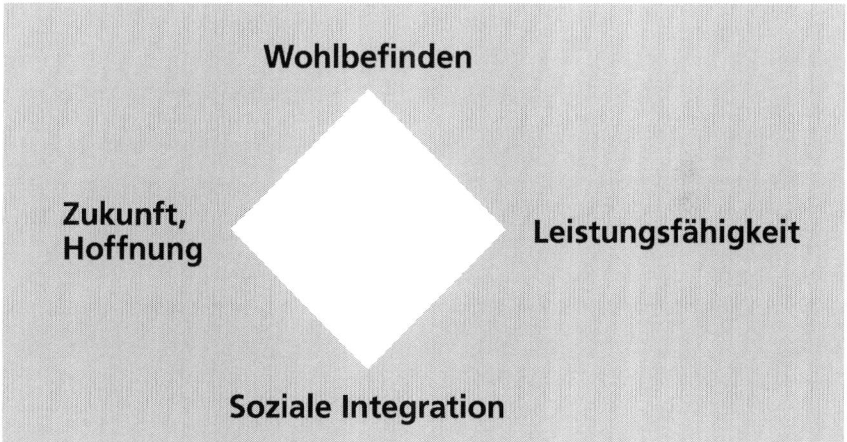

Abbildung: Dimensionen kollektiver Aufträge

109 Wenn die soziale Integration nicht möglich ist, ist es Aufgabe der Anstaltspsychiatrie, Patienten nach den geltenden ethisch-humanitären Normen zu verwahren.

Die Dringlichkeit der Aufgabe, kranken Menschen zu einer neuen Standortbestimmung und Bewertung ihres Lebens sowie zu einer befriedigenderen Zukunftsorientierung zu verhelfen, wurde unter anderem von Autoren wie Alfred Adler, Carl Gustav Jung, Menard Boss, Viktor Frankl, Aaron Antonowsky und Nossrat Peseschkian betont. Mit dem fortschreitenden Verlust der Autorität staatlicher und kirchlicher Institutionen für die grundlegenden existenziellen, weltanschaulichen und spirituellen Fragestellungen geraten wir Ärzte und Psychotherapeuten immer mehr in eine seelsorgerische Position, allerdings ohne Lizenz und ohne Weihe. Einerseits haben wir für philosophische und religiöse Fragen in der Regel keine Ausbildung; wir sind nicht im Besitz verbindlicher Dogmen und Katechismen. Hinter uns stehen keine geistlichen Autoritäten und kirchlichen Institutionen. Andererseits ist das Bedürfnis unserer Patienten nach einer Orientierung im Leben, nach geistiger Führung und moralischem Vorbild so präsent, dass wir uns dieser Aufgabenstellung kaum entziehen können. Wie aber können wir unsere Patienten geistig-moralisch führen? Wie soll das gehen ohne den Rückgriff auf Dogmen und ohne Bevormundung? Erhalten wir von unseren Patienten und der Gemeinschaft überhaupt einen Auftrag für eine geistig-moralische Führung? Und wo finden wir Therapeuten selbst Orientierung und Führung?

Explizite Aufträge

Explizite Aufträge wollen wir solche nennen, die uns ein Patient, ein Angehöriger, ein überweisender Kollege, ein Arbeitgeber, ein Vorgesetzter, eine Behörde oder der Gesetzgeber ausdrücklich, das heißt: als ausgesprochene oder schriftliche Äußerung, mitteilen. Für die Beurteilung der Qualität eines expliziten Auftrags eignen sich die folgenden Kriterien für die Kohärenz eines Diskurses[110]:

- Qualität: Sei aufrichtig und belege deine Aussagen.
- Quantität: Sei vollständig, aber fasse dich kurz.

110 Die Kriterien gehen auf den Sprachphilosophen H. P. Grice (1975: „Logic and conversation", in: P. Cole, J. L. Moran (Eds.): „Syntax and Semantics", New York: Academic Press, 41-58) zurück.

- Relevanz: Sei relevant und bleibe beim Thema.
- Art und Weise: Sei verständlich und geordnet.

Die einfachste und eindeutigste Auftragssituation ist die, dass uns ein Patient eine objektivierbare Erkrankung präsentieren und einen versicherungsrechtlich fassbaren Wunsch in präzisen, verständlichen und eindeutigen Worten sagen kann. Der Auftrag könnte zum Beispiel in der allgemeinärztlichen oder internistischen Praxis lauten: „Kontrollieren Sie meinen Blutdruck." „Schreiben Sie mir mein Blutdruckmittel wieder auf." „Beraten Sie mich über die in meinem Alter sinnvollen Gesundheitsvorsorgemaßnahmen."

Wenn wir einen genauen Auftrag erhalten wollen, können wir den Patienten dazu mit der unter Ärzten gebräuchlichen Initialfrage: „Was kann ich für Sie tun?", ermutigen. Häufig wird uns der Patient auf diese Frage aber nicht mit einem expliziten Auftrag antworten, sondern selbst Fragen stellen, zum Beispiel: „Was kann ich gegen meine Kopfschmerzen tun?" „Warum wache ich nachts auf und kann nicht mehr einschlafen?" „Wie kann ich aufhören zu rauchen?" Diese Fragen sind indirekte Aufträge. Sie fordern den Arzt oder Psychotherapeuten zu einer Beratung auf. Bitte überlegen Sie, bevor Sie weiterlesen, wie diese Fragen in die Imperativform eines Auftrags übersetzt werden könnten.

Die Übersetzung der ersten Frage („Was kann ich gegen meine Kopfschmerzen tun?") in das Auftragsformat lautet: „Beraten Sie mich darüber, was ich gegen meine Kopfschmerzen tun kann!" Versuchen Sie bitte, die beiden anderen Fragen aus eigener Denkleistung zu übersetzen.

Die zweite Frage („Warum wache ich nachts auf und kann nicht mehr einschlafen?") könnte als Imperativ lauten: „Geben Sie mir eine verständliche Erklärung, warum ich nachts aufwache und nicht mehr einschlafen kann!" Die Übersetzung für die dritte Beispielfrage („Wie kann ich aufhören zu rauchen?") könnte lauten: „Informieren Sie mich über die verschiedenen Möglichkeiten, mit dem Rauchen aufzuhören!"

Es ist durchaus möglich, dass Sie zu anderen Formulierungen als ich gekommen sind. Die Frage: „Was kann ich gegen meine Kopfschmerzen tun?", könnte auch als Auftrag mit folgendem Inhalt verstanden werden: „Untersuchen Sie mich gründlich, finden Sie die Ursachen meiner Kopfschmerzen und empfehlen Sie mir eine kausal wirksame Therapie!" Oder meint der Patient nicht doch eher: „Machen Sie, was

Sie wollen, aber befreien Sie mich so schnell wie möglich von meinen Kopfschmerzen!“

Offensichtlich ist das vom Patienten Gesagte nicht immer eindeutig. Wir können es in verschiedener Weise interpretieren und – bei einer Fehlinterpretation – seine Anliegen gründlich missverstehen. Wenn der Patient fragt: „Warum wache ich nachts auf und kann nicht mehr einschlafen?“, und sein Interesse – wie die Formulierung als Kausalfrage nahe legt – primär einer gründlichen Diagnostik sowie einer verständlichen Erklärung für dieses Problem gilt, wird er mit der raschen Verabreichung eines Schlafmittels kaum zufrieden sein. Das Medikament wird dann mit hoher Wahrscheinlichkeit nicht eingenommen („non-compliance“), oder der Patient wendet sich schlimmstenfalls an einen anderen Arzt oder einen Heilpraktiker. Umgekehrt könnte sich hinter der vordergründigen Form der Warum-Frage ein verzweifeltes Anliegen nach einer umgehenden Erlösung von einem als unerträglich empfundenen Zustand verbergen. In diesem Fall gingen die gut gemeinten Erklärungsversuche des Arztes ohne die Verschreibung eines wirksamen Mittels an den Bedürfnissen des Patienten vorbei.

Noch schwieriger wird die Auftragsklärung, wenn der Patient statt eines ausformulierten Anliegens nur eine Beschreibung seiner Beschwerden oder Probleme liefert. Besonders bei chronischen psychischen und psychosomatischen Leidenszuständen ist es das primäre Anliegen vieler Patienten, dass sie die Gelegenheit zu einer ausführlichen Beschreibung ihrer Beschwerden, Probleme und auch der bisherigen (mehr oder weniger erfolglosen) Behandlungsversuche bekommen. Ärzte und Therapeuten deuten die ausgiebige Darstellung der Leidenssituation durch den Patienten aber meist als Aufforderung zum unmittelbaren diagnostischen oder therapeutischen Aktivwerden. Je eindringlicher der Patient seine Not schildert, desto stärker empfinden wir diesen Druck. In der Folge kommt es bekanntlich allzu oft zu unsinniger und teurer Mehrfachdiagnostik und Verlegenheitstherapien. Wie oft wohl entspricht der Aktivismus des Behandlers gar nicht dem Anliegen des Patienten, der möglicherweise nur einen geduldigen Zuhörer braucht?

Auftrag und Therapieziel

Den Aufträgen des Patienten sollten wir – wie gesagt – als Therapeuten höchste Beachtung schenken. Das bedeutet aber nicht, dass wir jeden Auftrag erfüllen müssen oder können. Was die therapeutische Nutzung und Zurückweisung von impliziten Aufträgen anbetrifft, werden sie unten in eigenen Kapiteln besprochen. An dieser Stelle möchte ich mich auf die Frage konzentrieren, wie mit den expliziten Patientenaufträgen hinsichtlich der Therapieplanung umzugehen ist.

Wir werden mitunter mit expliziten Patientenanliegen konfrontiert, die wir besser nicht erfüllen. Zum Beispiel werden wir kaum einer Magersüchtigen Diätempfehlungen zur Gewichtsreduktion geben wollen. Wir würden in der ambulanten Praxis in der Regel keine Entgiftung von Suchtkranken durchführen, weil wir davon ausgehen müssten, dass wir damit die Möglichkeiten unseres Settings sprengen würden. Es gibt durchaus berechtigte Patientenanliegen, die aber unsere persönliche Kompetenz übersteigen, zum Beispiel, weil wir für ein indiziertes Behandlungsverfahren keine Ausbildung haben. Bestimmte Anliegen könnten auch ganz einfach über unsere Kräfte gehen, wie die Behandlungsübernahme für eine weitere schwere Borderline-Störung, wenn wir schon mit mehreren anderen Borderline-Patienten belastet sind. In solchen Fällen empfehlen sich ein offenes Wort und eine ehrliche Erklärung, warum man dem Wunsch des Patienten nicht nachkommt.

Die erfüllbaren Aufträge von Patienten sind als wertvolle Ressourcen anzusehen, auf deren Grundlage wir Therapieziele generieren können. Therapieziele müssen nach Grawe[111] in ein wichtiges und möglichst stark aktiviertes emotionales Anliegen des Patienten eingebunden sein. Grawe formuliert folgende zehn Leitregeln für die Therapieplanung:

1. Nimm für die Bestimmung der Therapieziele drei Perspektiven ein: die Störungsperspektive, die Inkonsistenzperspektive und die Perspektive der Behandlungsanliegen des Patienten.
2. Wenn ein seit längerem fest etabliertes Störungsbild besteht, halte dich für die Festlegung der störungsspezifischen Therapieziele und für das störungsspezifische Vorgehen an ein empirisch validiertes Manual.

111 K. Grawe, 2004: „Neuropsychotherapie", 428 ff., Göttingen: Hogrefe.

3. Wenn Anzeichen für eine erhöhte Inkongruenz vorliegen (Komorbidität, viele Behandlungsanliegen, hohe Werte im Inkongruenzfragebogen), führe eine Inkongruenzanalyse durch und bestimme mögliche Ansatzstellen für die Veränderung der wichtigsten Inkongruenzquellen.
4. Finde heraus, für welche der möglichen Ansatzstellen für Veränderungen der Patient die höchste motivationale Bereitschaft und die besten Ressourcen mitbringt.
5. Bringe die möglichen Ansatzstellen für Veränderungen nach diesen beiden Kriterien in eine Rangordnung und wähle als vorrangige Therapieziele diejenigen aus, für die der Patient die besten Voraussetzungen mitbringt.
6. Achte bei der Ausarbeitung der gemeinsam zu verfolgenden Therapieziele mit dem Patienten darauf, dass nur Annäherungsziele formuliert werden, die realistischerweise durch eigene Bemühungen des Patienten erreicht werden können. Lass dich nicht auf die Formulierung von Vermeidungszielen oder negativ formulierten Zielen ein.
7. Wähle nur solche Ziele aus, für die der Patient intrinsisch motiviert ist, d. h. solche Ziele, die eine hohe positive Bedeutung für wichtige motivationale Ziele des Patienten haben.
8. Erarbeite dir bei jedem Patienten, unabhängig von seinen Problemen, ein Bild von seinen wichtigsten Annäherungs- und Vermeidungszielen.
9. Führe bei jedem Patienten ausdrücklich eine Ressourcenanalyse durch. Verschaffe dir ein Bild von den Stärken und positiven Seiten des Patienten, die du in der Therapie nutzen, aktivieren und ansprechen kannst.
10. Erarbeite dir für jede Therapie ein Bild davon, welche motivationalen Ziele des Patienten in der Therapiebeziehung aktiviert werden.

Mit dem zehnten Punkt spricht Grawe bereits die implizite Auftragsklärung an, die wir weiter unten behandeln werden. Grawe fordert, dass jeder Therapeut in jeder Therapiesitzung die Therapieziele, die er in der jeweiligen Sitzung erreichen möchte, klar vor Augen habe. Nur so könne der Therapeut beim Patienten systematisch, wiederholt und anhaltend ein an dieses Ziel annäherndes Verhalten aktivieren und die neuen, erwünschten Erregungsmuster etablieren. Der Therapeut solle die Arbeit an den Therapiezielen durch ein kontinuierliches Annäherungspriming (siehe oben) vorbereiten, d. h. er soll den Patienten durch eine geeignete, bedürfnisbefriedigende Beziehungsgestaltung in eine positive emotionale Stimmung versetzen. Wenn ein Ziel aktiviert ist, solle der Therapeut möglichst intensiv versuchen, beim Patienten Gedanken und Verhalten im Sinne des Ziels zu aktivieren.

Besonderheiten bei Patienten mit psychosomatischen Störungen

Zum Arzt gehen Patienten in der Regel wegen Beschwerden und Einschränkungen ihrer Leistungsfähigkeit, die sie als körperliche Beeinträchtigung empfinden und verständlicherweise auch als körperlich verursacht ansehen. Das gilt vor allem für die vielen Patienten, die mit ihren psychosomatischen und funktionellen Symptomen (im Sinne der somatoformen Funktionsstörungen und Somatisierungsstörungen, die in der ICD-10 unter F45.X aufgeführt sind) die Allgemein- und Facharztpraxen bevölkern. Wenn eine organische Verursachung der Symptomatik durch die ärztliche Diagnostik ausgeschlossen werden kann, bekommen Patienten mit funktionellen bzw. psychosomatischen Beschwerden häufig zu hören, dass ihre Probleme psychischer Natur sind und sie sich folglich an einen Psychotherapeuten zu wenden hätten. Genau mit dieser Vorgehensweise wird aber das primäre explizite Patientenanliegen mit Füßen getreten. Patienten, die mit ihren psychosomatischen Beschwerden zum Arzt gehen, geben in den seltensten Fällen den Auftrag: „Schließe eine organische Ursache meiner Symptome aus." Ihr Auftrag lautet ja: „Finde die körperliche Ursache meiner Beschwerden." Wenn der Arzt mit seiner Diagnostik aber, wie so oft, keine handfeste Ursache aufdecken kann, muss er diesen Patientenauftrag enttäuschen.

Eigentlich ist es ja erfreulich, wenn ärztliche Untersuchungen ohne pathologischen Befund enden. Aber wenn wir unseren Patienten mitteilen, dass auch nach gründlichster Diagnostik keine ernste körperliche Erkrankung vorzuliegen scheint, ernten wir eher Ratlosigkeit und Unzufriedenheit. Eine solche Eröffnung frustriert den verständlichen Wunsch nach einfacher Monokausalität der Krankheit und einer Pille, die alles Ungemach rasch beseitigt. Gerade bei Patienten mit psychosomatischen und funktionellen Beschwerden ist es daher wichtig, sie da abzuholen, wo sie sich emotional und kognitiv befinden, nämlich bei der subjektiv empfundenen

Körperlichkeit ihres Leidens. Deshalb haben sie ja primär den Hausarzt oder einen Organspezialisten aufgesucht und nicht einen Psychotherapeuten. Für eine psychosomatische Interpretation ihrer Beschwerden sind sie erst einmal nicht oder vielleicht niemals aufgeschlossen („Natürlich habe ich Stress, aber deswegen bin ich doch noch lange nicht verrückt."). Wir haben keinen Auftrag, ihnen ungelöste oder gar unbewusste Konflikte zu unterstellen. Vielmehr benötigen sie unsere Versicherung, dass wir ihre Beschwerden ernst nehmen und um ihren hohen körperlichen Leidensdruck wissen.

Selbst wenn Patienten mit psychosomatischen und funktionellen Beschwerden sich auf eine Psychotherapie einlassen, sollten wir im Kontakt mit dem körperlich erlebten Symptom bleiben. Wenn ein Patient zum Beispiel über Kopfschmerzen klagt, erlebt er diese als körperlich äußerst real. Wir können dem Patienten zeigen, dass wir ihn auch in seinem subjektiven Befinden ernst nehmen, indem wir die exakte Lokalisation, Qualität, Intensität, Ausstrahlung, Auslöser und sonstige Modalitäten seiner Beschwerden erfragen. Diese Informationen sind nicht nur im Rahmen der somatischen Diagnostik bedeutsam. Ihre sorgfältige Erfragung stärkt auch die Vertrauensbildung auf der Beziehungsebene. Wir können nach den Einschränkungen fragen, die sich aus der Krankheit in Bezug auf andere körperliche Funktionen wie Sport, Sexualität, Ästhetik, Beweglichkeit und Lebensgefühl ergeben. Fragen wir auch, welche körperlichen Therapien der Patient bereits erhalten hat, zum Beispiel Medikamente, Gymnastik und Operationen, welche ihm geholfen haben und welche keine oder unerwünschte Wirkungen hinterlassen haben.

Als Psychotherapeuten wollen wir natürlich nicht dauerhaft in der Fixierung auf den Körper, die für Patienten mit psychosomatischen und funktionellen Beschwerden typisch ist, verhaftet bleiben. Dennoch sollten wir eine Defokussierung vom körperlichen Symptom nicht erzwingen wollen, zum Beispiel, indem wir einen Patienten, der gerade seine Beschwerden vorgetragen hat, unvermittelt fragen: „Haben Sie Konflikte am Arbeitsplatz (Leistung) oder mit Ihrer Frau (Kontakt)?" Der Patient wird möglicherweise fürchten, mit dem als Makel empfundenen Etikett „Psycho..." versehen zu werden. Wenn wir aber fragen: „Können Sie mit Ihren Beschwerden arbeiten, sich konzentrieren, Freude bei der Arbeit empfinden (Leistung)?", und: „Wie reagiert Ihre Frau/Familie, wenn Sie Kopfschmerzen haben (Kontakt)?", und: „Wie soll das eigentlich mit Ihnen weitergehen, wenn Sie immer Kopfschmerzen haben (Phantasie/Zukunft)?", wird der Patient mit hoher Wahrscheinlichkeit erleben, dass wir ein spürbares Interesse an seiner persönlichen Betroffenheit infolge der Krankheit zeigen.

Wenn wir den Auftrag des psychosomatischen Patienten: „Nimm meine körperlichen Beschwerden ernst", und den damit implizit verbundenen Auftrag: „Stempel mich nicht zum Neurotiker ab", erfüllen und dennoch andere Lebensbereiche, die möglicherweise problematisch sind, ansprechen wollen, sind die Fragen nach den Auswirkungen der Beschwerden auf die vier Bereiche Körper, Leistung, Kontakt und Zukunft das Mittel der Wahl. Wir gewinnen mit diesen Fragen auf eine „unverdächtige" Weise wertvolle Informationen über das psychosoziale und ökonomische Umfeld des Patienten und darüber, welche Möglichkeiten der Krankheitsbewältigung ihm in der Zukunft zur Verfügung stehen.

Fragen zu den Auswirkungen von Beschwerden in den vier Bereichen:

- Wie wirken sich Ihre Beschwerden auf Ihr körperliches Wohlbefinden aus?
- Können Sie mit Ihren Beschwerden schlafen, Essen und Trinken genießen?
- Wie wirken sich Ihre Beschwerden auf Ihre Leistungsfähigkeit aus?
- Können Sie mit Ihren Schmerzen arbeiten?
- Können Sie sich bei Ihrer inneren Unruhe auf Ihre Arbeit konzentrieren?
- Wie reagiert Ihr Partner (Ihre Familie), wenn Sie Schmerzen haben?
- Wie hat sich Ihr Liebesleben durch die Beschwerden verändert?
- Wer hat Verständnis für Ihr Leiden?
- Auf welche Personen sind Sie vermehrt angewiesen, seitdem Sie krank sind?
- Welche Kontakte haben unter Ihrer Krankheit am meisten gelitten?
- Wie sehen Sie Ihre Zukunft mit Ihrem Krankheitsbild?
- Welche Ihrer Pläne wurden durch Ihre Krankheit durchkreuzt?
- Was hat sich in Ihrem Leben durch die Krankheit verändert?
- Wovor haben Sie am meisten Angst?
- Was muss sich Ihrer Meinung nach am dringendsten ändern?

Ich werde unten im Zusammenhang mit den Grenzen der expliziten und impliziten Auftragsklärung und den daraus zu ziehenden therapeutischen Konsequenzen noch einmal auf die strukturellen Besonderheiten von psychosomatischen Patienten und auf die Besonderheiten im Umgang mit ihnen eingehen.

Schlussfolgerungen aus der expliziten Auftragsklärung

Missverständnisse über die Patientenanliegen sind vermeidbar. Allein das Wissen und Bewusstsein dafür, dass unsere therapeutische Arbeit – ausgesprochen oder nicht – in einem Auftragskontext stattfindet, hilft uns, die tatsächlichen Anliegen der Patienten von den Wünschen zu unterscheiden, die wir ihnen unreflektiert unterstellen. Voraussetzung ist, dass uns die Wünsche und Erwartungen unserer Patienten wirklich interessieren und wir nach ihnen fragen, am besten zu Beginn jeder Begegnung mit dem Patienten, auch mehrmals in einer Sitzung, wenn es eine unklare Auftragssituation erfordert.

In der allgemeinärztlichen Praxis zum Beispiel könnte die explizite Auftragsklärung bei einem Patienten mit Kopfschmerzen folgendermaßen aussehen: „Ich habe Sie körperlich gründlich untersucht. Ich habe keine Hinweise gefunden, dass Ihre Kopfschmerzen durch eine Erkrankung des Gehirns, der Halswirbelsäule, Zähne und Kiefergelenke oder durch eine innere Erkrankung verursacht sind. Ich möchte Sie noch zu einem Augenarzt überweisen, denn Augenerkrankungen sind nicht selten für Kopfschmerzen verantwortlich. Außerdem können Stressfaktoren, zum Beispiel im Beruf oder in der Familie, eine Rolle spielen. Wir könnten erst einmal die Untersuchung des Augenarztes abwarten. Wenn die Schmerzen zu stark sind, kann ich Ihnen auch sofort ein Mittel aufschreiben. Wir können uns auch darüber Gedanken machen, welche beruflichen oder familiären Belastungen Sie in Anspruch nehmen. Was meinen Sie, wie wir jetzt verfahren sollten?" Der hier vorgeschlagene Weg informiert den Patienten über die verschiedenen Möglichkeiten der diagnostischen und therapeutischen Vorgehensweise. Mit der Frage: „Was meinen Sie, wie wir jetzt weiter verfahren sollten?", lässt man dem Patienten eine Wahlmöglichkeit und nimmt ihn gleichzeitig in die Mitverantwortung. Das funktioniert natürlich nur bei einigermaßen differenzierten und mündigen Patienten.

Ein zweites Beispiel aus der Praxis eines psychosomatisch orientierten Schmerztherapeuten: „Sie haben seit mehr als zwölf Jahren mit Kopfschmerzen zu tun und schon viele Ärzte, Therapeuten, Untersuchungs- und Behandlungsverfahren kennen gelernt. Jetzt wenden Sie sich an mich. Was glauben Sie, was ich für Sie tun kann (was in den bisherigen Therapien noch nicht stattgefunden hat)?“ Es ist unwahrscheinlich, dass nach einer so langen Krankheitskarriere nicht schon alle etablierten und möglicherweise auch Außenseitermethoden zur Anwendung gekommen sind. Der Patient ist in gewisser Weise Experte für seine Krankheit und ihre Behandlungsmöglichkeiten geworden. Er weiß, welche Therapien für ihn hilfreich waren und welche nicht. Interessant ist die Frage, was der Patient bei den bisherigen Behandlern möglicherweise vermisst hat. Es könnte sich um spezifische (implizite) Beziehungsanliegen handeln, die bislang noch keine Beachtung fanden und im Rahmen einer psychodynamisch orientierten Therapie den Stellenwert eines Behandlungsfokus bekommen könnten.

Wenn Patienten vom Arzt zum Psychotherapeuten überwiesen werden, ist die Behandlungsmotivation keineswegs immer garantiert. Die Auftragsklärung könnte folgendermaßen aussehen: „Nachdem von verschiedenen Spezialisten alle denkbaren körperlichen Ursachen für Ihre Kopfschmerzen abgeklärt wurden, hat Ihr Arzt Sie zu mir überwiesen, weil er meint, dass es sinnvoll ist, auch einmal an Stressfaktoren am Arbeitsplatz oder in der Familie als Mitursache für Ihre Beschwerden zu denken. Nun haben Sie mir zu Anfang unserer gemeinsamen Arbeit gesagt, dass Sie mit dem ‚Psychokram' nichts zu tun haben wollen. Worüber würden Sie sich gerne mit mir unterhalten?“[112]

Eine präzise Auftragsklärung tut insbesondere bei den Patienten Not, denen vom Arbeitgeber, einer Behörde oder einem Gericht eine psychotherapeutische Behandlung auferlegt wurde oder die von ihren Angehörigen zur Therapie gedrängt wurden. Therapeut: „Ihre Frau war nur unter der Bedingung, dass Sie sich wegen Ihres Alkoholproblems in Behandlung be-

112 Man erlebt nicht selten, dass Patienten mit psychosomatischen Störungsbildern explizit nicht psychotherapiert werden wollen, dennoch aber regelmäßig und pünktlich zu den Sitzungen erscheinen und vom therapeutischen Beziehungsangebot profitieren. Offensichtlich verbirgt sich unter solchen Umständen hinter der vordergründig ablehnenden Haltung des Patienten ein dringender impliziter Beziehungswunsch.

geben, bereit, zu Ihnen zurückzukehren. Sie haben sich lange Zeit gesträubt, zum Therapeuten zu gehen. Dafür haben Sie wahrscheinlich gute Gründe. Was soll nach Ihrem Geschmack in unserer gemeinsamen Arbeit nicht passieren? Was würde Sie stören? Was ist für Sie ganz persönlich wichtig?"

Die explizite Auftragsklärung hat entscheidende Vorteile für das Arbeitsbündnis:

- Eine psychische oder chronische körperliche Erkrankung ist in der Regel eine schwere Belastung des Selbstwertgefühls. Selbstwerterhöhung ist nach Epstein ein grundlegendes menschliches Bedürfnis, das umso dringlicher ist, je mehr das Selbstwertgefühl durch die Krankheit angegriffen ist. Eine ernsthafte Auftragsklärung signalisiert dem Patienten unbedingte Wertschätzung, ein ernsthaftes Interesse des Therapeuten an seinen Problemen und Bedürfnissen und bestärkt ihn in seiner Hoffnung, dass ihm geholfen wird.

- Adam Horvath und Dianne Symonds konnten zeigen, dass die Therapie- oder Arbeitsallianz das Therapieergebnis positiv beeinflusst.[113] Das „Element der Zusammenarbeit zwischen Therapeut und Klient einschließlich der gemeinschaftlichen Absegnung des therapeutischen Verfahrens", so die Forscher, sei ein „wesentlicher Teil bei der Entwicklung einer starken therapeutischen Allianz". Ted Asay und Michael Lambert[114] sehen es als vorteilhaft für die Stärke und Hoffnung des Patienten an, „wenn Therapeut und Klient die Aufgaben, Techniken oder Rituale der Therapie erfolgreich aushandeln und der Therapeut auch seine Überzeugung von der Wirksamkeit seiner Arbeit vermitteln kann."

- Patienten kommen häufig mit dem Gefühl von Ohnmacht in die Behandlung. Ein Patient, der erfährt, dass wir seine Aufträge ernst neh-

113 O. Horvath, B. D. Symonds, 1991: „Relation between working alliance and outcome in psychotherapy", American Pychologist, 41, 159-164.

114 T. Asay, M. Lambert: „Empirische Argumente für die allen Therapien gemeinsamen Faktoren: Quantitative Ergebnisse", in: M. Hubble, B. Duncan und S. Miller (Hrsg.), 2001: „So wirkt Psychotherapie – Empirische Ergebnisse und praktische Folgerungen", als deutsche Übersetzung aus dem Amerikanischen erschienen im verlag modernes lernen, Dortmund.

men und unser therapeutisches Vorgehen daran orientieren, macht in der Beziehung zu uns Selbstwirksamkeits- und Kontrollerfahrungen, von denen wir erfahren haben, dass sie eine wichtige Kenngröße einer wirksamen therapeutischen Beziehung sind.[115] Statt Patienten mit ihren Defiziten zu konfrontieren, sollen wir sie, wie Grawe betont, möglichst viele Erfahrungen von Kontrolle, Selbstwirksamkeit und Selbstwert machen lassen.[116]

- Die Auftragsklärung reduziert die Widerstände des Patienten gegen das therapeutische Vorgehen und fördert so die therapeutische Allianz. Nach Edvard Bordin können Therapeut und Patient hinsichtlich der Ziele und Behandlungsmethoden leichter zu den gleichen Ansichten kommen, wenn der Therapeut weiß, was der Patient vom Therapieprozess erwartet.[117] Durch eine wirklich klientenzentrierte Vorgehensweise, bei welcher der Therapeut – im Gegensatz zu einer methodenzentrierten Technik – sein Therapieangebot ganz auf den Patienten einstellt, lassen sich wahrscheinlich auch Therapieabbrüche vermeiden.[118]

115 Unter anderem konnte Irving Kirsch 1986 zeigen, dass positive Selbstwirksamkeitserwartungen und die Erwartung einer negativ erlebten unwillkürlichen physiologischen oder emotionalen Reaktion (response expectation) mit -0,89 sehr stark negativ korrelieren. Um zum Beispiel das Vermeidungsverhalten eines Angstpatienten abzubauen, müssen seine Selbstwirksamkeitserwartungen verbessert werden.

116 Grawe (1998: „Psychologische Therapie", 2. Auflage, Göttingen: Hogrefe) meint, der Therapeut soll sich immer wieder fragen: Was kann ich tun, um dem Patienten positive Wahrnehmungen im Sinne seines Bedürfnisses nach Orientierung und Kontrolle zu verschaffen? Für Selbstwirksamkeits- und Kontrollerfahrungen ist es förderlich, dass der Patient eine transparente Struktur des therapeutischen Vorgehens erkennen, sich im Sinne seiner mitgebrachten intentionalen bzw. motivationalen Schemata verhalten und frühzeitige Klärungs- und Bewältigungserfahrungen machen kann. Günstig sind weiterhin Möglichkeiten für einen Eigenbeitrag des Patienten im Sinne seiner Ziele und ganz allgemein bedürfniserfüllende Wahrnehmungen zu Beginn der Therapie.

117 E. S. Bordin, 1994: „Theory and research on the therapeutic working alliance: New directions", in: A. O. Horvath, L. S. Greenberg (Eds.): „The working alliance: Theory, research and pactice", 13-37, New York: Wiley.

118 K. Grawe, F. Caspar und H. Ambühl, (1990: „Die Berner Therapievergleichsstudie", Zeitschrift für Klinische Psychologie, 19, 316-337) stellten fest, dass bei Gesprächspsychotherapie mit 25% die meisten Therapieabbrüche zu verzeichnen waren. Sie erklärten sich diese Häufung damit, dass die Gesprächspsychotherapie

- Die Auftragsklärung nimmt den Patienten in die Mitverantwortung und in die Pflicht. Mit der Formulierung von Aufträgen muss der Patient einen eigenen, aktiven Beitrag zu seiner Heilung leisten. Wie bereits erwähnt, stellen sich bleibende psychotherapeutische Behandlungserfolge vor allem bei den Patienten ein, welche sich aktiv für die Therapie engagieren und die Veränderungen in der Therapie überwiegend ihren eigenen Bemühungen zuschreiben.[119]

- Wenn der Patient mit der Benennung klarer Aufträge überfordert ist, ist das ein wichtiger diagnostischer Hinweis auf mögliche intellektuelle, strukturelle oder intentionale Defizite, die bei der Therapieplanung beachtet werden müssen (siehe Kapitel „Die Auftragsklärung als diagnostisches Instrument – Persönlichkeitsstruktur und aktueller Fokus").

Der übergeordnete Auftrags- und Zuweisungskontext

Die Aufträge unserer Patienten können erheblich von den Interessen der Angehörigen, der Arbeitgeber und Versicherer sowie von den Zielvorstellungen der eventuell zuweisenden Ärzte oder auch staatlichen Organe abweichen. Die verschiedenen Aufträge und Erwartungen aus dem Umfeld des Patienten können zudem in Widerspruch zueinander stehen. Als Behandler können wir dabei in Beziehungsfallen und Double-bind-Situationen geraten. Wenn Sie zum Beispiel als Oberarzt in einer Klinik angestellt sind, tragen nicht

– entgegen dem von ihr propagierten Anspruch – nicht klientenzentriert, sondern eigentlich methodenzentriert ist. Bei der von den Autoren favorisierten interaktionellen Einzeltherapie gab es in der Studie keine Therapieabbrüche. Die Autoren führten dieses Ergebnis darauf zurück, dass die Therapeuten in der interaktionellen Psychotherapie darauf trainiert sind, sich mit ihrem Behandlungsangebot ganz auf den Patienten einzustellen.

119 Vgl. T. Asay, M. Lambert: „Empirische Argumente für die allen Therapien gemeinsamen Faktoren: Quantitative Ergebnisse", in: M. Hubble, B. Duncan und S. Miller (Hrsg.), 2001: „So wirkt Psychotherapie – Empirische Ergebnisse und praktische Folgerungen", als deutsche Übersetzung aus dem Amerikanischen erschienen im verlag modernes lernen, Dortmund.

nur die Patienten und deren Angehörige Aufträge an Sie heran, sondern auch der Chefarzt, die Verwaltungs- und Pflegedienstleitung, das ärztliche und pflegerische Personal, die Krankenkassen, die einweisenden Kollegen und der Gesetzgeber. Wenn Sie in eigener Praxis niedergelassenen sind, können sich komplexe Auftragskontexte dadurch ergeben, dass Sie chronisch kranke Patienten über viele Jahre begleiten. Mit der langjährigen Patientenbindung können verstärkte emotionale Erwartungen des Patienten und seiner Angehörigen verbunden sein. Wenn Sie ganze Familien über viele Jahre betreuen, übernehmen Sie möglicherweise eine wichtige Rolle im Familiensystem. Dabei können Sie in die Dynamik des Systems verwickelt werden. Schließlich ist Ihr berufliches Engagement im Kontext mit den Erwartungen Ihrer eigenen Familie, Ihres Partners oder Ihrer Freunde zu sehen, die sich wahrscheinlich wünschen, dass Sie auch Zeit und Kraft für Ihr Leben außerhalb der Arbeit erübrigen.

In der Supervision wird immer wieder deutlich, wie wichtig der übergeordnete Auftrags- und Zuweisungskontext ist, wenn wir auftretende Schwierigkeiten im therapeutischen Prozess und unsere damit verbundene, meist negative Gegenübertragung besser verstehen wollen. Oft sind implizite Aufträge im Spiel, die sich aufklären lassen, wenn wir als Therapeuten folgende Fragen stellen:

- Wie kommt der Patient zu mir?
- Warum oder wozu wendet sich der Patient ausgerechnet an mich?
- Warum oder wozu schickt ein überweisender Kollege den Patienten gerade zu mir?
- Wer sonst hat den Patienten an unsere Praxis oder Klinik verwiesen, geschickt oder empfohlen?
- Welche Wünsche und Erwartungen haben die Personen (zum Beispiel Eltern, Partner, andere Angehörige, Arbeitgeber), die den Patienten in die Therapie geschickt oder empfohlen haben?
- In der Klinik: Warum oder wozu entscheidet der Chefarzt (Oberarzt, Dienst habende Arzt), dass gerade ich die psychotherapeutische Behandlung eines Patienten übernehmen soll? Was wird von mir erwartet?

Im Zugangsmodus sind möglicherweise wertvolle Informationen über die Beziehungserwartungen der Patienten und zuweisenden Kollegen verborgen. Das folgende Beispiel soll das illustrieren: Eine Patientin von 56 Jahren, Verkäuferin, kommt mit dem Wunsch nach Psychotherapie zum Erstgespräch. Sie klagt über seit vier Jahren rezidivierende lumbale Bandscheibenbeschwerden.

THERAPEUT: „Wie kommen Sie zu mir?"

PATIENTIN: „Frau Dr. M. (Hausärztin) hat gesagt, dass ich zu Ihnen gehen soll. Sie meint, meine Rückenschmerzen sind psychisch."

THERAPEUT: „Was meinen Sie selbst, was die Ursache Ihrer Beschwerden ist?"

PATIENTIN: „Bei der Computeruntersuchung wurde vor drei Jahren ein Bandscheibenvorfall festgestellt. Ich habe wirklich schlimme Schmerzen."

THERAPEUT: „Was hat Frau Dr. M. gesagt, warum Sie gerade zu mir gehen sollen?"

PATIENTIN: „Weil ich auch noch Depressionen hätte. Frau Dr. M. sagt, dass der Rücken und die Seele zusammenhängen."

THERAPEUT: „Hat Frau Dr. M. noch mehr gesagt, warum Sie zu *mir* gehen sollen?"

PATIENTIN: „Sie sagte, Sie finden vielleicht die Ursachen für meine Depressionen."

THERAPEUT: „Was halten Sie selbst davon, dass wir nach den Ursachen für Ihre Depressionen suchen?"

PATIENTIN: „Ich weiß nicht, mein Leben ist doch ganz normal verlaufen. Frau Dr. M. sagte noch, dass Sie auch Hypnose machen."

THERAPEUT: „Das ist richtig. Was wissen Sie über Hypnose?"

PATIENTIN: „Meine Nachbarin hat nach sechs Sitzungen Hypnose ihre Flugangst überwunden."

THERAPEUT: „Wissen Sie sonst etwas über Psychotherapie?"

PATIENTIN: „Eine Arbeitskollegin von mir war zwei Jahre beim Psychologen wegen Depressionen. Der Psychologe hat Gruppentherapie gemacht. Das wäre nichts für mich."

THERAPEUT: „Wie könnten Sie sich Psychotherapie vorstellen?"

PATIENTIN: „Ich weiß nicht. Frau Dr. M. hat immer sehr wenig Zeit. Sie sagte, dass Sie sich als Psychotherapeut viel mehr Zeit nehmen können als sie."

THERAPEUT: „Das stimmt. Wenn wir Zeit haben, worüber möchten Sie gerne mit mir sprechen?"

Die Patientin sieht den Therapeuten ratlos an.

Die Patientin wurde von der Hausärztin geschickt. Der erste Auftrag, der uns zu interessieren hat, ist folglich der Auftrag der Hausärztin. Wir wissen von der Patientin, dass uns die Hausärztin als jemanden empfohlen hat, der sich Zeit nimmt und die Ursachen der Depression aufdeckt. Wir könnten über weitere Aufträge der Hausärztin spekulieren, wir können sie aber auch einfach anrufen. Nehmen wir an, dass uns die Hausärztin am Telefon mitteilt, dass die Rehabilitationsbehandlung nach der Bandscheibenoperation und eine Vielzahl anschließender Behandlungsversuche mit Medikamenten, Krankengymnastik, Massagen und Akupunktur keinen ausreichenden Erfolg gezeigt haben und dass Sie wegen der allgemeinen Klagsamkeit der Patientin eine lavierte Depression vermute. Wir können die Hausärztin fragen, was Sie sich von der von uns durchzuführenden Psychotherapie wünscht. Vielleicht hören wir von der Hausärztin einen Seufzer und das Bekenntnis: „Ach, wenn Sie mich so direkt fragen, ich weiß einfach nicht mehr weiter. Der Frau muss doch geholfen werden, aber ich weiß nicht, wie."

Nicht immer werden wir ein so ehrliches Bekenntnis ärztlicher Hilflosigkeit angesichts eines depressiven Zustandsbildes hören. Aber gerade die hilflose Gegenübertragung, welche die Ärztin so offen bekennt, untermauert die von ihr selbst gestellte Verdachtsdiagnose einer depressiven Störung. Was uns die Ärztin nicht sagt, was wir aber als impliziten Auftrag der Ärztin vermuten dürfen, ist der Wunsch, dass man ihr die Last der Verantwortung für die Patientin abnehme. „Nimm mir die Last ab!" Das ist eines der häufigsten impliziten Anliegen von Ärzten, wenn sie ihre Patienten zum Psychotherapeuten schicken. Jüngere Psychotherapeuten stehen oft unter dem Druck zu glauben, dass sie bei den an sie überwiesenen Patienten glänzende Behandlungserfolge erzielen zu müssen. Es ist gut zu wissen, dass die überweisenden Ärzte eine solche Erwartung oft gar nicht haben. Vor allem Ärzte mit großen Praxen wünschen sich vielmehr implizit: „Nimm mir die Last ab! Erspare mir den Zeitaufwand und die Insuffizienzgefühle, die ich habe, wenn der Patient zu mir kommt."

Die Klärung, auf welche Weise ein Patient zur Psychotherapie kommt, wirft auch ein Licht auf die möglichen Erwartungen des Patienten an den Therapeuten. In unserem Beispiel scheint der Behandlungsauftrag der Patientin auf den ersten Blick unklar: Die Erwartungshaltung der Patientin ist passiv, eine Eigenmotivation zur Psychotherapie ist noch nicht klar erkennbar. Das Fehlen eines deutlichen Auftrags und der Eigenmotivation sowie die passiv-hilflose Haltung sind möglicherweise Teil der depressiven Symptomatik. Bei genauerem Hinsehen erhalten wir durch die Klärung des Zuweisungskontextes wertvolle Informationen zu den Aufträgen der Patientin: Sie legt Wert darauf, dass ihre Rückenschmerzen als gravierendes und primär körperliches Leiden anerkannt werden. Sie möchte – wie viele andere Patienten mit einer starken Somatisierungstendenz – als Mensch mit einem normalen Leben gewürdigt werden. Immerhin wäre sie unter Umständen für Hypnose aufgeschlossen. Offensichtlich ist es für die Patientin bedeutsam, dass man Zeit für sie hat, wenngleich sie dieser Zeit noch keinen Inhalt geben kann. Es wird auch deutlich, was sie (noch) nicht will: eine lebensgeschichtliche Aufarbeitung möglicher Ursachen für ihr aktuelles Leiden, obwohl das von der Hausärztin angeregt wurde. Sie will auch (noch) keine Gruppenbehandlung.

Die einfache Struktur der Patientin, ihre passiv-hilflose Haltung, ihr fehlendes Interesse und Verständnis für psychodynamische Zusammenhänge und ihr Wunsch nach jemandem, der sich Zeit für sie nimmt, legen insgesamt eine auf einen längeren Behandlungszeitraum angelegte, eher stützend-führende als aufdeckend-übertragungsorientierte Vorgehensweise nahe. Die Psychotherapie-Richtlinien sehen dafür das Setting einer „längerfristig Halt gebenden therapeutischen Beziehung“ vor: Alle zwei Wochen 25 Minuten Gespräch über zwei Jahre[120] könnten durchaus ausreichen, um bei der Patientin einen günstigen Veränderungsprozess in Gang zu setzen. Bei der Struktur der Patientin bedarf es vor allem einer Bescheidenheit in der Zielsetzung, Geduld und viel Ermutigung von Seiten des Therapeuten, um der Patientin kleine Entwicklungsschritte zu ermöglichen und sie nicht zu überfordern. Die Patientin benötigt lange Zeit Verbundenheit und Bestätigung ihrer Qualitäten. Sie braucht niedrig dosierte kognitive Unterscheidungsangebote, die ihr eine Neubewertung ihres Lebens und ihrer Krankheit ermöglichen, sie aber intellektuell nicht überfordern. Sie benötigt konkrete Hilfe bei konkreten Lebensfragen, immer wieder Ermutigung zu kleinen, aber nachhaltigen Veränderungen ihres Alltagsverhaltens und auf längere Zeit den Rückhalt einer als Hilfs-Ich fungierenden Autorität. Die notwendige Ablösung erfolgt am besten mit der zunehmenden Vergrößerung des Intervalls zwischen den Therapiesitzungen.

Wahrscheinlich wird diese Vorgehensweise auch der möglicherweise überforderten Hausärztin gerecht, die mit der Überweisung der Patientin – wie wir vermutet haben – eine Entlastung für sich selbst intendierte. Ohne Auftragsklärung besteht die Gefahr, mit den therapeutischen Bemühungen über das Ziel hinauszuschießen. Eine aufdeckende Behandlung mit Deutungen von unbewussten Übertragungen und Widerständen vor

120 Man könnte zum Beispiel initial eine Kurzzeittherapie über 50 halbe Sitzungen nach Ziffer 871 beantragen und bei günstiger Entwicklung einen Fortführungsantrag über weitere 50 halbe Sitzungen stellen.

einem biographischen Hintergrund könnte bei der dargestellten Patientin bestenfalls unwirksam bleiben, schlimmstenfalls aber schaden und die therapeutische Vertrauensbeziehung zerstören (siehe auch Kapitel „Grenzen der impliziten Auftragsklärung“).

Implizite Aufträge

Man sollte meinen, dass jeder Patient, der zu uns kommt, nur den einen Wunsch hat: dass es ihm durch unsere ärztliche oder psychotherapeutische Behandlung möglichst bald besser geht. In der Tat erteilt uns ein Teil der Patienten einen präzisen expliziten Behandlungsauftrag, nutzt unser therapeutisches Angebot, gesundet und beglückt uns mit einem Therapieerfolg. Offensichtlich ist in solchen „glatt“ verlaufenden Behandlungsfällen die Motivationsstruktur des Patienten eindeutig und kohärent. Die Mitarbeit des Patienten und seine Compliance sind von Anfang an gesichert. Unser therapeutisches Angebot kann sich auf rationale, störungsspezifische Methoden wie Beratung, Aufklärung, kognitive Neuorientierung oder das Eintrainieren neuer Fertigkeiten beschränken. Eine Klärung impliziter Aufträge ist nicht notwendig.

Die implizite Auftragsklärung findet bei jenen Patienten Anwendung, deren kontraproduktives Verhalten oder deren therapieresistente Symptome Zweifel aufkommen lassen, ob sie in ihrem tiefsten unbewussten Inneren wirklich genesen wollen oder genesen dürfen.[121] Viele Patienten geben uns zwar den expliziten Auftrag, sie zu unterstützen, ihr Wohlbefinden und ihre Leistungsfähigkeit zu verbessern, sie setzen aber ihr problematisches Verhalten auch dann noch fort, wenn sie es in der Therapie als selbstschädigend erkannt haben. Die Patienten legen ein Paradox an den Tag, das für neurotische Störungen typisch ist: das unintelligente Verhalten intelligenter Menschen. Trotz besseren Wissens tun die Patienten nicht das, was für ihre Gesundheit, für ihren beruflichen Erfolg, ihre Sozialbeziehungen, ihr gene-

121 Bevor wir unbewusste Widerstände von Seiten des Patienten annehmen, sollten wir allerdings erst ausschließen, dass die Blockierung des Therapiefortschritts nicht durch eine mangelhafte Auftragsklärung und ungeeignete Behandlungsangebote unsererseits verursacht ist.

relles Wohlbefinden und ihre Zukunft gut wäre. Wie von einer geheimnisvollen, irrationalen Macht geleitet, scheinen diese Patienten sich selbst zu sabotieren, ihre Gesundheit und ihr Lebensglück zu untergraben.[122]

Wir können an dysfunktionale Denk- und Verhaltensmuster unserer Patienten mit unterschiedlichen Konzepten, zum Beispiel verhaltenstherapeutisch, psychodynamisch oder systemisch, herangehen. Als Verhaltenstherapeuten werden wir das problematische Denken und Handeln des Patienten als Produkt von Lernprozessen begreifen und ein kognitives und behaviorales Umlernen anstreben. Wenn wir psychodynamisch denken, werden wir die Wirkung eines Unbewussten unterstellen, dessen psychologische Gesetzmäßigkeiten wir verstehen und dem Patienten verständlich machen wollen. Als Systemiker werden wir uns um die biographische Entstehungsgeschichte der problematischen Verhaltensweisen und ihre ständig wechselnden Inhalte eher wenig kümmern, sondern versuchen, übergeordnete und redundante Beziehungs- und Kommunikationsregeln (zum Beispiel „double-bind“) zu identifizieren.

Mit welcher Methode oder Kombination von Methoden wir auch arbeiten, spätestens dann, wenn eine Symptomatik und die mit ihr im Zusammenhang stehenden Denk- und Verhaltensmuster persistieren, wenn die Erkrankung chronisch und die Behandlung unbefriedigend wird, verändern sich die Qualität und Dynamik der Patient-Therapeut-Beziehung. Das gilt nicht nur für psychische Störungen. Die Einstellung eines Diabetes mellitus beispielsweise bedarf der intensiven Mitarbeit des Patienten hinsichtlich einer geordneten Lebensführung. Häufig untergraben Diätfehler, unregelmäßige Tabletteneinnahme, nachlässige Dosierung von Insulin und das Fehlen geordneter Rhythmen die therapeutischen Bemühungen. Gefühle von Ärger, Besorgnis oder Resignation beim behandelnden Arzt sind die verständliche Folge. Diese emotionalen Reaktionen werfen die Frage auf, welche interpersonelle Funktion die chronische Krankheit und das problematische Verhalten eines Patienten möglicherweise haben. In Richtung dieser Frage zielt unter anderem die Plananalyse, die ursprünglich auf dem Plankonzept von George Miller, Eugene Galanter und Karl Pribram[123] basiert. Das (problematische) Verhalten eines Patienten ist Klaus Grawe

122 Leider ist das genannte Phänomen gerade auch unter den Angehörigen der Heilberufe verbreitet, worauf noch einzugehen sein wird.

123 G. Miller, E. Galanter, K. Pribram, 1960: „Plans and the structure of behavior“, New York: Holt.

und Franz Caspar[124] zufolge, welche die Plananalyse zu einer stringenten Behandlungsmethode weiterentwickelt haben, bestimmt durch ein Ziel. Verhalten und Ziel sind Komponenten eines Planes, der seinerseits wieder hierarchisch höheren Zielen dient. Diese Ziele gilt es, durch systematische Analyse zu erfassen.[125]

Welche Ziele könnte der Patient mit seinem kontraproduktiven Verhalten unbewusst verfolgen? Bei der Hypothesenbildung über unbewusste Motivationen liegt es nahe, sich einfach die objektiven Konsequenzen eines schädlichen Verhaltens und die resultierenden Krankheitssymptome anzusehen. Eine Krankheit kann zum Beispiel dazu führen, dass der Patient von Pflichten und Verantwortung entlastet wird. Krankheit bringt einem Kranken in der Regel Aufmerksamkeit und besorgte Zuwendung seiner Umgebung ein. Vielleicht erlaubt die Erkrankung dem Betroffenen, seinem diffusen und schwer mitteilbaren Leiden an einem zur Last gewordenen, sinnentleerten Leben einen fassbaren Ausdruck zu verleihen. Ein kontraproduktives Patientenverhalten lässt sich aufgrund solcher und anderer denkbarer Vorzüge im Sinne eines Krankheitsgewinns noch relativ leicht verstehen. Was ist aber, wenn kein Krankheitsgewinn erkennbar ist oder wenn die Vorzüge, die ein Patient aufgrund seiner Symptome genießt, in keinem Verhältnis zum Leiden und zu der Lebenseinschränkung stehen?

124 K. Grawe, F. Caspar, 1989: „Beziehungen und Probleme verstehen: Eine Einführung in die psychotherapeutische Plananalyse“, Bern: Huber.

125 K. Grawe (2004: „Neuropsychotherapie“, Göttingen: Hogrefe, 407) sieht in der Therapiebeziehung selbst eine gute Quelle, um die implizit verfolgten motivationalen Ziele des Patienten zu erfassen. Der Therapeut soll sich mit folgenden Fragen auseinander setzen: Was versucht der Patient, mit seinem Verhalten bei mir zu bewirken (Annäherungsziele) bzw. zu vermeiden? Was lässt er nicht zustande kommen? Was macht er mir schwer (Vermeidungsziele)? Wie tut er das? Wie reagiere ich darauf? Was möchte ich am liebsten tun? Welche Gefühle steigen in mir auf? Was kann ich mir dem Patienten gegenüber überhaupt nicht vorstellen? Welche Schlüsse für die vom Patienten angestrebten Annäherungs- und Vermeidungsziele kann ich daraus ziehen? Dienen diese Annäherungs- und Vermeidungsziele eventuell noch anderen, übergeordneten Zielen?

Symptom und Beziehungsauftrag

Eine häufige (objektive) Folge chronischer Krankheit ist, dass sie in den Betreuungspersonen und Behandlern ein Gefühl von Insuffizienz, Frustration oder gar Hoffnungslosigkeit, also eine bestimmte Gegenübertragung erzeugt.[126] Welches unbewusste Ziel des Patienten könnte dahinter stehen?

Vielleicht soll auf soziokulturell akzeptierte Weise erreicht werden, dass der Arzt oder Therapeut das als unerträglich empfundene Patientenschicksal mitträgt, indem er sprichwörtlich mitleidet. Oder reinszeniert der Patient schmerzvolle interpersonelle Konstellationen aus seiner Kindheit? Reinszeniert er in der Hoffnung, in der Beziehung mit dem Therapeuten befriedigendere Erfahrung zu machen als die, welche er in seiner Kindheit machen konnte? Oder reinszeniert der Patient mit dem Ziel, sein pessimistisches Weltbild zu zementieren? Der implizite Auftrag würde in diesem Fall zum Beispiel lauten: „Bestätige mir, dass die Menschen böse sind", oder: „dass die Welt durch und durch ungerecht ist", oder: „dass mir nicht zu helfen ist." Der innerpsychische Vorteil der Bestätigung einer negativen Realitätstheorie könnte sein, dass der Patient paradoxerweise mehr Konsistenz erleben kann. Umgekehrt könnte eine therapeutische Infragestellung seiner bisherigen Überzeugungen seine Inkonsistenzspannung unerträglich steigern.

Die Technik der impliziten Auftragsklärung basiert auf der psychodynamischen Grundannahme, dass Symptome oft nicht nur Manifestation der biologischen Eigendynamik einer Krankheit sind, sondern auch einen Wunsch oder ein Triebanliegen des Patienten zum Ausdruck bringen können. Das Auftauchen und Verschwinden von Symptomen und Problemen des Patienten ist folglich auch im Zusammenhang mit dem Geschehen in der Therapiebeziehung zu betrachten. Dabei spielt es, je länger sich der Krankheitsverlauf hinzieht, eine immer geringere Rolle, ob es sich primär um eine organische, eine funktionelle oder eine neurotische Erkrankung handelt. Denn wenn ein Patient über Jahre oder Jahrzehnte stark leidet – einerlei, ob körperlich oder seelisch –, kommt es zu einer mehr oder weniger ausgeprägten sekundären Veränderung seiner Persönlichkeit und seiner

126 Wie ich unten noch ausführen werde, lässt sich unsere Gegenübertragung, d. h. unsere kognitive und emotionale Reaktion auf das Beziehungsangebot des Patienten, mit etwas introspektiver Übung recht präzise beschreiben. Sie ist ein wichtiger Schlüssel zum impliziten Auftrag.

interpersonellen Schemata. Pflegekräfte, Ärzte und Therapeuten werden oft zu den wichtigsten Sozialkontakten chronisch Kranker und müssen vielfältige Beziehungswünsche auffangen. Die Besserung oder Verschlechterung von Symptomen, die Art, wie der Patient seine Beschwerden vorträgt, wie er mitarbeitet und mit seiner Krankheit fertig wird, können innerhalb der Therapiebeziehung eine wichtige interpersonelle Funktion bekommen.

Auf Don Jackson[127] geht die inzwischen weit verbreitete kommunikationstechnische Praxis zurück, Mitteilungen, die zwischen Menschen ausgetauscht werden, in einen Inhalts- oder Aussageaspekt und einen Beziehungs- oder Auftragsaspekt aufzuteilen (Letzterer definiert die Art der Beziehung). Gerade wenn Patienten zum wiederholten Mal über ihre Beschwerden klagen, wenn sie immer wieder neue Schwierigkeiten mit Mitmenschen oder am Arbeitsplatz vortragen oder einen – wie bei Pflegeheimbewohnern nicht selten – regelmäßig wissen lassen, dass sie nicht mehr leben möchten, dann empfiehlt es sich, auf den Beziehungsaspekt zu fokussieren. Denn nicht selten werden – wie ich oben ausgeführt habe – die inhaltlichen Aussagen des Patienten auf der Beziehungsebene fehlinterpretiert. Wir Ärzte und Therapeuten hören leicht einen Auftrag heraus, dass wir die geklagten Probleme lösen oder beseitigen sollen, obwohl der Patient ein solches Anliegen gar nicht explizit äußert. So werden immer wieder aufs Neue kostspielige Medikamente oder andere Therapien verordnet, von denen beide Seiten, der Kranke und der Arzt, doch längst wissen, dass sie das Problem des Patienten nicht wirklich lösen. Die mehr oder weniger aus Verlegenheit verordneten Therapien können nicht helfen, weil sie das eigentliche Anliegen des Patienten nicht treffen. Nur für das eigentliche Anliegen fehlen dem durchschnittlichen Patienten und dem nicht psychotherapeutisch geschulten Arzt meist das Bewusstsein und die notwendige Metasprache.

Wir können davon ausgehen, dass mit der Länge einer Krankheitsgeschichte und der Dauer einer Therapiebeziehung die Bedeutung der Beziehungsanliegen des Patienten gegenüber dem Therapeuten zunimmt. Der Beziehungswunsch des Patienten dürfte mitunter der eigentliche Motor der Therapieziehung sein. Aber wie sollen uns Patienten ihre Beziehungsanliegen mitteilen? Ein Patient kann ja schlecht zu uns kommen

127 D. Jackson: „Das Studium der Familie", in: P. Watzlawik, J. Weakland (Hrsg.), 1980: „Interaktion – Menschliche Probleme in der Familientherapie", München: Piper (Originalausgabe 1977: „The Interactional View. Studies at the Mental Research Institute, Palo Alto, 1965-1974").

und zum Beispiel sagen: „Ich weiß, dass du auch keine direkte Lösung für meine Probleme hast, aber ich möchte, dass du mit mir aushältst, was ich seit Jahren aushalte." Oder: „Ich kann mich selbst nicht mehr ertragen, ich will, dass du mich erträgst." Oder: „Alle Menschen haben sich von mir abgewendet. Zeige du mir, dass ich liebenswert und wertvoll bin." Oder: „Verlass mich nicht. Halte mich fest, damit ich nicht verloren gehe." Oder: „Ich bin gescheitert, und jetzt sollst du scheitern. Aber gib niemals auf, dich um mich zu bemühen." Der Patient kann uns solche Aufträge nicht erteilen, weil er in der Regel keine bewusste Kenntnis von ihnen hat. Doch selbst wenn er sie hätte, könnte er sie uns nicht sagen, weil das Verhältnis vom Patient zum Arzt oder Therapeuten Konventionen unterliegt, welche Mitteilungen über die Tiefenschichten menschlicher Motivation tabuisieren. Also bleibt dem Patienten nichts anderes übrig, als uns Ärzten und Therapeuten immer wieder aufs Neue Symptome zu präsentieren und seine Nöte zu klagen.

Heilung ist mehr als Befreiung vom Symptom

Als Ärzte und Therapeuten in einem System gesetzlicher und privater Krankenversicherungen sind wir dem Auftrag verpflichtet, Patienten gesund zu machen. „Gesund machen" heißt hier (wie oben ausgeführt): Symptombefreiung, Wiederherstellung der Leistungsfähigkeit und sozialen Integrationsfähigkeit sowie ggf. die Stärkung des Lebenswillens suizidaler Patienten. Diese Verpflichtung verstellt leicht den Blick dafür, dass Gesundheit im versicherungsrechtlichen Sinn nicht zwangsläufig das höchste oder im tiefsten Inneren stärkste Anliegen unserer Patienten sein muss.

Der Neoanalytiker Harald Schultz-Hencke[128] lehrte, dass die aktuelle Symptomatik und das aktuell zu beobachtende krankhafte Verhalten und Erleben eines Patienten auf wichtigen, in der Kindheit gehemmten Antrieben beruhen kann, die durch eine Versuchungs- oder Versagungskonstellation neu entzündet werden und die Dämme der psychischen Abwehr durch-

128 H. Schultz-Hencke, 1951: „Lehrbuch der analytischen Psychotherapie", Stuttgart: Thieme.

brechen. Die gehemmten Antriebe muss man Schultz-Hencke zufolge erforschen und erkennen, sonst kann man die Krankheit des Patienten und die zugrunde liegende Persönlichkeitsstruktur nicht verstehen. Von Epstein und Grawe haben wir erfahren, dass neben dem Streben nach Lustgewinn und Unlustvermeidung, denen die klassische Psychoanalyse und der Behaviorismus zentrale Bedeutung gaben, andere machtvolle Motivationen zu berücksichtigen sind: Bindung, Orientierung, Kontrolle, Selbstwerterhöhung und Konsistenz können unter Umständen für das innere Gleichgewicht des Patienten und für die Stabilität seines psychischen Systems viel wichtiger sein als Lust, Komfort und die Vermeidung von körperlichen oder seelischen Schmerzen.

Das phänomenologische Familienstellen nach Bert Hellinger ist als Methode nicht unumstritten, und es soll hier nicht sein therapeutischer Wert diskutiert werden. Das Setting der Familienaufstellung fördert jedoch immer wieder ein eindrucksvolles Phänomen zutage, das in unserem Zusammenhang interessant ist: Es ist die offensichtliche und erschütternde Bindung der Protagonisten an ihre Eltern, Großeltern, Geschwister und vor allem an ausgestoßene oder längst verstorbene Angehörige des Familiensystems. Die systemische Verstrickung scheint dazu zu führen, dass die Protagonisten ihr eigenes Lebensglück und ihre Gesundheit der Loyalität mit den Lebenden, Toten und Vergessenen (sinnlos) opfern. Wenn wir darüber hinaus die anfängliche begeisterte Opferbereitschaft der Soldaten und Völker in den Weltkriegen betrachten oder die heutige Bereitschaft islamischer Fundamentalisten, sich mit ihren Opfern in die Luft zu jagen, müssen wir zu dem Schluss kommen, dass das Streben nach Lust, körperlichem Wohlbefinden und einem geordneten Leben in bürgerlicher Sicherheit von viel mächtigeren Antrieben überragt werden kann. Oder denken wir nur an die Mutter, die ohne Zögern bereit ist, ihr Kind mit ihrem eigenen Leben zu schützen.

Ein Patient, der uns seine Symptome präsentiert, will vordergründig von seinen Beschwerden befreit werden. Aber bei Patienten mit längeren Leidensgeschichten ist es naiv zu glauben, die Symptombeseitigung sei das einzige Anliegen. Unsere Behandlung greift zu kurz, wenn wir nicht auch die verborgenen Antriebe des Patienten, auch innerhalb der Therapiebeziehung, ergründen. Die Gesetze biologischer und emotionaler Bindung, die Sehnsucht nach Konsistenz und Orientierung, ein charismatischer Führer, eine (vermeintlich) Sinn stiftende nationale oder religiöse Idee, das Streben nach Macht und Kontrolle, Bewunderung und

Selbstwerterhöhung können unsere Patienten nachhaltiger motivieren als hedonistische Ziele[129] oder der triviale Wunsch, gesund zu sein.

Wenn der Behandlungsverlauf und das Verhalten eines Patienten unsere therapeutischen Anstrengungen zu konterkarieren scheinen, dürfen wir nicht einfach mangelnde Motivation oder gar Böswilligkeit unterstellen. Ich bin davon überzeugt, dass jeder Patient, der sich aus eigenen Stücken in ärztliche oder psychotherapeutische Behandlung begibt, einen wirklichen Heilungswunsch hat. Das gilt selbst für Patienten mit einem Rentenbegehren oder für Suizidale. Nur „heil" wird ein Patient eben nicht immer allein dadurch, dass wir mit störungsspezifischen Strategien seine Symptome beseitigen, ihn arbeitsfähig, sozial integrierbar und überlebensfähig machen.

Für den Rentenneurotiker sind eine gesicherte materielle Versorgung und Gerechtigkeit wichtiger als Symptomfreiheit. Für sein vermeintliches Heil nimmt er fortbestehende Krankheitssymptome in Kauf. Suizidale Patienten glauben, ihr Heil in einem erlösenden Tod zu finden und oft auch darin, ihre Umwelt mit ihrem Freitod ins Unrecht zu setzen. Magersüchtige erleben einen unwiderstehlichen Triumph, wenn sie ihren biologischen Antrieb, Nahrung aufzunehmen, beherrschen. Ihr subjektives Heil besteht in der totalen Macht und Kontrolle über ihren Körper. Und wie steht es um uns, die Angehörigen der helfenden Berufe, die wir in unserem Engagement für andere allzu oft bis zum Burn-out gehen? Nach meiner Erfahrung besteht das vermeintliche Heil vieler Ärzte, Therapeuten, Krankenschwestern und -pfleger darin, sich unentbehrlich zu machen, das eigene Dasein durch besondere Leistung zu legitimieren und in einem fort um die Wertschätzung anderer zu kämpfen. Wie viele professionelle Helfer würden wohl gerne ihr Leben hingeben, wenn sie damit andere retten oder gar das Leid und Unrecht in der Welt besiegen könnten?

129 Der kollektive Hedonismus unserer heutigen Zeit, Massenkonsum, sexuelle Freizügigkeit und Spaßgesellschaft haben die Menschen offensichtlich keineswegs glücklicher gemacht und führen zunehmend zum Überdruss. Unsere heutigen Patienten leiden nicht primär an einem Mangel an Hedonismus (wie vielleicht noch in den sittenstrengen und vom Militarismus geprägten Zeiten, in denen Freud seine Psychoanalyse begründete), sondern eher an einer noogenen (Sinn-)Entleerung, wie Viktor Frankl sagen würde, an einem Mangel an sicherer Bindung, an einem zunehmenden Verlust an Orientierung und Kontrolle in einer schwer begreiflichen, globalisierten Welt.

Implizite Auftragsklärung und Qualität der Therapiebeziehung

Die implizite Auftragsklärung ergründet die Frage, wie ein Teil unserer Patienten mit Hilfe von Symptomen und Lebensschwierigkeiten versucht, nicht nur vordergründig gesund, sondern auf einer tiefgründigen, interpersonellen und unbewussten Ebene heil zu werden. Aus psychodynamischer Sicht wird angenommen, dass sich die drängenden unbewussten Wünsche des Patienten in der Therapiebeziehung, in der Interaktion mit uns, irgendwann offenbaren. Die Behandlungsbedürftigkeit eines Patienten beruht ja in vielen Fällen auf – wie Grawe sagt – einer erhöhten Inkonsistenzspannung. Die Grundbedürfnisse des Patienten nach Orientierung, Kontrolle, nach Lust bzw. Unlustvermeidung, Selbstwerterhöhung und sicherer Bindung sind in der Vergangenheit verletzt worden und werden infolge der Wirkung von Störungsattraktoren, Konflikt- und Vermeidungsschemata noch immer und immer wieder aufs Neue frustriert. Aus welcher Schule wir auch immer kommen, es bleibt uns nicht erspart, dass sich die problematischen intentionalen, emotionalen und interpersonellen Verhaltens-, Konflikt- und Vermeidungsschemata unserer Patienten, ihre inneren Arbeitsmodelle und Realitätstheorien, ihre motivationalen und Störungsattraktoren – mehr oder weniger ausgeprägt – auch in der Beziehung zu uns manifestieren.

Schon Sigmund Freud musste die Erfahrung machen, dass seine Patienten in der Therapie keineswegs nur daran interessiert waren, die unbewussten Faktoren ihrer Erkrankung zu erkennen und aufzulösen, sondern dass die Patienten intensive Beziehungswünsche an ihn richteten. Er wandte sich unter anderem deshalb von der Hypnose als Mittel der Katharsis ab, weil „selbst die schönsten Resultate plötzlich wie weggewischt waren, wenn sich das persönliche Verhältnis zum Patienten getrübt hatte. Sie stellten sich zwar wieder her, wenn man den Weg zur Versöhnung fand, aber man wurde belehrt, dass die persönliche affektive Beziehung doch mächtiger war als alle kathartische Arbeit, und gerade dieses Moment entzog sich der Beherrschung“[130]. Erst später erkannte er, dass die „Übertragungsliebe“ der Patienten ein wichtiges therapeutisches Hilfsmittel ist, um erwünschte Prozesse und Veränderungen herbeizuführen.

130 S. Freud, 1925: „Gesammelte Werke, Band 14“, 52, Frankfurt a. M.: Fischer.

Heute ist die Qualität der therapeutischen Beziehung ein gut untersuchter Forschungsgegenstand.[131] Die hohe Bedeutung der therapeutischen Allianz wird über die Grenzen der kognitiv-behavioralen, psychodynamischen oder eklektizistischen Schulen hinweg anerkannt.[132] Als wesentliche Komponenten der Arbeitsallianz werden die affektive Beteiligung und das Engagement von Patient und Therapeut, das gegenseitige Verstehen, gegenseitige Achtung und Bestätigung sowie Zusammenarbeit[133] betont. Der Therapeut sollte vor allem Wärme und Unterstützung, Empathie und emotionale Resonanz mitbringen. Ein bereits in den ersten drei bis fünf Sitzungen geschlossenes Bündnis gilt als Prädiktor für ein späteres positives Behandlungsergebnis. Während der

131 Grawe schreibt in seinem Buch „Psychotherapie im Wandel – Von der Konfession zur Profession“ (K. Grawe, R. Donati, F. Bernauer, 1994, Stuttgart: Hogrefe), dass die funktionale Bedeutung der Therapiebeziehung für den Therapieerfolg durch mehrere hundert signifikante Zusammenhänge bestätigt ist und als das am besten gesicherte Ergebnis der gesamten bisherigen Psychotherapieforschung angesehen werden kann. Auch Asay, Lambert, Bachelor und Horvath sehen eindeutige Übereinstimmungen zwischen den verschiedenen Forschern im Hinblick darauf, dass die Beziehung zwischen Therapeut und Patient entscheidend ist (T. Asay, M. Lambert: „Empirische Argumente für die allen Therapien gemeinsamen Faktoren: Quantitative Ergebnisse“, 54, und A. Bachelor, A. Horvath: „Die therapeutische Beziehung“, 141, beide Beiträge in: M. Hubble, B. Duncan, S. Miller, 2001: „So wirkt Psychotherapie – Empirische Ergebnisse und praktische Folgerungen“, Dortmund: verlag modernes lernen). Vor allem kommt es darauf an, wie der Patient die Beziehung subjektiv wahrnimmt, und nicht so sehr darauf, wie sie von objektiven Bewertern wahrgenommen wird.

132 Das Konzept des Arbeitsbündnisses geht auf Ralph Greenson (1965: „The working alliance and the transference neuroses“, Psychoanalysis Quaterly, 34, 155-181) zurück. Edward Bordin (1979: „The generalizability of the psychoanalytic concept of the working alliance“, Psychotherapy: Theory, Research and Practice, 16, 252-260) schlug drei wesentliche Komponenten des Arbeitsbündnisses vor: interpersonelle Bindung, Übereinstimmung hinsichtlich der Therapieziele und Zusammenarbeit bei den therapeutischen Aufgaben. Für Bordin ist die günstige Entwicklung und die Aufrechterhaltung des Arbeitsbündnisses ein eigener Heilfaktor.

133 Von Adam Horvath und Lester Luborsky wurde 1993 („The role of the therapeutic alliance in psychotherapy“, Journal of Consulting and Clinical Psychology, 61, 561-573) die Bereitschaft des Patienten, sich am therapeutischen Prozess zu beteiligen und produktiv mit dem Therapeuten daran zu arbeiten, die Ziele der Therapie voranzubringen, als wesentliches Merkmal des Aufbaus eines soliden Arbeitsbündnisses und wirksamer Therapie herausgestellt.

ersten Sitzungen scheint es ein „Fenster der passenden Gelegenheiten“ zu geben, um eine günstige therapeutische Beziehung aufzubauen.[134]

Nachdenklich muss uns allerdings stimmen, dass Patienten und Therapeuten die Therapiebeziehung sehr unterschiedlich einschätzen[135] und die Einschätzung der Qualität der Beziehung aus der Sicht der Patienten einen höheren Voraussagewert für das Therapieergebnis hat als die Einschätzung durch die Therapeuten[136]. Für Patienten sind oft andere Aspekte wichtig als für Therapeuten. Die meisten Patienten schätzen bei Therapeuten Wärme, Mitgefühl und emotionales Engagement. Ob es allerdings vorteilhaft ist, dass Therapeuten Rat geben, direktiv vorgehen oder ermutigen, kann nicht einheitlich beantwortet werden. Welche Interventionen hilfreich sind, ist schwer voraussagbar und hängt offensichtlich vom Typ und Krankheitsbild des Patienten ab.[137] Zu viel Unterstützung, Exploration und globale Ermutigung können die beginnende Arbeitsbeziehung auch behindern.[138] Auch die Frage, wie viel die Selbstoffenbarung des Therapeuten zu einem erfolgreichen Prozess und einem guten Ergebnis beiträgt, kann nicht sicher beantwortet werden. Es gibt aber Hinweise, dass die Selbstoffenbarung des Therapeuten

134 A. Bachelor, A. Horvath: „Die therapeutische Beziehung“, 144, in: „So wirkt Psychotherapie.“

135 B. R. Golden, S. B. Robbins, 1990: „The working alliance within time-limited therapy: A case analysis“, Professional Psychology: Research and Practice, 21, 476-481; A. S. Gurman, 1977: „The patient's perceptions of the therapeutic relationship“, in: A. S. Gurman, A. M. Razin (Eds.): „Effective psychotherapy“, 503-545, Elmsford: Pergamon Press; A. O. Horvath, R. W. Marx, 1990: „The development and decay of the working alliance during time-limited counselling“, The Canadian Journal of Counselling, 24, 240-259; V. Tichenor, C. E. Hill, 1989: „A comparison of six measures of working alliance“, Psychotherapy, 26, 195-199.

136 A. Bachelor, 1991: „Comparison and relationship to outcome of diverse dimensions of the helping alliance as seen by client and therapist“, Psychotherapy: Theory, Research and Practice, 28, 534-549; A. Grigg, L. Goodstein, 1957: „The use of clients as judges of the counselor's performance“, Journal of Counseling Psychology, 4, 31-36; P. Murphy, D. Cramer, F. Lillie, 1984: „The relationship between curative factors perceived by patients in their psychotherapy and treatment outcome: An exploratory study“, British Journal of Medical Psychology, 57, 187-192.

137 L. E. Beutler, P. P. M. Machado, S. A. Allstetter Neufeldt, 1994: „Therapist variables“, in: A. E. Bergin, S. L. Garfield (Eds.): „Handbook of psychotherapy and behavioral change“, 4th ed., 143-189, New York: Wiley.

138 D. M. Kivlighan, 1990: „Relation between counselor's use of intentions and client's perception of working alliance“, Journal of Counseling Psychology, 37, 27-32.

das Engagement des Patienten in der Therapie stärken kann.[139] Deutungen, welche die Bedeutung eines Verhaltens oder einer Erfahrung klären sollen, scheinen im Allgemeinen eine effektive Interventionsform zu sein.[140] Übertragungsdeutungen aber, die Gefühle, die der Patient dem Therapeuten gegenüber hat, mit frühen Kindheitserfahrungen in Zusammenhang bringen, erweisen sich als weniger nützlich und sogar als schädlich, wenn sie zu häufig gegeben werden.[141] Übertragungsdeutungen können vom Patienten leicht als Kritik verstanden werden und eine defensive Haltung verstärken.

Therapeuten müssen ihre Einstellungen und Interventionen an den jeweiligen Patienten anpassen und nicht umgekehrt. Therapeuten sollten sich nicht auf einen standardmäßigen Verhaltensstil verlassen, wie zum Beispiel das Spiegeln der augenblicklichen Äußerungen der Patienten, um Empathie zu vermitteln. Patienten reagieren in Abhängigkeit von ihren jeweils einzigartigen Bedürfnissen auf ihre jeweils spezifische Weise auf die Bemühungen der Therapeuten, sich hilfreich zu verhalten.[142] Beispielsweise

139 R. Elliot et al., 1985: „Significant events and the analysis of immediate therapeutic impacts“, Psychotherapy: Theory, Research and Practice, 22, 620-630.

140 L. E. Beutler, P. P. M. Machado, S. A. Allstetter Neufeldt, 1994: „Therapist variables“, in: A. E. Bergin, S. L. Garfield (Eds.): „Handbook of psychotherapy and behavioral change“, 4th ed., S. 143-189, New York: Wiley.

141 W. E. Piper et al., 1991: „Transference interpretations, therapeutic alliance and outcome in short-term individual psychotherapy“, Archives of General Psychiatry, 48, 946-953.

142 A. Bachelor, A. Horvath: „Die therapeutische Beziehung“, 152, in: M. Hubble, B. Duncan, S. Miller, 2001: „So wirkt Psychotherapie – Empirische Ergebnisse und praktische Folgerungen“, Dortmund: verlag modernes lernen. Bachelor berichtet von einer von ihr 1995 veröffentlichten Untersuchung („Client's perception of the therapeutic alliance: A quantitative analysis“, Journal of Counseling Psychology, 42, 323-337), die zur Unterscheidung von drei Beziehungstypen führte: Knapp die Hälfte der Patienten beschrieb eine gute Beziehung im Sinne der vom Therapeuten angebotenen förderlichen Attribute wie Respekt, nicht wertendes Verhalten, empathisches Verstehen und aufmerksames Zuhören, was oft eine freundliche Beziehung mit dem Therapeuten einschloss. Diese Merkmale erleichterten dem Patienten Selbstausdruck und Selbstoffenbarung. Für den zweiten Beziehungstyp, 40% der untersuchten Patienten, war das bessere Verstehen der eigenen Person entscheidend. Für diese Gruppe ging es in der Therapiebeziehung vor allem um die Klärung wichtigen Materials. Die dritte und kleinste Gruppe schätzte vor allem den Aspekt der Zusammenarbeit und begrüßte, dass die Verantwortung für positive Veränderungen nicht ausschließlich beim Therapeuten lag, sondern beide am therapeutischen Unternehmen beteiligt

können wir Patienten mit allzu viel Empathie auch verschrecken: Versuche des Therapeuten, den Patienten dazu zu bringen, Gefühle zu beschreiben und an sich heranzulassen, können bei einem Patienten vom Vermeidungstyp zu weniger Engagement in der Therapie führen. Je mehr Wärme der Therapeut in diesem Fall zeigt, desto mehr muss der Patient mit Distanz und Kälte reagieren. Ein angemessenes therapeutisches Vorgehen würde darin bestehen, solche Patienten zu ermutigen, Themen auszuwählen, die angesprochen werden sollen, und auf ein deutendes oder herausforderndes Verhalten zu verzichten. Es wäre angemessen, sich interessiert, aber nicht zu unterstützend und freundlich zu zeigen.[143] Ein anderes Beispiel wäre der oppositionelle Patient, der von der therapeutischen Beziehung am ehesten profitiert, wenn der Therapeut ihn als gleichberechtigten Partner wahrnimmt, wenig Kontrolle ausübt, oppositionelle Entscheidungen aushält und eine Zusammenarbeit bei gemeinsam entworfenen Aufgaben anstrebt.[144]

Ein wichtiger Wirkfaktor erfolgreich verlaufender Psychotherapien ist, dass sich der Patient darauf verlassen kann, vom Therapeuten auf seiner schwierigen Reise längerfristig begleitet zu werden.[145] Eine unserer vornehmsten, aber auch schwierigsten therapeutischen Aufgaben ist die Erhaltung der

waren. Bachelor schließt mit der Feststellung, dass Patienten unterschiedlich wahrzunehmen scheinen, was eine positive therapeutische Beziehung ausmacht.
L. E. Beutler et al. fanden 1991, dass depressive Patienten, die zum Widerstand neigen, eher von einem direktiven Therapeutenverhalten profitieren, während für depressive Patienten mit weniger Widerstand eine nicht direktive Vorgehensweise hilfreicher ist („Predictors of differential and self-directed psychotherapeutic procedures", Journal of Consulting and Clinical Psychology, 59, 333-340). Für höher motivierte Patienten mit kohärenten Selbstkonzepten fanden M. J. Horowitz et al. 1984 ein erklärendes Vorgehen geeigneter, während unterstützende Interventionen für weniger motivierte Patienten mit weniger stabilen Selbstkonzepten passender war („Brief psychotherapy of bereavement reactions: The relationship of process to outcome", Archives of General Psychiatry, 41, 438-448).

143 R. Dolan, D. Arnkoff, C. Glass, 1993: „Client attachment style and the psychotherapist's interpersonal stance", Psychotherapy: Theory, Research and Practice, 30, 408-412.

144 L. E. Beutler, A. Consoli, 1993: „Matching the therapist's interpersonal stance to clint's characteristics: Contributions from systematic eclectic psychotherapy", Psychotheapy: Theory, Research and Practice, 30 417-422.

145 Zum Beispiel A. O. Horvath, L. S. Greenberg, 1986: „The development of the Working Alliance Inventory", in: L. S. Greenberg, W. M. Pinsof (Eds.): „The psychotherapy process: A research handbook", 367-390, New York: Guilford Press.

Therapiebeziehung in den Höhen und Tiefen des Therapieprozesses. Wir Therapeuten bleiben idealerweise gerade in den interpersonellen Konflikt- und Übertragungssituationen am Ball, in denen sich andere Menschen vom Patienten abwenden. Glücklicherweise haben wir es in der Therapie nicht nur mit primär belasteten Beziehungsverläufen zu tun. Schon für Sigmund Freud war klar, dass die therapeutische Beziehung keineswegs nur aus der neurotischen Übertragung ungelöster und verdrängter Beziehungskonflikte des Patienten mit wichtigen Personen der Vergangenheit auf die aktuelle Beziehung zum Therapeuten und der entsprechenden Gegenübertragungsreaktion des Therapeuten besteht. Das therapeutische Bündnis beruht vielmehr darauf, dass der Patient seine guten Erfahrungen mit freundlichen und gütigen Menschen aus der Vergangenheit mit dem Therapeuten verknüpft.[146]

Die Bindungsforschung bringt verschiedene Bindungsmuster mit unterschiedlichen Bedürfnissen der Patienten in Bezug auf den Therapeuten in Verbindung, die zu einer unterschiedlichen Entwicklung des therapeutischen Bündnisses disponieren sollen.[147] Als „sicher gebunden" qualifizierte Patienten zeigten in der Regel positive Arbeitsbündnisse. Patienten vom Typus „Fusion" zeigten zwar die Neigung, mit dem Therapeuten eine Bindung einzugehen, waren jedoch weniger in der Lage, den Aufgaben und Zielen der Therapie zuzustimmen. „Widerstrebende" Patienten berichteten von relativ starken Bündnissen, während „vermeidende" Patienten die schwächsten Bündnisse aufwiesen. Wenn Patienten ihre Eltern, vor allem auch ihre Väter, als in der Kindheit warmherzig, interessiert und zu Autonomie ermutigend erinnern, wirkt sich das positiv auf das Arbeitsbündnis aus. Patienten mit schwachen Arbeitsbündnissen beschrieben ihre Väter häufiger als aufdringlich, kontrollierend und nicht bereit, Autonomie zuzulassen.

Es liegt auf der Hand, dass Patienten mit unterschiedlichen Bindungsstilen unterschiedliche Hilfestellungen und Zeiträume benötigen, um ein Arbeitsbündnis aufzubauen. Ein Teil der Patienten wird auch nach längerer Therapiebeziehung dem Therapeuten gegenüber weiter beziehungvermeidend, ambivalent oder abhängig-fusionär bleiben. Es ist im

146 S. Freud, 1913: „Gesammelte Werke", 34, Frankfurt a. M.: Fischer.

147 B. Mallinckrodt, H. Coble, G. O. Gantt, 1995: „Working alliance, attachment memories and social competensies of woman in brief therapy", Journal of Counseling Psychology, 42, 307-317.

Interesse des Therapiebündnisses und einer höheren Wirksamkeit, wenn Therapeuten hinsichtlich der Qualität, der Dosierung und des Timings ihres Beziehungsangebots flexibel sind und ihr Beziehungsangebot an die unterschiedlichen Bedürfnisse und Erwartungen ihrer Patienten anpassen können.[148] Ein unsicher-vermeidender Patient zum Beispiel zeigt typischerweise ein Bedürfnis nach Nähe zum Therapeuten, ohne jedoch den Ausdruck von Empathie auszuhalten (wie er von sicher gebundenen Patienten gerne gesehen wird). Anstatt den Patienten aus der Reserve zu locken und ihn mit einer Gefühlskonfrontation möglicherweise zu bedrohen, könnte man eher seine Verbalisierungen widerspiegeln.[149]

Nach Grawe verfolgen Patienten unbewusste Oberziele, so genannte „Identitätsziele“[150], die vordergründig ihren Interessen zuwiderzulaufen scheinen. Doch in ihrer Funktion als übergeordnete Attraktoren des psychischen Systems und als konstitutive Determinanten der Persönlichkeit des Patienten können sie nicht einfach gelöscht werden. Grawe betont, dass die Identitätsziele aus dem nonverbalen Verhalten des Patienten zu erschließen und gezielt zu bestätigen sind. Der Therapeut muss sich hüten – von seiner Gegenübertragung geleitet – den in den Identitätszielen zum Ausdruck kommenden fundamentalen Weltbezug des Patienten zurückzuweisen. Psychotherapie hat nach seiner Überzeugung größere Aussicht auf Erfolg, wenn der Therapeut bewusst oder unbewusst die relevanten Identitätsziele des Patienten komplementär befriedigt. Durch Befriedigung der Identitätsziele tritt nach Grawes Erfahrung deren Dringlichkeit vorübergehend zurück, und der Patient erscheint verblüffend verändert. Andere und aus therapeutischer Sicht wünschenswertere Ziele können erst nach Befriedigung der Identitätsziele in den Vordergrund treten. Identitätsziele sind nach Grawe unstillbar. Gerade problematische Identitätsziele müssen

148 J. Norcross, 1993: „Tailoring relationship stances to client needs: An introduction“, Psychotherapy: Theory, Research and Practice, 30, 402-403; A. Bachelor, A. Horvath: „Die therapeutische Beziehung“, 147, in: M. Hubble, B. Duncan, S. Miller, 2001: „So wirkt Psychotherapie – Empirische Ergebnisse und praktische Folgerungen“, Dortmund: verlag modernes lernen.

149 R. Dolan, D. Arnkoff, C. Glass, 1993: „Client attachment style and the psychotherapist's interpersonal stance“, Psychotherapy: Theory, Research and Practice, 30, 408-412.

150 K. Grawe, 1998: „Psychologische Therapie“, Göttingen: Hogrefe.

langfristig bestätigt werden, damit sich der Patient in Richtung anderer Ziele verändern kann.[151]

Grawe bezieht sich auf Untersuchungen, nach denen Patienten einen unbewussten Veränderungsplan haben.[152] Patienten testen offensichtlich ihre Therapeuten und prüfen, ob die Therapeuten sie im Sinne ihrer Ziele annehmen und sie ihnen in dieser Hinsicht vertrauen können. Sie provozieren unbewusst das Verhalten des Therapeuten, das sie am meisten befürchten, und sind erleichtert, wenn der Therapeut empathisch im Sinne der dem Beziehungstest zugrunde liegenden Bindungsbedürfnisse des Patienten reagiert. Der Therapeut enttäuscht sozusagen die Befürchtungen des Patienten, mit dem Therapeuten dieselben enttäuschenden Beziehungserfahrungen zu machen wie in früheren Beziehungen. Wenn der Therapeut den Test besteht, d. h. sich im Sinne der Wünsche und nicht der Befürchtungen verhält, entwickelt sich eine vertrauensvollere Therapiebeziehung, und korrektive emotionale Erfahrungen stellen sich ein. Insgesamt sollen die Fortschritte des Patienten damit zusammenhängen, wie gut der Therapeut den Beziehungstest besteht. Gelingt es, die unbewussten Motivationen, Ziele und Pläne des Patienten zu berücksichtigen und durch Deutungen und andere Interventionen positiv zu unterstützen, werden günstigere Ergebnisse erzielt als ohne eine solche Orientierung.[153]

Grawe fasst seine Vorstellungen zur Gestaltung der Therapiebeziehung in folgenden zwölf „Leitlinien für den Therapieprozess“[154] zusammen:

151 Interessanterweise sieht Grawe in der längerfristigen Bestätigung von problematischen Identitätszielen nicht die Gefahr, dass – wie man aus verhaltenstherapeutischer Sicht annehmen könnte – diese durch Gratifikation verstärkt werden, sondern vielmehr eine Voraussetzung dafür, dass sich der Patient in Richtung alternativer Ziele verändern kann. In seinem Buch „Psychologische Therapie“ begründet er seine Auffassung so: „Menschen funktionieren nicht nach einem einfachen Verstärkungsprinzip.“

152 G. Silberschatz, J. T.Curtis, 1986: „How the therapist helps or hinders therapeutic progress“, Psychotherapy, 26, 40-46.

153 G. Silberschatz, J. T.Curtis, 1986: „Clinical implications of research on brief dynamic psychotherapy. II. How the therapist helps or hinders therapeutic progress“, Psychoanalytic Psychology, 3, 27-37.

154 K. Grawe, 2004: „Neuropsychotherapie“, 436, Göttingen: Hogrefe.

1. Wende während der Therapiesitzungen deine Aufmerksamkeit immer wieder auf die implizite Prozessebene (nicht nur auf die Inhalte konzentrieren).
2. Überlege nicht nur, was du sagst und tust, sondern auch, wie du es sagst und tust.
3. Achte darauf, dass der Patient, der wahrscheinlich als Kind negative Bindungserfahrungen gemacht hat, positive Bindungserfahrungen mit dir macht. Vermeide alles in deinem nonverbalen Ausdruck, was beim Patienten den Eindruck erwecken könnte, dass du mit anderen Dingen als mit ihm beschäftigt bist, dass du ihm gegenüber anders fühlst und denkst, als du es sagst, dass du ihn abschieben könntest, wenn er Schwierigkeiten macht, dass er nur einer von vielen Patienten ist und dass du ihn nicht magst oder er dir gleichgültig ist. Wende dich (auch körpersprachlich) dem Patienten voll zu. Lass ihn spüren, dass er im Zentrum deiner ungeteilten Aufmerksamkeit steht. Vermittle ihm, dass er mit seinen Nöten und Anliegen bei dir gut aufgehoben ist und dass du fühlst und verstehst, was ihn bewegt. Lass ihn spüren, dass du bereit bist, dich für ihn einzusetzen. Strahle Wärme, Zuversicht, Kompetenz und Handlungsbereitschaft aus. Lass in der Therapiesitzung keine Hilflosigkeit erkennen. Befasse dich außerhalb der Therapiesitzung damit.
4. Lass den Patienten viele positive Wahrnehmungen im Sinne seines Bedürfnisses nach Orientierung und Kontrolle machen (Transparenz, klare Ziele, Beteiligung an den Entscheidungen, hoher Eigenanteil des Patienten, Selbstwirksamkeitserfahrungen, respektvolles Eingehen auf Widerstände, den Patienten zu nichts drängen, Auftrag für die Auseinandersetzung mit negativen Emotionen einholen).
5. Lass den Patienten selbstwerterhöhende Wahrnehmungen machen (interessante, positive, normale Aspekte seines Lebens, Interessen, Hobbys, motivationale Ziele, Anerkennung spenden). Lass dich von abwehrenden und bagatellisierenden Reaktionen nicht davon abhalten, immer wieder selbstwerterhöhende Wahrnehmungen zu ermöglichen.
6. Stelle in den Sitzungen möglichst viele angenehme Situationen her (gemeinsam lachen, Erfolg auskosten). Setze gegebenenfalls Hypnose, autogenes Training, positive Vorstellungsübungen oder Meditation ein.
7. Gib jeder Sitzung einen klaren Fokus. Bleibe möglichst bei einem Thema und aktiviere möglichst alle daran beteiligten neuronalen Erregungsmuster (die Synapsen benötigen zur Veränderung anhalten-

de, wiederholte und intensive Aktivierung). Erkläre den Unterschied zwischen explizitem und implizitem Lernen.

8. Jede Aktivierung eines Problems sollte zu einem Veränderungsschritt führen und in eine konkrete Bewältigungs- oder Klärungserfahrung einmünden.
9. Öffne den Patienten vor jeder Aktivierung und Bearbeitung eines Problems durch Annäherungspriming und durch die Aktivierung wichtiger motivationaler Ziele.
10. Aktiviere bei ihm positive Emotionen und Ziele, vor allem vor konfrontierenden Informationen und Deutungen.
11. Sorge für die Aktivierung und Bahnung der in den Therapiesitzungen neu erlernten Erregungsmuster auch unter den Bedingungen der konkreten Lebensrealität des Patienten. Plane und überprüfe die Herbeiführung von Erfahrungen außerhalb der Therapie. Lass dabei nicht locker.
12. Überprüfe immer wieder, ob der Patient für die Therapieziele wirklich motiviert ist. Vermeide aber dauernde Zielwechsel. Überprüfe ggf. dein Fallverständnis mit der Hilfe von erfahrenen Kollegen.

Schwierige implizite Auftragssituationen

Grawe geht davon aus, dass 80 bis 90% der schwerer gestörten Psychotherapiepatienten ein unsicheres Bindungsmuster aufweisen. Bei sehr vielen Patienten seien am Anfang einer Psychotherapie Wünsche im Sinne einer guten Bindungsbeziehung und gleichzeitig Vermeidungsschemata, die dem Schutz vor Verletzung dienen, aktiviert.[155] In der Intimität und Dichte der Therapiebeziehung wird dieser Annäherungs-Vermeidungs-Konflikt stark aktiviert. Damit bestehe – so Grawe – die Gefahr, dass der Patient seine negativen Emotionen, die aus anderen interpersonellen Kontexten stammen, im Sinne einer Konditionierung mit der Person des Therapeuten, mit dem Setting (zum Beispiel mit dem Therapieraum oder zeitlichen Rahmenbedingungen der Behandlung) in Verbindung bringe. Der Patient könne unter solchen Umständen immer wieder mit einem „mulmigen Gefühl" in die Sitzung kommen. Nicht zuletzt, um solche negativen

155 K. Grawe, 2004: „Neuropsychotherapie", 403, Göttingen: Hogrefe.

Emotionen hinsichtlich der Therapiebeziehung, die der therapeutischen Arbeit abträglich sind, zu verhindern, hat Grawe seine zwölf Leitlinien für den Therapieprozess formuliert.

Wir müssen darauf gefasst sein, dass der Patient trotz – oder vielleicht sogar in Folge – eines besonders engagierten, warmherzigen, einfühlsamen, respektvollen und optimistisch veränderungsorientierten Beziehungsangebots des Therapeuten viel dazu tut, nicht geliebt zu werden, obwohl er sich nach nichts mehr als nach Liebe sehnt. Wir müssen damit rechnen, dass wir von dem Übertragungssog des tief verwurzelten Pessimismus, des Gefühls von Hilflosigkeit, Hoffnungs- und Wertlosigkeit eines depressiven, in seinen Selbstwirksamkeits- und Kontrollwünschen maximal entmutigten Patienten mit hinabgerissen werden, obwohl sich dieser Patient nichts mehr wünscht als die Zuversicht, sein Leben und sich selbst wieder in den Griff zu bekommen.

Die implizite Auftragsklärung, die Ergründung der grundlegenden Beziehungsanliegen und Identitätsziele des Patienten, soll uns helfen, das tägliche Kunststück fertig zu bringen, über einen längeren Zeitraum eine liebevoll interessierte Haltung zu einem Menschen einzunehmen, der uns mit seinem hochaktivierten Annäherungs-Vermeidungs-Konflikt im Sinne Grawes, mit schlecht angepassten inneren Arbeitsmodellen und mit unzureichend integrierten Selbstkonzepten maximal auf die Probe stellt. Wenn wir die unbewussten Beziehungsanliegen des Patienten kennen, gelingt es uns vielleicht besser, infantile, widersprüchliche und anstrengende, mitunter sogar bedrohliche Beziehungswünsche des Patienten auszuhalten und dennoch eine Haltung einzunehmen, die es dem Patienten ermöglicht, gerade in den kritischen, scham- oder angstbesetzten Situationen in der Therapiebeziehung zu bleiben.

Die Herstellung und Aufrechterhaltung einer wohlwollenden Therapiebeziehung schafft die Voraussetzungen für den Veränderungsprozess, der – wie wir eingangs erfahren haben – im Wesentlichen vom Patienten selbst ausgehen muss. Alle psychotherapeutischen Schulen stellen den in ihnen ausgebildeten Therapeuten Modelle zur Verfügung, die das oftmals absurde Theater neurotischen Geschehens verständlich und so erst erträglich machen. So tragen psychotherapeutische Theorien indirekt zur Erhaltung der Therapiebeziehung bei. Es macht womöglich keinen Unterschied, ob wir uns zum Beispiel kognitiv-behavioraler, psychodynamischer, systemischer oder wie auch immer gearteter Erklärungskonzepte bedienen. Die Hauptsache ist, dass diese uns helfen, im emotionalen Kontakt zum Patienten zu bleiben. Und alles weist darauf hin, dass jene Therapeuten die erfolgreichsten sind, denen es – unabhängig von ihrer schulischen Ausrichtung – am besten gelingt, eine (aus der Patientensicht) hohe Qualität der Therapiebeziehung zu etablieren.

Ein guter emotionaler Kontakt zwischen Therapeut und Patient ist keine Selbstverständlichkeit. Vielen Therapeuten wird die Unzufriedenheit ihrer Patienten erst bewusst, wenn diese ihnen mitteilen, dass sie die Therapie beenden wollen.[156] Patienten verbergen häufig ihre negativen Gefühle gegenüber dem Therapeuten. Umso wichtiger erscheint es, dass wir die Zufriedenheit unserer Patienten mit der Therapiebeziehung immer im Auge behalten. Die Patienten sollten von uns wissen, dass Mitteilungen ihrer Wahrnehmungen und Gefühle im Hinblick auf die Therapie und den Therapeuten erwünscht sind.[157] Als Barometer der Qualität oder der Schwierigkeiten der Therapiebeziehung eignen sich neben der Beachtung der verbalen und nonverbalen Äußerungen des Patienten auch die eigenen Gefühle des Therapeuten.[158] In der Gegenübertragung kann uns zum Beispiel auffallen, dass wir bei einem Patienten viel weniger Empathie empfinden können als bei anderen. Oder wir haben bei einem Patienten ein ungewöhnlich starkes Gefühl von Frustration. Es scheint ratsam,

156 C. E. Hill et al., 1996: „Therapist retrospective recall of impasses in long-term psychotherapy: A qualitative analysis", Journal of Counselling Psychology, 43, 207-217, und J. D. Safran et al., 1990: „The therapeutic alliance rupture as a therapy event for empirical investigation", in: A. O. Horvath, L. S. Greenberg (Eds.): „The working alliance: Theory, research and practice", 13-37, New York: Wiley.

157 Diesen Standpunkt vertreten zum Beispiel Alexandra Bachelor und Adam Horvath in ihrem Artikel „Die therapeutische Beziehung", 159, in: M. Hubble, B. Duncan, S. Miller, 2001: „So wirkt Psychotherapie – Empirische Ergebnisse und praktische Folgerungen", Dortmund: verlag modernes lernen.

158 Diesen Vorschlag machen C. E. Hill et al. (1996: „Therapist retrospective recall of impasses in long-term psychotherapy: A qualitative analysis", Journal of Counselling Psychology, 43, 207-217) und J. D. Safran et al. (1990: „The therapeutic alliance rupture as a therapy event for empirical investigation" in: A. O. Horvath, L. S. Greenberg (Eds.): „The working alliance: Theory, research and practice", 13-37, New York: Wiley) auf der Grundlage ihrer Untersuchungen von Schwierigkeiten in der Therapiebeziehung und bei Therapieabbrüchen.

Hinweise auf Belastungen der Therapiebeziehung direkt mit dem Patienten anzusprechen.[159]

Wie baut man als Therapeut ein Arbeitsbündnis gerade mit jenen Patienten auf, die sich feindselig verhalten und es ablehnen, sich ihren Problemen zu stellen? Solche Patienten könnten sich einfach als von ihrer Struktur her ungeeignet erweisen, von unserem psychotherapeutischen Angebot zu profitieren. Doch bevor wir eine Kontraindikation für Psychotherapie diagnostizieren und den Patienten andere Hilfsangebote empfehlen, sollten wir die scheinbar kontraproduktive Haltung des Patienten thematisieren, um vielleicht doch noch günstige Voraussetzungen für seine Mitarbeit zu schaffen. Denn nicht jede Äußerung negativer Gefühle ist ein Hinweis auf eine schlechte Beziehung. Sie könnte auch Ausdruck einer zunehmenden Fähigkeit des Patienten sein, sich Luft zu machen und bislang zurückgehaltene Quellen (berechtigter) Unzufriedenheit offen anzusprechen.[160]

Damit kommen wir auf einen wichtigen Aspekt zu sprechen: Ein problematischer Verlauf der Therapiebeziehung ist nicht immer nur Folge eines neurotischen Beziehungsangebots des Patienten im Sinne der Übertragung seiner alten Beziehungserfahrungen und dysfunktionalen interpersonellen Muster auf die Therapiebeziehung. Wir Therapeuten sollten mögliche „Fehler" zuerst einmal bei uns selbst suchen. Schwierigkeiten in der Therapiebeziehung könnten zum Beispiel auf einen technischen Strukturmangel oder auf die Verwendung zu vieler Techniken, auf unsere Vorurteile oder Kritik am Patienten, auf einen Mangel an Sensibilität oder auf unsere eigenen unbearbeiteten unbewussten Anteile zurückzuführen sein.[161]

159 Nach J. S. Sachs (1983: „Negative factors in brief psychotherapy: An empirical assessment", Journal of Consulting and Clinical Psychology, 51, 557-564) erhöht es die Wahrscheinlichkeit negativer Therapieergebnisse, wenn man problematische Verhaltensweisen und Einstellungen des Patienten einfach hinnimmt und nicht anspricht.

160 D. E. Orlinsky, K. Grawe, B. K. Parks, 1994: „Process and outcome in psychotherapy – Noch einmal", in: A. E. Bergin, S. L. Garfield (Eds.): „Handbook of psychotherapy and behavioral change", 4th ed., 143-189, New York: Wiley.

161 W. P. Henry und H. H. Strupp (1994: „The therapeutic alliance as interpersonal process", in A. O. Horvath, L. S. Greenberg (Eds.): „The working alliance: Theory, research and practice", 13-37, New York: Wiley) vertreten die Auffassung, dass Therapeuten dazu neigen, frühere introjizierte Beziehungserfahrungen und interpersonale Muster

In der Supervision kann man immer wieder die ungünstige, sich gegenseitig verstärkende Wechselwirkung zwischen unbearbeiteten Anteilen des Therapeuten und unbearbeiteten Anteilen des Patienten beobachten. In der Supervision oder Intervision sollten wir – neben der Möglichkeit zur Überprüfung der kunstgerechten Verwendung unserer Techniken – die Gelegenheit zum Ausdruck unserer eigenen Empfindungen (zumindest die auf Patienten bezogenen), eine aufrichtige affektive Resonanz aus der Gruppe und damit Selbsterfahrungsmöglichkeiten finden. Es spricht vieles dafür, dass wir unsere therapeutische Wirksamkeit weniger über das Erlernen ausgefeilter Techniken verbessern als durch Arbeit an unserer eigenen Persönlichkeitsintegration.[162] Therapeuten mit überdurchschnittlichen Werten in den Skalen „Selbstintegration und Selbstkenntnis", „Umgang mit Angst" und „Empathie" sollen geeigneter sein, negative Reaktionen in der Therapiebeziehung zu verhindern oder abzuschwächen.[163]

Wie Implizites explizit machen?

Normalerweise führen uns die sprachlose Metarationalität und der Automatismus unbewusster Prozesse gut durchs Leben. Das Bewusstsein ist bei den meisten Alltagsaktivitäten physiologischerweise suspendiert oder auf die Rolle eines Beobachters reduziert. Psychotherapie wird erst dann erforderlich, wenn unbewusst ablaufende Schemata nicht mehr zu befriedigenden Ergebnissen führen und bewusste Versuche einer Veränderung der emotionalen, Verhaltens- und Denkmuster an der machtvollen Eigendynamik unbewusster Prozesse gescheitert sind. Verhaltenstherapeutisch versucht man, ungeeignete Kognitionen (Glaubenssätze) zu entkräften und durch

in der Therapiebeziehung neu zu beleben. Negative Selbstrepräsentationen, die dazu führen, dass die Therapeuten sich selbst kritisch und vernachlässigend gegenüberstehen, verwickeln einen Teil dieser Therapeuten häufiger in subtil feindselige und kontrollierende Interaktionen mit ihren Patienten, als das bei Therapeuten mit positiven Selbstrepräsentanzen vorkommt.

162 J. A. Hayes, C. J. Gelso, S. Van Wagoner, R. Diemer (1991: "Managing countertransference: What the experts think.", Psychological Reports, 69, 139-148).

163 S. L. Van Wagoner et al., 1991: "Countertransference and the reputedly excellent therapist", Psychotherapy, 28, 411-421.

ein gezieltes Training, das an bewussten Zielen orientiert ist, problematische unbewusste Automatismen durch funktionalere zu ersetzen. Psychodynamische Verfahren wollen die bewusste Kontrolle über dysfunktionale unbewusste Schemata und Motivationen verbessern, indem sie versuchen, die relevanten, aber verborgenen Bedürfnisse, Triebe und Hemmungen, die den störendenden unbewussten Mustern zugrunde liegen sollen, der bewussten Verarbeitung zugänglich zu machen. Eine systemische Behandlung will pathogene, unbewusste und in der Regel transgenerational weitergegebene Beziehungsregeln in der Familie offen legen und eine funktionalere Kommunikationskultur etablieren.

Die drei Ansätze, die ich hier stellvertretend für andere hervorgehoben habe, erfüllen mit unterschiedlichen Schwerpunkten wichtige Patientenaufträge:

- Der psychodynamische Ansatz erfüllt vor allem den Wunsch: „Hilf mir, mich zu verstehen."
- Der behaviorale Ansatz: „Hilf mir, mich zu verändern."
- Der systemische Ansatz: „Hilf mir, in Beziehung mit denen zu bleiben, die ich (trotz allem) liebe."

Alle psychotherapeutischen Methoden liefern den in ihnen ausgebildeten Therapeuten ein Erklärungsmodell für das Krank- und Anderssein des Patienten, eine Metasprache und ein Konzept für eine sich über viele Therapiestunden hinziehende Vorgehensweise. Sie strukturieren und ermöglichen die Beziehungsherstellung und Beziehungserhaltung über einen längeren Zeitraum. So erfüllen sie einen vorrangigen impliziten Beziehungsauftrag des Patienten an den Therapeuten: „Bleib bei mir. Verlass mich nicht." Nach allem, was wir aus der Psychotherapieforschung wissen, haben das empathische Eingehen des Therapeuten auf die expliziten und impliziten Anliegen des Patienten und die Befriedigung des Wunsches nach verlässlicher und sicherer Bindung in der Therapiebeziehung offensichtlich eine eigene kurative Wirkung. Sie sind wahrscheinlich zum großen Teil für die im Kapitel über die Psychotherapieforschung genannten, allen Therapieverfahren gemeinsamen und unspezifischen Faktoren (die auch bei nicht psychotherapeutischen Behandlungsverfahren wirksam sind) verantwortlich.

Grawe hält es für eine wesentliche Aufgabe von Psychotherapie, den Patienten auf seine implizit-unbewussten, durch Vermeidungsschemata blockierten, motivationalen und emotionalen Schemata (im Sinne von Grundbedürfnissen) aufmerksam zu machen, wenn sie im Therapieprozess zutage treten. Hier stimmt er mit den Ansichten der Psychoanalyse überein, betont aber, wie sehr Zurückhaltung mit Übertragungsdeutungen geboten ist. Wie können wir Schwierigkeiten im Prozess der Therapiebeziehung ansprechen? Wie können wir die unausgesprochenen und oft unbewussten Beziehungswünsche des Patienten explizit und damit greifbar machen? Und wie gehen wir mit expliziten und impliziten Erwartungen und Identitätszielen des Patienten um, die mit unseren eigenen Wünschen und Zielen hinsichtlich der therapeutischen Arbeit in Konflikt stehen?

Implizite Aufträge[164] können im Gegensatz zu den expliziten Aufträgen nicht einfach erfragt werden. Sie müssen auf einer Metaebene indirekt erschlossen und zum Teil auch intuitiv erahnt werden. Nehmen wir als Beispiel die häufige Situation, dass ein depressiver Patient beim Therapeuten zum wiederholten Mal dieselben Symptome und Lebensprobleme beklagt, oder den Fall einer Besorgnis erregend abgemagerten Patientin mit Anorexia nervosa, der jeglicher Leidensdruck zu fehlen scheint. Die Technik der impliziten Auftragsklärung enthält sich der üblichen Suche nach einer vordergründigen Problemlösung. Sie kommt ja gerade dann zur Anwendung, wenn störungsspezifische und primär veränderungsorientierte (zum Beispiel verhaltenstherapeutische) Behandlungsversuche, die oft wirksam, aber eben nicht immer zielführend sind, gescheitert sind. Bei der impliziten Auftragsklärung fokussieren wir auf die Frage: Was will der Patient im Augenblick von mir, während er etwas erzählt, beklagt oder tut? Wir suchen einen inneren Abstand von den vom Patienten vorgetragenen Inhalten, denen wir uns auf der Ebene der expliziten Auftragsklärung eben noch mit ganzer Aufmerksamkeit gewidmet haben.

Wir müssen uns darüber im Klaren sein, dass wir vom Patienten in der Regel keinen expliziten Auftrag für eine implizite Auftragsklärung erhalten. Zwar hat die implizite Auftragsklärung die zentralen Bedürfnisse des Patienten zum Ziel, aber genau diese Bedürfnisse können äußerst beunruhigend, beschämend und durch Widerstände (Vermeidungsziele und -schemata) geschützt sein. Die implizite Auftragsklärung kann unter

164 Die verborgenen und oft unbewussten Beziehungserwartungen des Patienten an den Therapeuten nenne ich in Anlehnung an die impliziten Erwartungen im Sinne Epstein implizite Aufträge, um zu unterstreichen, dass es sich um wesentliche Organisatoren der Therapiebeziehung und des Therapieprozesses handelt und dass ihre Befriedigung – wie Grawe dargelegt hat – eine zentrale therapeutische Aufgabe ist.

Umständen mit den (oft unbewussten) Selbstschutzbedürfnissen des Patienten sowie mit seinem Streben nach Kontrolle, Angst- und Unlustvermeidung so stark im Konflikt stehen, dass das therapeutische Bündnis gefährdet werden könnte. Eine andere Gefahr einer allzu forschen impliziten Auftragsklärung könnte darin bestehen, dass bei Patienten mit geringem Strukturniveau fusionäre Wünsche und regressive Tendenzen in einem Maß aktiviert werden, das die Arbeitsbeziehung untergräbt. Wir müssen daher gerade bei schwer gestörten Patienten immer mit der realitätsnahen Ebene der expliziten Auftragsklärung und damit mit den reiferen Anteilen des Ichs des Patienten in Tuchfühlung bleiben, auch um dem Patienten immer wieder positive Kontrollerfahrungen zu vermitteln.

Die implizite Auftragsklärung hat zunächst keine tief greifenden lebensgeschichtlich-psychogenetischen Deutungen zum Ziel. Verborgene Traumatisierungen, unbewusste Antriebe und Hemmungen wollen – wenn überhaupt – äußerst behutsam offen gelegt werden. Unser Ziel muss erst einmal nur die Benennung von vermuteten Wünschen und Ängsten des Patienten im Hier und Jetzt der therapeutischen Situation sein, die in der Regel nicht allzu bewusstseinsfern sind und in dem Moment, in dem wir sie aussprechen, vom Patienten als passend akzeptiert oder als unpassend verworfen werden können. Indem wir das prozessuale Geschehen verdeutlichen, das sich in der Interaktion des Patienten mit uns manifestiert, und Vermutungen über die aktuellen vorbewussten Intentionen und Gefühle sowie Vermeidungsziele des Patienten formulieren, können wir uns nach und nach an eine verallgemeinernde, lebensgeschichtlich deutende Einordnung des Übertragungsgeschehens heranwagen. Für eine umfassendere lebensgeschichtliche Deutung sollten wir uns allerdings auch wieder einen expliziten Auftrag einholen.

Implizite Aufträge und Biographie, ein Fallbeispiel

Eine Mutter stellt ihren knapp fünfjährigen Sohn Raoul in einer kinderpsychotherapeutischen Praxis vor. Anwesend ist auch der 16 Monate alte Bruder Benedikt, der bei diesem Erstgespräch zunächst schläft. Der erste Eindruck, den der Therapeut gewinnt, ist der einer bemühten, aber durch ihre Verantwortung für zwei Kinder bis an die Grenze der Belastbarkeit beanspruchten Mutter. Die Mutter schildert minutiös die Einnäss-Symptomatik von Raoul, die ihr viel zusätzliche Arbeit mache. Sie sei wieder dazu übergegangen, Raoul – wie dem Säugling – Windeln anzuziehen. Überhaupt benehme sich Raoul wie ein Baby. Er wolle nicht mehr allein in seinem Bett schlafen. Sie müsse ihm – so wie seinem kleinen Bruder – ein Fläschchen geben. Dabei sei Raoul vor der Geburt des Kleinen ein so braves und unkompliziertes Kind gewesen. Während des Erstgesprächs wacht Benedikt auf. Er schreit. Die Mutter beginnt, ihn zu stillen. In diesem Augenblick umfasst Raoul ihren Arm. Gereizt sagt die Mutter zu Raoul: „Raoul, ich kann so nicht stillen. Lass los." Die Mutter erzählt, dass Raoul Benedikt immer wieder aus dem Schlaf aufwecke, angeblich um zu sehen, ob dem Kleinen nicht etwas zugestoßen sei. Sie habe Sorge, Raoul mit Benedikt allein zu lassen. „Verstehen Sie, das ist sehr anstrengend."

Da ist der erste explizite Beziehungsauftrag. Er kommt von der Mutter: „Verstehen Sie." Sie sagt nicht: „Lösen Sie mein Problem", oder: „Beseitigen Sie die Symptome von Raoul." Sie will vor allem erst einmal verstanden werden. Der Auftraggeber für die Behandlung von Raoul ist seine Mutter. Unsere therapeutischen Anstrengungen in der Behandlung von Kindern brauchen die Unterstützung der Eltern. Wir werden effektiver sein, wenn wir die expliziten und impliziten Wünsche der Eltern richtig erfassen. Um den Auftrag der Mutter, verstanden zu werden, zu erfüllen, werden wir ihr aufmerksam zuhören und Fragen stellen, die uns das Verständnis für ihre Situation erleichtern, zum Beispiel nach ihren Tagesroutinen, den sich täglich stellenden Anforderungen und Problemstellungen. Wir werden sie fragen, wie sich ihr Leben durch die Geburt Benedikts verändert hat, wie ihr Körper auf die täglichen Herausforderungen und im Besonderen auf die Symptome und Verhaltensauffälligkeiten von Raoul reagiert. Wie stellt sich der Lebenspartner der Mutter zu den Schwierigkeiten? Welche Unterstützung erhält sie von ihm, ihren Eltern oder anderen Menschen? Welche Ziele und Wünsche hat die Mutter für ihr eigenes Leben? Wie ist die augenblickliche Lebenssituation mit diesen Zielen und Wünschen vereinbar? Abgesehen von der diagnostischen Klarheit, die wir mit einer solchen Exploration der Mutter gewinnen, vermitteln wir implizit die wichtige Botschaft: „Ich möchte dich verstehen", oder: „Ich kann dich verstehen."

Von Anfang bewusst und ausgesprochen ist der Wunsch der Mutter, vom Kindertherapeuten verstanden zu werden. Im weiteren Verlauf der Behandlung treten in der Regel weitere und oft bewusstseinsfernere

Beziehungsanliegen des Patienten und seiner Beziehungspersonen an den Therapeuten hervor. Die Mutter zeigt im weiteren Verlauf der Probesitzungen neben einer erwachsenen, vernunftorientierten und realitätsgerecht organisierten Seite auch kindlich-regressive, bedürftige, sich nach Verschmelzung mit einem idealisierten elterlichen Objekt sehnende Persönlichkeitsanteile. Der Therapeut vermutet bei der Mutter Anteile einer emotional instabilen Struktur. Äußerlich hat sie ihr Leben im Griff. Aber während der Elterngespräche wird deutlich, dass die Mutter zu häufigen unmotivierten und ausgesprochen heftigen Stimmungswechseln und Selbstwertkrisen neigt. In der Vergangenheit wechselte sie – wie sie in der dritten Sitzung berichtet – häufig ihre Liebespartner und Arbeitsplätze. In Bezug auf andere Menschen gibt es keine Zwischentöne, andere Menschen sind entweder nur gut oder nur schlecht.

Der Kindertherapeut wird von der Mutter von Beginn an stark idealisiert. Am Anfang arbeitet die Mutter in den Elterngesprächen ausgezeichnet mit, was den Therapeuten beflügelt und zu einem hohen Engagement für Raoul und seine Mutter bewegt. Es stellen sich rasch Verbesserungen der Einnäss-Symptomatik von Raoul ein. Der Therapeut regt die Einbeziehung des Partners der Mutter an. Den folgenden Terminen bleiben die Mutter und Raoul unentschuldigt fern. Der Therapeut ruft die Mutter an und erfährt, dass sie vorerst weder Termine für sich noch für Raoul wünscht. Der Therapeut fühlt sich durch die schroffe Absage der Mutter vor den Kopf gestoßen, persönlich verletzt, teils ärgerlich, teils traurig und besorgt. Er bleibt zurück mit der quälenden Frage, was er wohl falsch gemacht haben könnte. Sein anfänglicher Enthusiasmus schlägt in ein Gefühl um, ein schlechter Therapeut zu sein. Nach fünf Wochen meldet sich die Mutter von Raoul wieder und macht neue Termine für sich und Raoul aus. Beim darauf folgenden Gesprächstermin ist die Mutter auffallend unbekümmert. Zur Überraschung des sich noch immer verletzt fühlenden Therapeuten beginnt sie das Gespräch, als wäre nichts gewesen.

Die abrupte Unterbrechung des Therapieprozesses und die Gegenübertragung des Kindertherapeuten in der Form seiner emotionalen Betroffenheit sind deutliche Hinweise auf eine brisante interpersonelle Dynamik. Die Frage des Therapeuten an sich selbst: „Was habe ich falsch gemacht?“, kann Teil seiner Gegenübertragung auf einen neurotischen Beziehungsauftrag der Mutter (z. B.: „Du sollst dich schuldig fühlen“, oder: „Übernimm du meine Schuld.“) sein. Eine solche selbstkritische Frage hat aber auch eine rationale Berechtigung in dem Sinne, dass unerwünschte Reaktionen von Patienten oder Angehörigen immer auch Folge von Empathie- oder Settingfehlern des Therapeuten sein können. Grundsätzlich sollten wir jede Krise in der Therapiebeziehung als Chance begreifen, blinde Flecken in der interpersonellen Dynamik sowohl bei uns selbst als auch bei unseren Patienten aufzudecken und ggf. zu thematisieren.

Der Therapeut stellt den Fall in seiner Intervisionsgruppe vor. Die Gruppe entwickelt eine Reihe von Hypothesen über die unbewussten Motive und Selbstschutzziele der Mutter, die ihrem Fernbleiben zugrunde gelegen haben könnten. Eine Vermutung, die in der Intervisionsgruppe erarbeitet wird, ist, dass Raouls Mutter in den Elterngesprächen mit dem Therapeuten eine intime dyadische Situation gefunden hatte, in der sie unbewusst auf die Befriedigung ihrer ungestillten fusionären Wünsche hoffte. Der implizite Beziehungsauftrag der Mutter könnte in etwa lauten: „Sei du der ideale Vater, der Einzige, der mich versteht. Halte mich ganz fest. Wenn du bei mir bist, ist alles gut."

Vermutlich war der an sich sinnvolle Vorschlag des Therapeuten, den Partner der Mutter einzubeziehen, mit dem dyadisch-fusionären Beziehungsanliegen der Mutter nicht vereinbar. Die Einbeziehung des Partners hätte eine triadische Situation hergestellt, in der fusionäre Wünsche der Mutter kaum Platz gehabt hätten. Zudem zeigt sich, dass die Triade noch aus anderen Gründen von der Mutter als bedrohlich empfunden worden sein könnte. Wie der Therapeut später von der Mutter erfährt, musste sie als Kind häufig beängstigende Auseinandersetzungen ihrer eigenen Eltern erleben. Erfahrungen einigermaßen sicherer Bindung machte sie nur, wenn sie mit dem einen oder anderen Elternteil allein war. Außerdem spricht einiges für eine unaufgelöste, typisch ödipale Problematik bei Raouls Mutter. Sie berichtet, dass ihre Eltern, wenn sie sich nicht zankten, sich in eine symbiotische Zweisamkeit zurückzogen. Raouls Mutter fühlte sich als Kind oft ausgeschlossen. Sie könnte auf diese Weise einen Hass auf jeden Dritten im Bunde entwickelt haben.

Wir wissen nie, ob unsere biographisch-psychodynamischen Hypothesen richtig sind. Sie lassen sich auch nicht im streng wissenschaftlichen Sinn exakt verifizieren oder falsifizieren.[165] Ihr therapeutischer Wert hängt vor allem davon ab, wie stark sie beim Patienten die Selbstreflexion anregen, Veränderungsprozesse induzieren und wie gut sie dazu beitragen, die

165 In der fehlenden Falsifizierbarkeit ist unter anderem die Kritik von Karl Popper an der Psychoanalyse begründet.

Therapiebeziehung zu intensivieren und zu verbessern. Überspitzt ausgedrückt: Unsere Hypothesen können sachlich falsch sein; wenn sich der Patient durch sie aber gut verstanden fühlt, wenn sie ihm ein Gefühl von besserer Kontrolle über innere und interpersonelle Prozesse vermitteln und wenn Patient und Therapeut gemeinsam von der Richtigkeit und Bedeutung der Hypothesen überzeugt sind, werden sie mit einiger Wahrscheinlichkeit positive Veränderungserwartungen und echte Veränderungen induzieren.

Wenn wir dem Patienten gegenüber eine Hypothese über die unbewussten Faktoren, welche die Therapiebeziehung beeinflussen sollen, formulieren und dabei einen lebensgeschichtlichen Zusammenhang herstellen, tun wir exakt das, was die Psychoanalytiker Übertragungsdeutung nennen. Nun haben wir erfahren, dass wir Übertragungsdeutungen mit großer Zurückhaltung und Vorsicht geben sollen, um nicht negative Reaktionen des Patienten hinsichtlich der Therapiebeziehung zu bewirken. Im Fall von Raouls Mutter kommt noch hinzu, dass sie nach der Unterbrechung des Therapieprozesses so tut, als sei nichts gewesen. Sie verleugnet die interpersonelle Krise, die dem Therapeuten noch in den Knochen sitzt. Sie spaltet offensichtlich alle negativen Emotionen, die den Therapeuten betreffen, völlig ab, um die ersehnte traute Zweisamkeit nicht zu gefährden. Implizit gibt sie ganz klar den Auftrag: „Lass uns Harmonie inszenieren. Lass uns alles ausblenden, was diese Harmonie stören könnte."

Der Höflichkeit-Ehrlichkeit-Konflikt

Wie kann man als Therapeut unter den dargestellten Umständen die abgelaufene Beziehungskrise ansprechen, ohne erneut das unterstellte Beziehungsanliegen von Raouls Mutter, in der Beziehung zum Kindertherapeuten Harmonie zu inszenieren, zu verletzen? Nossrat Peseschkian spricht von der „Dichotomie von Höflichkeit und Ehrlichkeit" als dem „Schlüsselkonflikt" interpersoneller Beziehungen.[166] In der therapeutischen Arbeit stehen wir häufig in dem Spannungsfeld zwischen unserem Anspruch, die therapeutische Allianz (zum Beispiel durch Bestätigung der

166 N. Peseschkian, 1991: „Psychosomatik und positive Psychotherapie", 28, Heidelberg: Springer.

Identitätsziele des Patienten) zu festigen, und unserem Ziel, das Bewusstsein des Patienten für wichtige Aspekte seiner Persönlichkeit, die er möglicherweise nicht sehen will, zu entwickeln. Wir wollen Verbundenheit mit dem Patienten und seinen Angehörigen, und gleichzeitig wünschen wir uns Lernprozesse und Veränderungen, die unter Umständen sehr beunruhigend und mühsam sein können.

Nichts auf der Welt zwingt uns, alles an- und auszusprechen, was uns im Zusammenhang mit dem Patienten, mit seinen Beziehungspersonen und mit der Therapiebeziehung auffällt. Unsere Offenheit und Authentizität kann und muss selektiv sein. Ich prüfe genau, was ich dem Patienten von meinen Gedanken und Gefühlen mitteile und was nicht. Wir haben erfahren, dass korrektive emotionale Erfahrungen und implizite Lernprozesse auch ohne bewusste Bearbeitung stattfinden können. Dennoch spricht vieles dafür, dass bewusste Einsichten des Patienten die Wirksamkeit unserer therapeutischen Arbeit erhöhen, vor allem dann, wenn der Patient ein besseres Verständnis in Auftrag gegeben hat. Ich werde daher immer ein Maximum an Offenheit anstreben. Die Frage ist nur, in welcher Weise ich diese Offenheit formuliere.

Nossrat Peseschkian[167] erzählt gerne die hübsche Geschichte vom „Traum und seinem Sinn": Ein orientalischer König hat einen beängstigenden Traum. Er träumt, dass ihm alle Zähne ausfallen. Beunruhigt ruft er seinen Traumdeuter herbei. Dieser hört sich den Traum sorgenvoll an und eröffnet dem König: „Ich muss dir eine traurige Mitteilung machen. Du wirst genau wie deine Zähne alle deine Angehörigen verlieren." Die Deutung erregt den Zorn des Königs. Er lässt den Traumdeuter in den Kerker werfen. Dann lässt er einen anderen Traumdeuter kommen. Der hört sich den Traum an und sagt: „Ich bin glücklich, dir eine freudige Mitteilung machen zu können: Du wirst älter werden als alle deine Angehörigen." Der König ist erfreut und belohnt ihn reich. Die Höflinge wundern sich sehr darüber: „Du hast doch eigentlich nichts anderes gesagt als dein armer Vorgänger. Aber wieso traf ihn die Strafe, während du belohnt wurdest?" Der Traumdeuter antwortet: „Wir haben beide den Traum gleich gedeutet. Aber es kommt nicht nur darauf an, was man sagt, sondern auch darauf, wie man es sagt."

Ähnlich wie der zweite Traumdeuter können wir als Therapeuten selektiv erst einmal nach allen positiven Aspekten einer aktuellen Beziehungssituation suchen, bevor wir die kritischen Aspekte ansprechen. In Bezug auf die Mutter von Raoul könnte der Therapeut folgende – durch-

167 N. Peseschkian, 1983: „Auf der Suche nach Sinn", 9, Frankfurt a. M.: Fischer.

aus ehrliche – Formulierung wählen: „Ich freue mich, dass Sie wieder da sind. Ich habe mich in den letzten Wochen ein wenig gesorgt und mich gefragt, wie es Ihnen und Raoul wohl gegangen sein mag. Ich glaube nämlich, dass wir trotz der erfreulichen Veränderungen, die Raoul schon gemacht hat, noch einige Arbeit vor uns haben. Ich habe den Eindruck, dass auch Sie gerne wieder hier sind. Ich würde Sie gerne fragen, was Ihnen im Hinblick auf unsere kommenden Gespräche wichtig ist."

Der Therapeut spricht in ehrlicher Weise von seinen Gefühlen, allerdings erst einmal selektiv von seinen durchaus vorhandenen positiven Empfindungen. Er spricht auch einen bedeutsamen positiven Aspekt des Wiederkommens von Raoul und seiner Mutter an, nämlich die Tatsache, dass die Mutter offensichtlich mit der Hoffnung auf Befriedigung wichtiger Beziehungsanliegen zum Elterngespräch kommt. Der Therapeut könnte auch von der Kränkung sprechen, die ihm durch das Verhalten der Mutter zugefügt wurde, und von seinem noch immer spürbaren Ärger. Irgendwann sollten die kritischen Aspekte der Therapiebeziehung tatsächlich thematisiert werden, vor allem dann, wenn sich ähnliche Krisen in der Therapiebeziehung wiederholen. Aber in der geschilderten Situation mit dem spürbaren Bedürfnis der Mutter nach Harmonie ist es sinnvoll, zunächst auf die positiven Aspekte der Therapiebeziehung zu fokussieren. Der Therapeut knüpft an das positive Übertragungsangebot der Mutter an, indem er sich einen Auftrag hinsichtlich der kommenden Gespräche geben lässt. Vielleicht thematisiert die Mutter ja auf diese Frage hin von sich selbst aus jene ihrer Beziehungswünsche, die in der Krisensituation enttäuscht worden waren.

Nehmen wir an, die Mutter gibt auf die Frage, was ihr in den kommenden Gesprächen mit dem Therapeuten wichtig ist, keine Antwort, sondern schaut den Therapeuten nur erwartungsvoll an. Der Therapeut meint, bei ihr eine diffuse Sehnsucht zu spüren, und erinnert sich an die Vermutung fusionärer Wünsche, die in der Intervision erarbeitet worden war. Er hütet sich, um die Mutter nicht zu kränken, diese mögliche Übertragung infantiler Beziehungsanliegen auf ihn als pathologisches Phänomen anzusprechen. Er sucht die gesunden Anteile des unterstellten Beziehungsanliegens der Mutter. Er sagt zum Beispiel: „Ich habe den Eindruck, dass sich manche Dinge unter vier Augen besser besprechen lassen als unter sechs oder mehr Augen." Der Therapeut könnte nun bei der Mutter eine deutliche innere Bewegtheit erkennen. Er wartet ab, gibt ihr Zeit, damit sie Worte finden kann. Im weiteren Gespräch könnte die Mutter auf eine alte inzestuöse Missbrauchserfahrung mit ihrem älteren Bruder zu sprechen kommen.

Ein dringendes Beziehungsanliegen der Mutter könnte in diesem Fallbeispiel gewesen sein, dem Therapeuten eine traumatische Erfahrung mitzuteilen, die mit starken Schuld- und Schamgefühlen verbunden ist. Diese Erfahrung lässt sich nicht im Beisein Dritter mitteilen. So wird das Fernbleiben der Mutter nach dem Vorschlag, ihren Partner in die Elterngespräche einzubeziehen, eher verständlich. Das Fernbleiben könnten wir auch als Beziehungstest interpretieren: Wie viel Frustration hält der Therapeut aus, dem ich etwas so Gewichtiges anvertrauen will? Wird er auch dann bei mir bleiben, wenn ich ihm meine angstvoll verborgenen Seiten offenbare? Schließlich ist die Unterbrechung der Elterngespräche auch im Sinne eines Widerstands zu deuten. Die Angst, sich mit einer derart schuld- und angstbeladenen Thematik anzuvertrauen, war so groß, dass die Mutter sich erst einmal zurückziehen musste. Schließlich hilft uns eine strukturelle Sichtweise: Die emotional instabile Struktur der Mutter beinhaltet einfach ein Unvermögen, ein Nichtvorhandensein der Fähigkeit, konstant in Beziehung mit emotional wichtigen Menschen zu bleiben, ohne dass dafür unbewusste Motive oder Widerstände angenommen werden müssten (vergleiche Rudolf).

An dem Beispiel von Raouls Mutter wird ein Phänomen deutlich, das in der Psychotherapie bei Kindern und Jugendlichen häufig beobachtet werden kann: Die Erkrankung eines Kindes steht im engen Zusammenhang mit einer ungelösten Problematik und Überforderung der Eltern. Die Einnäss-Symptomatik von Raoul ist wenigstens zum Teil als Reaktion auf so genannte Realfaktoren in seinem familiären Umfeld zu verstehen. Insofern sind die Elterngespräche mit Raouls Mutter von größter Bedeutung. Die übliche Frequenz der Elterngespräche von einem Termin für die Eltern auf vier Termine mit dem Kind kann auf ein Verhältnis von eins zu zwei angehoben werden. Der Kindertherapeut kann aber auch zu dem Schluss kommen, dass das Setting der begleitenden Elterngespräche mit der gravierenden Problematik der Mutter überfordert ist und dass eine eigene Therapie für die Mutter indiziert ist. Er könnte ihr zu diesem Zweck den Vorschlag machen, sie an eine geeignete Kollegin oder einen Kollegen verweisen.

Die Auftragsklärung als diagnostisches Instrument

In der Verhaltenstherapie versucht man, das vom Patienten als besonders drängend empfundene Problem bzw. Symptom unmittelbar anzugehen. Man definiert exakt, welches Problemverhalten/Symptom verändert werden soll, in welchen Situationen und unter welchen räumlich/zeitlich/materiellen und personalen Bedingungen das Problem auftritt, welche inneren Verarbeitungsprozesse dem Problemverhalten/Symptom vorausgehen und welche Konsequenzen (zum Beispiel das Ausbleiben einer Angstreaktion bei Vermeidung einer sozialen Situation) das Problemverhalten/Symptom verstärken und aufrechterhalten. Daneben wird die hierarchische Struktur der Verhaltensmotivationen des Patienten untersucht. Die Stärke der Verhaltenstherapie liegt darin, dass sie dem Patienten direkte Hilfe verspricht und starke initiale Besserungserwartungen induziert, die – wie wir erfahren haben – sich günstig auf die Therapiebeziehung und die Wirksamkeit der Behandlung auswirken. Bei akuten, umschriebenen, monosymptomatischen Störungen ohne eine offensichtliche Gestörtheit der Grundpersönlichkeit des Patienten sollten wir differenzialindikatorisch immer auch an eine Verhaltenstherapie denken.

Die Verhaltenstherapie benötigt eine klare Zielsetzung. Wenn die expliziten Aufträge eines Patienten vage, widersprüchlich oder unrealistisch sind, stößt die Verhaltenstherapie an Grenzen. Eine unklare explizite Auftragssituation spricht – wenn ein Intelligenzdefizit ausgeschlossen werden konnte – dafür, dass der Patient entweder nicht wirklich motiviert ist oder dass bei ihm implizite Aufträge im Vordergrund stehen oder dass ein struktureller Mangel im Sinne Rudolfs vorliegt: Die Fähigkeit des Patienten, eigene Wünsche wahrzunehmen und zu äußern, ist unterentwickelt.

Die implizite Auftragsklärung lässt sich als diagnostisches Instrument hinsichtlich der (Neurosen-)Struktur unserer Patienten einsetzen. Seiner Struktur und der in ihr verankerten motivationalen, interpersonellen und vermeidenden Schemata entsprechend, trägt der Patient, ohne dass es ihm oder uns bewusst sein muss, seine individuelle Beziehungserwartung an uns heran. Oder er trägt eben keine oder nur rudimentäre Beziehungserwartungen an uns heran. Wir reagieren mit unserer eigenen Struktur, mit unseren eigenen interpersonellen Mustern auf die Beziehungsanliegen des Patienten bzw. auf das Fehlen von Anliegen. Es entfaltet sich eine Wechselwirkung zwischen den Wünschen, Erwartungen und Verhaltensweisen des Patienten und unseren eigenen Wünschen, Erwartungen und Verhaltensweisen. Das affektive und kognitive Produkt dieser Wechselwirkungen nennen wir beim Patienten Übertragung, beim Therapeuten Gegenübertragung. Unsere Gegenübertragung tritt dann in beunruhigender, befremdlicher oder auch in besonders angenehmer Art in unser Bewusstsein, wenn wir mit Antrieben, Beziehungswünschen und Beziehungsangeboten des Patienten konfrontiert werden, deren Vorhandensein, Intensität oder Fehlen von unseren Erwartungen abweicht oder unsere eigenen Wünsche in unerwarteter Weise befriedigt.

Die Art und Weise, wie wir einen Patienten wahrnehmen, die Art der Beziehungsanliegen, die wir spüren, und die spezifische Gegenübertragung, die der Patient in uns auslöst, lassen gewisse Rückschlüsse auf strukturelle Besonderheiten des Patienten zu. Wenn wir eine Hypothese über die Neurosenstruktur eines Patienten aufgestellt haben, können wir – wie ich in meinen Büchern zur Erstellung von Kassenanträgen[168] gezeigt habe – auf dieser Basis Vermutungen zur Psychodynamik, d. h. zu den bevorzugten Abwehrmechanismen und den möglicherweise gehemmten Antrieben ableiten.[169]

Die folgende Aufstellung fasst markante Merkmale von zehn Neurosenstrukturtypen zusammen.[170]

168 U. Boessmann, 2004: „Psychoanalytisch und tiefenpsychologisch fundierte Berichte an den Gutachter schnell und sicher schreiben“, Bonn: Deutscher Psychologen Verlag. U. Boessmann, 2004: „Psychodynamische Therapie bei Kindern und Jugendlichen – Kompendium und Berichte an den Gutachter“, Bonn: Deutscher Psychologen Verlag.

169 Eine Diagnostik dieser Art liefert keine exakten Erkenntnisse. Es handelt sich vielmehr um eine heuristische Hilfestellung zum tieferen Verständnis der interpersonellen Konflikte und Defizite des Patienten, die möglicherweise bei der Entstehung seiner Erkrankung eine Rolle gespielt haben.

170 Die zehn Neurosenstrukturen sind in meinem Buch „Psychodynamische Therapie bei Kindern und Jugendlichen“ ausführlich dargestellt. Sie leiten sich im Wesentlichen von Harald Schultz-Hencke (1951: „Lehrbuch der analytischen Psychotherapie“, Stuttgart: Thieme) und Lorna Smith Benjamin (1994: „Interpersonal Diagnosis and Treatment of DSM Personality Disorders“, New York: Guilford Press) ab und stellen inhaltliche, interpersonelle und konfliktdynamische Strukturaspekte heraus. Die formalen Strukturaspekte im Sinne von Rudolfs Konzept vorhandener und fehlender Fähigkeiten bzw. der verschiedenen Strukturniveaus der OPD folgen unten im Zusammenhang mit den Grenzen der Auftragsklärung bei strukturellen Defiziten.

Altruistisch-depressive Struktur

Wesensmerkmale: angenehm, allgemein gut angepasst, bemüht sich, stellt hohe Ansprüche an sich

impliziter Auftrag: Zeige mir, dass ich wertvoll und liebenswert bin, sei für mich ein ideales Gegenüber, gib mir alles, was ich bislang entbehren musste

abgewehrt: vor allem oral kaptative und egoistische Bedürfnisse sowie Wut und Aggression

Abwehrmechanismen: Abspaltung, Verleugnung, Verdrängung eigener Bedürfnisse, Wendung von Aggression gegen das eigene Selbst und die bösen Introjekte

Gegenübertragung: Man mag den Patienten spontan, irgendwann stellen sich Schuldgefühle, Insuffizienzgefühle u. U. Ärger ein, wenn der Behandlungsfortschritt stagniert

Grundkonflikt: Ich sehne mich danach, um meiner selbst willen geliebt und wertgeschätzt zu werden; ich sehne mich nach einem idealen Menschen, der alle meine Bedürfnisse versteht und befriedigt (und mit dem ich verschmelzen kann), aber zuvor muss ich mich als ideales Gegenüber für andere ständig um Liebe und Wertschätzung bemühen

besonders vulnerabel für: Enttäuschung durch idealisierte Menschen, (drohender) Verlust von Anerkennung, Verlust bzw. Verlassenwerden von Menschen, die Anerkennung spenden (zum Beispiel Kinder gehen aus dem Haus), Überforderungssituationen (kann nicht Nein sagen)

Abhängige Struktur

Wesensmerkmale: sehr anklammernd, sehr brav, wagt keine eigenen Schritte, will ständig Rat und Führung

impliziter Auftrag: Sehnsucht nach einem kleinkindhaften Primärzustand vollkommener externer Bedürfnisbefriedigung: Ich bin klein und schwach, du bist die/der Große und Starke, ohne dich bin ich nichts; sage mir, was ich tun soll; übernimm du alle Verantwortung; erspare mir Anstrengung und Unbehagen

abgewehrt: Autonomiestrebungen und Selbstbehauptung, Wut über die Behinderung von Autonomie, expansive, aggressive und sexuelle Impulse

Abwehrmechanismen: Verleugnung von eigenständigen Bedürfnissen und von negativen Gefühlen, Regression, Fixierung an symbiotisch-fusionäre Wünsche, Inkorporation von Suchtmitteln

Gegenübertragung: zuerst angenehme und unproblematische Therapiebeziehung, dann zunehmend lästig und anstrengend, Mühe, die Therapiesitzungen und die Therapie überhaupt zu beenden

Grundkonflikt: Ich bewundere starke und eigenständige Menschen, aber ich selbst bin klein und schwach und immer auf den Schutz, den Halt und die Führung anderer angewiesen; wenn ich tue, was ich will, werde ich die Menschen, auf die ich angewiesen bin, verlieren oder zerstören

besonders vulnerabel für: (drohenden) Verlust von Menschen, die Halt und Führung gewähren, Autonomieentwicklung von Menschen (zum Beispiel die Kinder), die bislang von einem abhängig waren, Entwicklungsaufgaben, die mehr Autonomie verlangen

Ängstliche Struktur

Wesensmerkmale: sehr selbstunsicher, braucht die sichere Verfügbarkeit anderer, vermeidet unbekannte Situationen und Kontakte, größte Angst vor dem Tod

impliziter Auftrag: Sei immer für mich da, lass mich nicht allein; sage mir, dass alles gut wird; versichere mir immer wieder, dass mir nichts passieren kann

abgewehrt: Wut über die Erfahrung unsicherer Bindung (Wutäußerungen hätten die Bindungen noch unsicherer gemacht), Trauer angesichts der Begrenztheit des Daseins und der Beziehungen, unfähig, zu trauern; Hemmung von lustvoller Exploration und Expansion

Abwehrmechanismen: Verleugnung von schmerzlichen Aspekten der Realität, zum Beispiel der Notwendigkeit, sterben zu müssen und wichtige Bindungen verlieren zu können, Verschiebung des immer drohenden Selbstverlusts auf soziale Situationen (zum Beispiel Agoraphobie) oder den eigenen Körper (zum Beispiel Panik, Hypochondrie, Herzphobie), eigene abgewehrte aggressive Impulse werden in fremde Situationen externalisiert, die dann als feindselig und bedrohlich erlebt werden

Gegenübertragung: zuerst Anteilnahme und bereitwillige Übernahme einer Hilfs-Ich-Funktion, irgendwann wird man hilflos, weil man dem Patienten nicht die vollständige Sicherheit von Bindungen und körperlicher Integrität garantieren kann

Grundkonflikt: Ich will totale Sicherheit, aber nichts und niemand ist mir sicher, deshalb muss ich ständig auf der Hut sein, dass ich nicht alleine und ungeschützt dastehe

besonders vulnerabel für: (drohenden) Verlust Sicherheit spendender Objekte, jede Art von Veränderung, vor allem, wenn sie sich der eigenen Kontrolle entzieht

Histrionische Struktur

Wesensmerkmale: schillernd, facettenreich, unterhaltsam, verführerisch, unecht, hinter der Fassade trifft man keine greifbare Persönlichkeit an

impliziter Auftrag: Ich möchte dich in meinem Bann ziehen; ich will die/der Erste und Wichtigste sein; wenn ich dich fasziniere, spüre ich, dass ich bin (Identität); zeige mir (an deinem Vorbild), wer ich sein kann

gehemmt und abgewehrt: alles Eigene, eigene Bedürfnisse und Affekte, realitätsprüfende Erforschung der Welt, Auseinandersetzung mit sich selbst, echte Intimität und zwischenmenschliche Begegnung

Abwehrmechanismen: vorzeitige und übertriebene Ödipalisierung, Selbstinszenierung, Erotisierung und Emotionalisierung von Beziehungen und Situationen, Flucht aus der Realität in die Phantasie

Gegenübertragung: spannend, unterhaltsam, sinnlich stimulierend und phantasieanregend, jedoch auch verwirrend, verunsichernd, unecht und unehrlich, Sorge um Grenzüberscheitungen, u. U. Peinlichkeiten und Schamgefühle

Grundkonflikt: Ich spüre und weiß nicht, wer ich (sozial und psychosexuell) wirklich bin; ich gebe mich so, wie ich glaube, dass es dir gefällt; wenn ich mit dir Grenzen überschreite und mit dir Lust habe, kann ich mich fühlen; aber ich fürchte mich vor deiner und meiner Lust, denn es ist nicht recht, was wir tun (Gewissensangst und Scham)

besonders vulnerabel für: Kränkungen hinsichtlich der eigenen Attraktivität, Zurücksetzung gegenüber Rivalen, narzisstisch-erotische Versuchungssituationen, vor allem mit unerlaubten Liebespartnern, Anforderungen an reifere Intimität und psychosexuelle Identität (zum Beispiel Ehe, Mutterschaft) sowie Verlust narzisstisch-erotischer Erlebensmöglichkeiten (zum Beispiel infolge fortschreitenden Lebensalters)

Emotional instabile Struktur

Wesensmerkmale: Stimmungen und Beziehungsverhalten extrem wechselhaft, es gibt keine innerseelische Pufferfunktion, labile und heftige Affekte, Selbstwertregulierung äußerst labil, keine Ausdauer und Selbstkontrolle, buntes Bild verschiedener Pathologien

impliziter Auftrag: Halte mich aus; halte mich ganz fest; ohne dich kann ich nicht leben; ich bin zu allem bereit, damit du bei mir bleibst

abgewehrt: Erleben von Gegensätzen und Ambivalenzen, widersprüchliche Aspekte einer Person sind unerträglich, andere sind entweder nur gut oder nur schlecht

Abwehrmechanismen: Spaltung, Verleugnung von emotional Unvereinbarem, totale Idealisierung und totale Abwertung, projektive Identifizierung, autodestruktive Bekämpfung negativer Introjekte, Dissoziation

Gegenübertragung: Alles ist intensiv, unberechenbar und u. U. chaotisch: Starke Anteilnahme, Angezogenheit, großes therapeutisches Engagement und Zuversicht wechseln mit Befremden oder persönlicher Verletztheit angesichts des scheinbar unbekümmerten Wechsels des Patienten von Liebe zu Feindseligkeit; die Idealisierung durch den Patienten verführt zu Vorstellungen von der eigenen Omnipotenz und Grandiosität, welche durch unerwartete Entwertung erschüttert werden; größte Besorgtheit um den Patienten; Schuldgefühle bei eigenen feindseligen Empfindungen gegenüber dem Patienten

Grundkonflikt: Ich erlebe keinen Konflikt; ich liebe dich bedingungslos als ideales Gegenüber oder bekämpfe dich hasserfüllt als meinen schlimmsten Feind; ich ertrage es nicht, dich zu verlieren; wenn du gehst, zerstöre ich dich und/oder mich

besonders vulnerabel für: narzisstische Kränkungen sowie partnerschaftliche oder berufliche Anforderungen und Versagungssituationen, die Frustrationstoleranz, Impuls- und Affektkontrolle verlangen

Paranoide Struktur

Wesensmerkmale: funktioniert äußerlich gut, ist jedoch insgeheim misstrauisch, verletzbar, nachtragend und feindselig gegen andere, deshalb tendenziell einsam

impliziter Auftrag: Zeige mir, dass du absolut vertrauenswürdig bist, indem du mich völlig verstehst und die Welt so siehst wie ich; bestätige mir, dass die Welt schlecht ist; verbünde dich mit mir gegen die feindselige Außenwelt

abgewehrt: Sehnsucht nach Vertrauen in die Welt, kritische Auseinandersetzung mit der Härte des Elternhauses

Abwehrmechanismen: Die Feindseligkeit innerhalb der Herkunftsfamilie und die eigene Feindseligkeit werden verleugnet und externalisierend auf Fremde projiziert

Gegenübertragung: anstrengend, Externalisierung der Feindseligkeit ist schwer auszuhalten; unterschwelliger Ärger, in dem sich möglicherweise der generelle Groll des Patienten überträgt; ständig auf der Hut, den Patienten nicht zu enttäuschen

Grundkonflikt: Ich bin so sehr angewiesen auf Menschen, denen ich vertrauen kann, aber wo immer ich hinschaue, sehe ich, dass man niemandem trauen kann

besonders vulnerabel für: intime Beziehungen, die Vertrauen erfordern, oder Enttäuschungen des Vertrauens

Schizoide Struktur

Wesensmerkmale: äußerlich brav und angepasst, emotionaler Kontakt aber schwer herstellbar, introvertiert, mit sich selbst beschäftigt

impliziter Auftrag: Gerade das Fehlen eines Beziehungsanliegens und ein intentionales Interesse an der Objektwelt kennzeichnen diesen Strukturtyp, möglicherweise kann nach längerer Therapiebeziehung ein intensiver Wunsch nach einer nahen Beziehung deutlich werden

abgewehrt: der Wunsch nach Liebe aus Angst vor überwältigender vereinnahmender Nähe und vor Kontrollverlust

Abwehrmechanismen: Rückzug der Libido von der Objektwelt, Omnipotenzphantasien, Affektisolierung (introspektive Wahrnehmung eigener Affekte ist erschwert), Intellektualisierung

Gegenübertragung: Therapeut benötigt viel Geduld und Frustrationstoleranz, die durch das psychodynamische Verständnis einer schweren intentionalen Gehemmtheit vielleicht geleistet werden können

Grundkonflikt: Andere Menschen geben mir nichts, sie sind mir fremd und bedrohlich, aber ich muss mich mit ihnen gut stellen; man erwartet von mir Gefühle, die ich nicht habe

besonders vulnerabel für: Situationen, die ungewohnte Nähe erfordern (zum Beispiel die erste Liebesbeziehung)

Zwanghafte Struktur

Wesensmerkmale: im Denken und Handeln übergenau und perfektionistisch, verlangt auch von anderen die Einhaltung von Sozialisationsnormen

impliziter Auftrag: Ich will, dass für mich alles kontrollierbar ist; hilf mir, mein Gewissen zu beruhigen

abgewehrt: offene Willensäußerung und Selbstbehauptung gegenüber einem als übermächtig erlebten Umfeld

Abwehrmechanismen: Affektisolierung, Reaktionsbildung, Rationalisierung und Ungeschehenmachen in Form von magischen Ritualen, um ein archaisch-strenges und strafendes Über-Ich zu beschwichtigen

Gegenübertragung: anstrengend, gehemmter Ärger, Unlust; u. U. findet man sich in einem Machtspiel um Regeln und Formen wieder

Grundkonflikt: Ich bin so ohnmächtig; niemand darf merken, wie wütend ich bin; ich muss totale Kontrolle über mich und meine Umgebung haben, sonst passiert eine Katastrophe

besonders vulnerabel für: alle beruflichen und familiären Unwägbarkeiten und Lebensveränderungen, Verlust von Macht und Kontrolle oder im Sinne einer Versuchungssituation unerwarteter Zuwachs von Macht

Narzisstische Struktur

Wesensmerkmale: ist von seiner Privilegiertheit überzeugt, erwartet besondere Rücksicht und bevorzugte Behandlung, selbstherrlich, egozentrisch, sich selbst überhöhend, verzweifelte Versuche, Eindruck zu schinden, überaus empfindlich gegenüber Kritik und Zurückweisung

impliziter Auftrag: Weise dich als der Beste deines Faches aus, erweise dich als meiner würdig; zeige mir, dass ich toll bin; bewundere mich unumschränkt; diene mir bedingungslos

abgewehrt: tiefe Selbstzweifel und Selbstwertdefizite, Bedürfnis, um seiner selbst willen (auch ohne den ständigen Zwang zur Großartigkeit) geliebt zu werden

Abwehrmechanismen: kompensatorische, übertriebene und pseudolibidinöse Besetzung des eigenen Selbst und Selbstideals, einseitige Bevorzugung von (u. U. sozial und ökonomisch niedriger stehenden) Menschen, welche das ausbeuterische Beziehungsmuster mitmachen, Vermeidung von reifen symmetrischen Beziehungen

Gegenübertragung: u. U. tatsächliche Bewunderung für herausragende Fähigkeiten oder Qualitäten, Gefühl, ausgenutzt oder narzisstisch missbraucht zu werden, Müdigkeit, Langeweile, Leeregefühl oder Ärger

Grundkonflikt: Ich muss edler, schöner, reicher, extravaganter und berühmter als andere sein, damit ich mir immer der Bewunderung sicher sein kann; ich ertrage es nicht, wenn ich keine bevorzugte Position habe, deshalb muss ich immer etwas Ungewöhnliches tun

besonders vulnerabel für: Selbstüberforderung, Scheitern und Kränkungen angesichts unvermeidlicher Grenzen (zum Beispiel bei nachlassenden Kräften oder verringerter Attraktivität mit fortschreitendem Lebensalter).

Passiv-aggressive oder negativistische Struktur

Wesensmerkmale: Verbitterung und Enttäuschung über das Leben; der tief sitzende Groll und die Ressentiments äußern sich in Distanziertheit, passivem Widerstand und Zynismus

impliziter Auftrag: Sieh mein Unglück; gib mir zurück, was mir genommen wurde; du sollst dafür büßen, dass ich nicht bekommen habe, was ich gebraucht hätte

abgewehrt: zärtlich-liebende und prosoziale Tendenzen, Fixierung an oral-kaptative und trotzig-verweigernde Antriebe, offener Ausdruck von Wut und Ärger, Vermeidung der notwendigen Trauerarbeit um das unwiederbringlich Verlorene

Abwehrmechanismen: Affektisolierung, Intellektualisierung, Verschiebung der Aggression auf soziale Situationen, Selbstsabotage (zum Beispiel Verhinderung von beruflichen Aufstieg), damit Wiederholung der alten Frustrationssituation und Bestätigung des negativistischen Weltbildes

Gegenübertragung: u. U. Mitgefühl für die tiefe Enttäuschtheit, die hartnäckig negativistische Haltung; das (Selbst-)Quälerische der Interaktion ist schwer auszuhalten

Grundkonflikt: Ich bin um mein Glück betrogen worden und kann mich dagegen nicht wehren; ich hasse die Menschen dafür, ich will sie spüren lassen, was mir angetan wurde

besonders vulnerabel für: vermeintliche oder erneute reale Zurücksetzung und Benachteiligung, die möglicherweise durch das eigene Verhalten erst provoziert wurden

Grenzen aufdeckender Psychotherapie bei strukturellen Störungen

Eine psychodynamisch aufdeckende Arbeit, wie sie mit Hilfe der impliziten Auftragsklärung angestrebt wird, setzt nicht nur einen expliziten Auftrag des Patienten für diese Vorgehensweise, sondern auch eine Reihe formaler struktureller Fähigkeiten des Patienten voraus. Betrachten wir zur Veranschaulichung die Besonderheiten von Patienten mit psychosomatischen Störungen. Als Therapeuten wollen wir die Aufmerksamkeit dieser Patienten von der Fixierung auf ihren Körper weg und hin zu ihren Affekten und

Konflikten in ihren zwischenmenschlichen Beziehungen lenken. Nun machen wir regelmäßig die Erfahrung, dass psychosomatisch kranke Patienten sich diesen Bemühungen hartnäckig widersetzen. Wenn wir versuchen, diese Patienten mit ihrem meist schmerzgetönten und ängstlich gefärbten Körpererleben auf unbewusste Aspekte ihres Erlebens und Verhaltens aufmerksam zu machen, betonen sie umso hartnäckiger die Überzeugung, ihre Beschwerden seien körperlich verursacht.

Auf der Ebene der therapeutischen Beziehung kann sich unter solchen Umständen leicht ein kontraproduktiver Circulus vitiosus entfesseln: Der Patient scheint unempfänglich für unsere Beobachtungen, Beziehungsangebote, Deutungen und Vorschläge. Aus einem Gefühl der Hilflosigkeit sind wir möglicherweise versucht, Hypothesen über die impliziten Beziehungsaufträge und Vermeidungsziele, die hinter dem Widerstand des Patienten stehen könnten, zu formulieren, und wir könnten gerade damit den Widerstand des Patienten weiter verhärten und schlimmstenfalls einen Therapieabbruch provozieren.

Verständlich wird die Unwirksamkeit und Kontraproduktivität unserer aufdeckenden Anstrengungen, wenn wir mit Gerd Rudolf[171] psychosomatische Störungen auf eine strukturelle Gestörtheit der betroffenen Patienten zurückführen. Rudolf versteht eine strukturelle Störung als einen „Zustand der Bedürftigkeit und Affektivität, welcher nicht der jetzigen (jugendlichen oder erwachsenen) Lebenssituation angemessen ist, sondern dem eines frühkindlichen Entwicklungsabschnitts, in dem beides, Bedürftigkeit und Affektivität, nur mit Unterstützung einer tragfähigen und einfühlsamen Beziehungsperson reguliert werden können. Diese Unterstützung und Einübung der Regulierungsfähigkeit waren in der frühen biographischen Situation offenbar zu wenig gegeben."[172] Die frühen Defizite fanden auf einer präverbalen Entwicklungsstufe statt, während der frühe Qualitäten von Nähe und Kommunikation wie Blick-, Hautkontakt, präsymbolische Spiel- und Handlungsdialoge im Vordergrund stehen.

Rudolf legt bei der strukturellen Einschätzung eines Menschen den Schwerpunkt auf die „psychischen Funktionen, welche für die Organisation des Selbst und seine Beziehung zu den inneren und äußeren Objekten

171 G. Rudolf, 2004: „Strukturbezogene Psychotherapie – Leitfaden zur psychodynamischen Therapie struktureller Störungen", 61, Stuttgart: Schattauer.

172 Rudolf, G., 2004: „Strukturbezogene Psychotherapie", 108, Stuttgart: Schattauer.

erforderlich sind".[173] Unabhängig von der Spezifität seiner interpersonellen Konflikte benötigt jeder Mensch eine Reihe struktureller Fähigkeiten (wir könnten auch „Ich-Funktionen" sagen), um „das eigene Selbst und das System der interpersonellen Beziehungen zu regulieren". Die OPD[174]-Struktur-Checkliste, an der Rudolf entscheidend mitgewirkt hat, umfasst folgende psychische Funktionen:

- Selbstwahrnehmung (Selbstreflexion, Selbstbild, Körperselbst, Identität, Affektdifferenzierung)
- Selbststeuerung (Affekttoleranz, Selbstwertregulierung, Impulssteuerung, Antizipation der Reaktionen der Umwelt)
- Abwehr
- Objektwahrnehmung (Selbst-Objekt-Differenzierung, Empathie, ganzheitliche Objektwahrnehmung, objektbezogene Affekte)
- Kommunikation (Kontakt, Verstehen fremder Affekte, Mitteilung eigener Affekte, Reziprozität im Sinne von Herstellen eines Wir-Gefühls)
- Bindung (Internalisierung emotionaler stabiler Bilder von wichtigen Menschen, Loslösung, Variabilität der Bindung).[175]

In Bezug auf die Affekte sieht Rudolf folgende strukturelle Fähigkeiten als essenziell an:

- eigene Affekte deutlich erleben können (Affektgenerierung)
- erlebte Affekte ertragen können(Affekttoleranz)
- erlebte Affekte introspektiv differenzieren können

173 Gerd Rudolf, 2004: „Strukturbezogene Psychotherapie – Leitfaden zur psychodynamischen Therapie struktureller Störungen", 58, Stuttgart: Schattauer.

174 Die Operationalisierte Psychodynamische Diagnostik (OPD) wurde vom Arbeitskreis OPD entwickelt. Sie ist ein anspruchsvolles, psychoanalytisch orientiertes Instrumentarium für die Psychotherapieforschung. Sie soll einen empirischen, d. h. durch viele Untersucher (Rater) zuverlässig überprüfbaren Zugang zu den psychodynamischen Prozessen eröffnen, die sich im dyadischen Dialog der Therapiebeziehung vollziehen. Dem psychodynamisch ausgerichteten Therapeuten sollen handlungsanleitende diagnostische Kriterien an die Hand gegeben werden. Man wollte ein didaktisches Hilfsmittel für die Psychotherapieausbildung sowie ein Instrument der Qualitätssicherung schaffen und vor allem in der Psychotherapieforschung empirische Wirksamkeitsnachweise ermöglichen. Es gibt inzwischen zwei Arbeitskreise, einen für die OPD bei Erwachsenen und einen für die OPD bei Kindern und Jugendlichen.

175 G. Rudolf, 2004: „Strukturbezogene Psychotherapie", 80, Stuttgart: Schattauer.

- erlebte Affekte zum Selbstverständnis nutzen können
- erlebte Affekte zum Situationsverständnis nutzen können
- eigene Affekte inhibieren oder exprimieren können (Affektregulierung)
- eigene Affekte anderen mimisch und sprachlich mitteilen können (Affektausdruck)
- Affekte anderer entschlüsseln und verstehen können
- sich in die Affektwelt anderer einfühlen können (Empathie)
- Objektrepräsentanzen mit konstanten positven Affekten besetzen.[176]

Die Funktionalität der Struktur eines Menschen hängt davon ab, in welchem Maße und mit welcher Zuverlässigkeit ihm diese Funktionen zur Verfügung stehen (oder eben nicht). Eine strukturelle Störung ist zu diagnostizieren, wenn die Verfügbarkeit der genannten Fähigkeiten eingeschränkt ist. Im Kapitel über die Bedeutung der Körpersprache bei der Auftragsklärung werden wir auf Untersuchungen (vor allem von Rainer Krause) zu sprechen kommen, die Rudolfs Verständnis von strukturellen Störungen unterstützen. Patienten mit psychiatrischen oder schweren psychosomatischen Erkrankungen sind nach diesen Untersuchungen der nonverbalen Kommunikation nur sehr eingeschränkt fähig, die körpersprachlichen Ausdrucksformen der Affekte anderer zu dekodieren und ihre eigenen Affekte nonverbal zu enkodieren. Unabhängig von Rudolf, aber übereinstimmend mit ihm, kommt Grawe aufgrund der nonverbalen Kommunikationsforschung zu dem Schluss, dass die interpersonellen Schwierigkeiten psychisch gestörter Patienten nicht nur auf unbewussten motivationalen Aspekten, sondern auch auf nonverbalen Fähigkeitsdefiziten beruhen.[177]

Der Kern der strukturellen Störung liegt nach Rudolf, wie die aufgelisteten psychischen Funktionen zeigen, nicht so sehr im inhaltlich-thematischen „Was“ (zum Beispiel Aggression, Sexualität oder Beziehung zu den Eltern) wie den konfliktdynamischen Strukturmodellen, sondern vielmehr in der Dysfunktionalität des formalen „Wie“ des emotionalen Umgangs mit sich selbst und mit anderen. So nimmt der strukturell gestörte Patient seine eigenen Affekte nicht differenziert wahr, sondern erlebt zum Beispiel eine Überflutung mit negativen Affekten, Ratlosigkeit, diffuse Leere, ungerichteten oder gegen sich selbst gerichteten Hass. Das Interesse für und

176 G. Rudolf, 2004: „Strukturbezogene Psychotherapie“, 44, Stuttgart: Schattauer.

177 K. Grawe, 1998: „Psychologische Therapie“, 316, 2. Auflage, Göttingen: Hogrefe.

die Wahrnehmung von anderen Menschen ist zum Beispiel durch tiefes Misstrauen, eine Unklarheit der eigenen Bedürfnisse in Bezug auf andere Menschen und eine Unsicherheit über die Wünsche anderer Menschen überschattet. Keine Beziehung wird als wirklich tragfähig erlebt, auch nicht die Therapiebeziehung. Strukturell gestörte Patienten fühlen sich ihren inneren Bewegungen ausgeliefert, sie werden von Impulsen überwältigt, gegen die sie, wenn überhaupt, nur mit größter Anstrengung ihr Gleichgewicht bewahren können. Die Abwehr ist unreif im Sinne einer Tendenz zu Spaltung und Dissoziation. In der Kommunikation mit dem Therapeuten kommt kein rechter Rapport zustande, weder auf der Seite des Patienten noch auf der Seite des Therapeuten stellt sich ein Gefühl von „jetzt haben wir uns verstanden" ein.

In Anlehnung an die OPD bewertet Rudolf je nach dem Grad der Ausprägung und der Verfügbarkeit oder der Dysfuntkionalität der oben aufgelisteten Fähigkeiten das Strukturniveau eines Patienten als gut, mäßig, gering integriert oder desintegriert. Ich möchte die Bedeutung des Strukturniveaus am Beispiel der Bewältigung von Angst verdeutlichen: Angst spielt bei den meisten psychiatrischen und psychotherapeutischen Krankheitsbildern eine Rolle. Bei einem guten Integrationsgrad kann der Patient seine Angst deutlich erleben, introspektiv den bedrohlichen Charakter der Angst wahrnehmen, aber – im Gegensatz zum geringen Strukturniveau – die Angst aushalten und beherrschen sowie verstehen, warum eine bestimmte Situation bei ihm diese Angst ausgelöst hat. Der strukturell gut integrierte Patient kann anderen gegenüber von seiner Angst sprechen und ist in der Lage, trotz seiner eigenen Angst bei anderen Menschen Affekte zu erkennen, sich in sie einzufühlen und sie zu verstehen. Der strukturell gut integrierte Patient leidet unter seinen neurotischen Konflikten, er hat aber Kontrolle über seine täglichen sozialen und beruflichen Lebensvollzüge. Ein Patient mit einem mäßigen bis geringen Strukturniveau wird hingegen von seiner Angst überflutet. Seine Angst ist diffus, „frei flottierend" und steht nicht in einem klar erkennbaren Kontext einer Angst auslösenden Situation. Der Patient ist in seinen Lebensvollzügen und Sozialkontakten erheblich behindert und weitgehend unfähig, seine Aufmerksamkeit etwas anderem als dem bedrohlichen inneren Erleben zuzuwenden.

Die strukturelle Gestörtheit eines Patienten muss sich nicht immer durch gravierende Lebenskonstellationen und borderlinetypische Verhaltensweisen äußern. Sie kann sich – so Rudolf – auch hinter einer stark denk- und sprachorientierten, d. h. scheinbar sehr reflektierten und kontrollierten

Haltung verbergen und eine komplexe neurotische Beeinträchtigung im Sinne einer reiferen Störung vortäuschen (wie zum Beispiel bei Patienten mit psychosomatischen oder depressiven Störungen). Rudolf nennt folgende Unterscheidungskriterien für neurotische und strukturelle Störungen[178]:

Merkmale neurotischer Störungen	**Merkmale struktureller Störungen**
• blockierte Handlungsfähigkeit (ich bin unfähig, etwas für mich Wichtiges im Umgang mit anderen zu erreichen) • unerfüllte objektbezogene Bedürfnisse • Widersprüchlichkeit von Handlungsimpulsen • negative Objektbilder (versagend, zurückweisend, entwertend usw.) • negative Affekte • negative Selbstbewertung • neurotische Bewältigungsmuster (histrionisch, zwanghaft usw.) • pathogene Überzeugungen • dysfunktionale Beziehungs- und Übertragungsbereitschaften (Rückzug, Unterordnung, Opferposition, Präventivaggression)	• sich selbst nicht erleben und verstehen können • die Welt, die Objekte, die Situation emotional nicht verstehen können • von Affekten und Impulsen überflutet werden oder erstarren • sich von anderen abgeschnitten oder mit ihnen verwickelt fühlen • sich innerlich nicht auf positive Erfahrungen stützen können • sich selbst verlieren und ohne Orientierung sein • Notwendigkeit von Gegenmaßnahmen, welche stimulieren, beruhigen, strukturieren (Selbstverletzung, Essanfall, Suchtmittel) • das Leiden resultiert weniger aus der Blockade eigener Handlungsimpulse als vielmehr aus dem Tun anderer, das schwer zu ertragen ist (die von anderen versagte Befriedigung)

Im Gegensatz zum Gesunden und zum „reiferen" Neurotiker erleben Menschen mit schwereren strukturellen Störungen „maladaptive Emotionen" nicht nur situativ, sondern durchgängig. Ihre Beziehungsangebote sind nach Rudolf „Aspekte einer archaischen, d. h. frühen Objektbeziehung, genauer gesagt, Teilobjektbeziehung." Dazu gehören sehr heftige und drängende Bedürfnisse und Ansprüche an das Objekt sowie ebenso heftige Frustrations-

178 G. Rudolf, 2004: „Strukturbezogene Psychotherapie", 50, Stuttgart: Schattauer.

und Enttäuschungsreaktionen, Resignation, Verzweiflung, Gekränktheit und vorwurfsvolle Klage, im Extremfall „das komplette Fallenlassen des Gegenübers, das Annulieren und das Aufgeben der Beziehung. Aus struktureller Sicht betrachten wir diese Bedürfnisse nicht als Triebimpulse, sondern als Beziehungsbedürfnisse: Der andere wird unbedingt benötigt, da der Patient (aus seiner kindlichen Erfahrung) die jeweilige Situation alleine nicht ertragen oder meistern kann. Insbesondere braucht er den anderen, um seine emotionale Verfassung regulieren zu können und die Situation und sich selbst verstehen und sich orientieren zu können. Das ist etwas grundsätzlich anderes als Triebbefriedigung."[179]

Natürlich zeigt auch der strukturell gestörte Patient Triebäquivalente, zum Beispiel orale Gier, Einverleibung und Neid. Aber verbale Deutungen, die sich auf unpassende bzw. unmögliche infantile Wünsche an Objekte und auf die damit verbundenen Bedürfniskonflikte beziehen, sind für Patienten mit strukturellen Störungen oft nicht hilfreich, weil die Entstehung ihres grundlegend gestörten Weltbezugs aus einer Zeit datiert, in der eine solche Gerichtetheit objektbezogener Wünsche noch gar nicht ausgebildet war. Es handelt sich folglich – so Rudolf – bei den problematischen Eigenschaften strukturell gestörter Patienten nicht um unbewusste und unangemessene Absichten, sondern um ein strukturelles Unvermögen (Sosein) des Patienten. Der Patient benötigt weniger eine bewusste Einsicht in die inneren Kräfte, die ihn treiben und hemmen, als vielmehr korrektive emotionale Erfahrungen (im unausgesprochenen, impliziten Funktionsmodus) auf jener präverbalen Ebene, auf der er in seiner Biographie seine strukturprägenden Defizite erlitten hat.

Eine Besonderheit psychosomatischer und depressiver Störungen ist, dass die strukturellen Defizite der Patienten nicht direkt ins Auge stechen, wie es zum Beispiel bei Borderline-Persönlichkeitsstörungen der Fall ist. Der strukturelle Anteil wird leicht übersehen, weil die Patienten aufgrund ihrer hohen narzisstischen Anforderungen an sich selbst oft besonders autark und belastbar wirken. Sie sind in der Regel lange Zeit leistungsbereit und haben ein hohes Maß an Realitätsanpassung vollzogen. Ihre intellektuellen und sprachlichen Fähigkeiten sind oft gut entwickelt. Ihr Leben funktioniert – vordergründig betrachtet – in der Regel auf hohem Niveau. Altruistische Tendenzen verdecken zwischenmenschliche Spannungen. Heimliche Wünsche nach Versorgtwerden durch ein ideales Objekt so-

179 G. Rudolf, 2004: „Strukturbezogene Psychotherapie", 142, Stuttgart: Schattauer.

wie die Ängste und Aggressionen im Zusammenhang mit Enttäuschungen und Kränkungen werden erfolgreich abgewehrt. Ängste treten allenfalls durch ihre Verschiebung in den Körper oder in soziale Situationen, Aggressionen durch ihre Wendung gegen das eigene Selbst in Erscheinung. Diese Art von Lebensbewältigung ist ein permanenter Kraftakt, welcher der Depressionsabwehr dient, und führt früher oder später zur Erschöpfung. Meist erst mit dem Zusammenbruch der Belastbarkeit und Abwehr kommt es zum Vollbild der psychosomatischen oder depressiven Symptomatik.

Die hohe Bedeutung, die der strukturelle Anteil bei Patienten mit psychosomatischen Störungen hat, wird nach Rudolf oft erst deutlich, wenn die aufdeckende (zum Beispiel psychoanalytische) Arbeit auf Schwierigkeiten stößt: „Die Patienten sind in keiner Weise psychological minded, selbst wenn ihre aktuellen und biographischen Konflikte unübersehbar sind. Sie scheinen Selbstreflexion und Einsicht strikt abzulehnen und empfinden Hinweise auf ihre depressive und ängstliche Verfassung als beleidigend."[180] Der Widerstand der Patienten mit psychosomatischen Störungen und ihre so genannte Alexithymie (Seelenblindheit) haben offensichtlich eine wichtige Funktion: Sie schützen die Patienten gegen eine ungeeignete (aufdeckende, psychoanalytische) Vorgehensweise, die durch Übertragungsdeutungen unbewusste Motivationen, Hemmungen und Phantasien der Patienten bewusst zu machen sucht. Strukturell gestörte Patienten kämpfen verzweifelt um Selbstbehauptung und Konsistenzsicherung, um ein Mindestmaß an psychischem Gleichgewicht aufrechtzuerhalten. Aufdeckende Psychotherapie birgt nach Rudolf für diese Patienten folgende Risiken[181]:

- Deutungen bedrohen ein fragiles Selbst, weil sie die Macht beanspruchen zu definieren, wer der Patient eigentlich sei und was in ihm vorgehe.[182]

180 G. Rudolf, 2004: „Strukturbezogene Psychotherapie", 184, Stuttgart: Schattauer.

181 G. Rudolf, 2004: „Strukturbezogene Psychotherapie", 119, Stuttgart: Schattauer. Auf Seite 124 führt Rudolf aus, dass speziell die unstrukturierte Situation des Settings der analytischen Psychotherapie Patienten mit strukturellen Störungen überfordere. Das Nichtantworten des Analytikers frustriere und verwirre die Patienten. Auf der ratlosen Suche nach Bewältigungsstrategien agierten die Patienten destruktiv. In einem regressiv-bedürftigen Zustand realer Abhängigkeit seien die Patienten unfähig zu einer akzeptablen Begrenzung und Beendigung der Therapie.

182 Rudolf sieht die Gefahr, dass der deutende Analytiker seinem Patienten gegenüber eine Position einnimmt, die der eines Romanautors des 19. Jahrhunderts gegenüber den Protagonisten seiner Bücher gleicht. Scheinbar alles über die Vergangenheit,

- Die eingeschränkte selbstreflexive Fähigkeit des Patienten kann dazu führen, dass Deutungen nicht verstanden werden und bei dem orientierungsbedürftigen Patienten die Verwirrung vermehren.
- Da Deutungen oft abgewehrte regressive Bedürfnisse des Patienten betreffen, werden sie als Hinweis auf seine Kleinheit, Hilflosigkeit und Bedürftigkeit und damit als kränkend empfunden.
- Übertragungsdeutungen erfolgen oft in einem Setting, das durch Verzicht auf starke Strukturierung der freien Entfaltung innerer, psychischer und interpersoneller Prozesse viel Raum gibt (im Extremfall das Regression fördernde Setting der Psychoanalyse im Liegen ohne Blickkontakt mit dem Therapeuten). Ein solches Setting bedeutet für strukturell gestörte Patienten die Auslieferung an die Macht eines anderen. Dadurch werden basale Ängste aktiviert.
- Durch Übertragungsdeutungen können alte Erfahrungen des Patienten von Ohnmacht und Beschämung reaktiviert werden. Der Therapeut kann leicht in die Rolle des Mächtigen kommen, der über das Gute verfügt, es dem Patienten aber vorenthält und so die Rolle des negativen und schädigenden Objekts übernimmt.
- Deutungen werden oft aus dem Anspruch gegeben, dem Patienten mit seinem falschen Denken ein klares Denken auf Grundlage einer „richtigen" Theorie zur Verfügung zu stellen. Sie laufen aber Gefahr, von strukturell gestörten Patienten als Aufdrängung der Konzepte, Ansprüche und Bedürfnisse des Therapeuten erlebt zu werden.
- Der strukturell gestörte Patient benötigt eine aktiv unterstützende Haltung des Therapeuten und Kontrollmöglichkeiten über das Prozessgeschehen in der Therapie, auch und gerade dann, wenn er keinen eigenen Auftrag dafür geben kann oder seine selbstreflexiven Fähigkeiten mit Hypothesen des Therapeuten über seine impliziten Beziehungsanliegen überfordert sind.
- Es nutzt strukturell gestörten Patienten möglicherweise nichts, wenn ihr narzisstischer Rückzug aufgrund ihres kindlichen Erlebens von Hilflosigkeit in der Sprache der Erwachsenen ausgedrückt und immer wieder auf der interpersonellen Ebene als Ausdruck von Bedürftigkeit und Beziehungssehnsucht gedeutet wird.

Gegenwart und Zukunft, die geheimen Gedanken, Gefühle und Pläne seiner Romanfiguren wissend, gerät er in die Versuchung, das eigentliche Leben des Patienten detailliert neu zu schreiben, eben wie einen Roman.

Psychosomatische und depressive Störungen sind nur eine Form von vielen klinischen Manifestationen struktureller Störungen. Schwerere strukturelle Defizite können sich nach Rudolf unter anderem auch in narzisstischen, schizoiden, paranoiden, borderlineartigen und anderen Persönlichkeitsstörungen, Essstörungen sowie Suchterkrankungen äußern. Rudolf versucht, diese klinischen Krankheitsbilder mit den verschiedenen Strukturniveaus der OPD und mit bestimmten inhaltlichen Konfliktfoki zu korrelieren. Das Ergebnis dieses Versuchs ist in der folgenden Übersicht zusammengefasst[183]:

Strukturniveau	**Typ 1: gut integriert**	**Typ 2: gut bis mäßig integriert**	**Typ 3: mäßig integriert**
Konflikt nach OPD	ödipale und sexuelle Konflikte, Schuldkonflikte, Kontrolle-Unterwerfung-Konflikte	starke Bindung an idealisierte Objekte, Autarkie-Versorgung- und Selbstwert-Konflikte	Autonomie-Abhängigkeitkonflikt, Identitätskonflikt
Klinisches Bild	generalisierte Angststörung, depressive Episode, Phobie	Dysthymie, somatoforme Störungen, dissoziative Störungen	narzisstische und schizoide Persönlichkeitsstörungen, Anorexie, autonomiebetonte Charakterabwehr
Besonderheiten in der therapeutischen Arbeit	konfliktaufdeckende Bearbeitung ist möglich und sinnvoll	Es besteht die Gefahr einer zu forcierten Konfliktaufdeckung und des Übersehens struktureller Defizite; cave: unterschwellige Kränkbarkeit; Patienten brauchen ein fürsorglich-unterstützendes, annehmendes und entwicklungförderndes Klima	Herstellung der Therapiebeziehung ist schwierig; Verständnis des hinter den Konflikten Liegenden ist notwendig, cave: Irrtumsmöglichkeiten. Die Charakterabwehr ist ich-synthon und schwer in Frage zu stellen; Auflockerung kann Destabilisierung bewirken

Von links nach rechts nimmt das Gewicht struktureller

183 G. Rudolf, 2004: „Strukturbezogene Psychotherapie“, S. 178, Stuttgart: Schattauer.

Die Tabelle erweckt den Eindruck, dass für die verschiedenen Strukturniveaus bestimmte Konfliktinhalte und klinische Krankheitsbilder spezifisch sind. Eine solche Spezifität scheint mir zweifelhaft. Ich schätze die Übersicht aber wegen ihres didaktischen Wertes. Sie veranschaulicht Rudolfs Anliegen, Struktur, Konflikt und klinisches Bild im Zusammenhang zu sehen und die Therapie danach auszurichten.

Typ 4: mäßig bis gering integriert	**Typ 5: gering integriert**	**Typ 6: des-integriert**
vielfältige, undeutliche und vermischte Konfliktaspekte	schillerndes Bild aller möglichen Konflikte, sie sind aber nicht das „Eigentliche"	fehlende Konfliktfähigkeit; es sind nur Schatten von Konfliktthemen erkennbar
Bulimie, Sucht, offen abhängige und histrionische Persönlichkeitsstörungen (Charakterabwehr)	Borderline-Persönlichkeitsstörungen	antisoziale Persönlichkeitsstörungen, Perversion, Störung nach anhaltender Belastung
Hinter dem selbstschädigenden Verhalten, das der Selbstregulierung dient, muss die strukturelle Vulnerabilität des Patienten gesehen werden; störungsspezifische Therapiemaßnahmen und Verträge notwendig	Gefahr des Scheiterns infolge instabiler Beziehung und impulsiven Verhaltens des Patienten; traumaspezifische Therapiemaßnahmen und Erlernen der Affekt- und Impulssteuerung haben Vorrang; viel Struktur notwendig	Therapierbarkeit ist fragwürdig (forensische Patienten)

Anteile am Persönlichkeits- und klinischen Bild zu

Therapeutische Konsequenzen bei strukturell gestörten Patienten

Die Beziehung zu strukturell gestörten Patienten muss – so Rudolf – der Therapeut grundsätzlich anders gestalten als zu Patienten mit höherem Strukturniveau. Der Therapeut soll dem Patienten weniger sein Denken als vielmehr seine Wahrnehmung zur Verfügung stellen. Die Zielsetzung einer strukturbezogenen psychodynamischen Therapie ist nicht so sehr auf das Verstehen unbewusster Prozesse aus der biographischen Perspektive ausgerichtet. Vielmehr soll der Patient mit Hilfe des Therapeuten besser wahrnehmen, was im Hier und Jetzt los ist, welche Muster sich in seinem Inneren und in seinen Beziehungen immer wieder abspielen. Die therapeutischen Interventionen sollen bevorzugt möglichst deutungsfreie Wahrnehmungen des Therapeuten zum Ausdruck bringen, etwa in folgender Form[184]: „Ich nehme wahr, dass Sie etwas immer wieder so oder so tun/erleben." „Ich nehme wahr, dass Sie in einer bestimmten Situation einen bestimmten Affekt haben bzw. einen Affekt nicht haben, den man dort erwarten könnte." „Wäre ich in Ihrer Situation, hätte ich wahrscheinlich das Gefühl (...)." „Wenn ich Ihnen zuhöre, geht es mir gefühlsmäßig so (...)." „Es hat den Anschein, immer wenn Sie sich in diese Situation gebracht fühlen, werden Sie von etwas völlig überwältigt, in Erregung versetzt, gelähmt, gehen Ihre Gedanken nur noch in eine Richtung."

Der Patient soll mit Hilfe des Therapeuten die Funktionalität und Dysfunktionalität seiner Erlebens- und Verhaltensmuster erkennen. Der Fokus der Behandlung liegt nicht nur auf jenen Mustern, die dem Patienten besonders schaden und der Befriedigung seiner Bedürfnisse im Wege stehen, sondern auch auf jenen Mustern, die sich besonders gut zur Bewältigung seiner Probleme eignen (strukturelle Fähigkeiten, Ressourcen). Die Abwehr des Patienten wird als Bewältigung gewürdigt und nicht in Frage gestellt. „Der Patient ist, wie er ist, und soll auch so bleiben dürfen." Der Therapeut arbeitet vorrangig an den Bewältigungsfähigkeiten und kompensatorischen Strukturen des Patienten. Aufgrund der Regressionsneigung und Impulsivität strukturell gestörter Patienten muss der Therapeut „immer mit allem rech-

184 G. Rudolf, 2004: „Strukturbezogene Psychotherapie", 157, Stuttgart: Schattauer.

nen" und daher „die problematischsten Bereiche (vor allem Suizidalität) antizipieren und mit dem Patienten entsprechende Verabredungen treffen."[185]

Die Therapieziele einer strukturbezogenen Psychotherapie fasst Rudolf folgendermaßen zusammen:

- realistische Wahrnehmung des eigenen Selbst gewinnen und ein Selbstbild ausdifferenzieren
- eigene Affekte differenzieren
- eigene Identität entwerfen und weiterentwickeln[186]
- realistische, ganzheitliche Wahrnehmung der Objekte gewinnen
- teaktionen anderer antizipieren
- berechtigte Interessen anderer berücksichtigen
- das eigene Selbst steuern
- sich von Impulsen distanzieren, sie steuern und integrieren
- sich von Affekten distanzieren und sie regulieren
- Beziehungswünsche steuern und Entscheidungen treffen
- sich von Kränkungen distanzieren und den Selbstwert regulieren
- eigene Gedanken, Bedürfnisse und Impulse von denen anderer unterscheiden, Grenzen ziehen (Selbst-Objekt-Differenzierung)
- in Beziehungen die eigenen Interessen aufrechterhalten
- sich aus Bindungen lösen und Abschied nehmen
- das Selbst emotional erleben
- eigene Affekte generieren und erleben
- eigene Phantasien entwerfen
- die eigene Körperwahrnehmung bzw. das Körper-Selbst emotional beleben
- sich in der Beziehung zu anderen emotional involvieren
- Gefühle anderen gegenüber zulassen
- eigene Affekte zum Ausdruck bringen, sich von Affekten anderer erreichen lassen
- Empathie erleben
- gute innere Objekte haben, andere als gute Objekte nutzen

185 Ausgenommen sind selbstschädigende Bewältigungsformen wie Anorexie, Hyperphagie, Selbstverletzungen, Alkohol, Drogen und dissoziale Handlungen, welche mit Hilfe äußerer Strukturen (zum Beispiel Verträge oder Esstagebuch) anzugehen sind.

186 Identität wird von Rudolf „nicht verstanden als etwas verborgen Vorhandenes, das aufgedeckt wird, sondern als ein Produkt, das es herzustellen gilt" (Seite 169).

- emotional positive Selbst- und Objektbesetzungen aufbauen und erhalten
- für sich sorgen, sich beruhigen, trösten, verantworten, selbst helfen, schützen, für sich selbst eintreten können
- variable und trianguläre Bindungen eingehen
- sich an andere binden und Verantwortung für die Erhaltung der Beziehung übernehmen
- Hilfe, Unterstützung, Versorgung, Anleitung und Entschuldigung von anderen annehmen.

Die Therapiebeziehung wird – im Gegensatz zur traditionellen analytischen Psychotherapie – nicht zum aktuellen Mittelpunkt des Lebens des Patienten erhoben. Der Therapeut ist „Reflexionsort und Anlaufstelle, die der Patient bei Bedarf nutzen kann" (speziell zu Therapiebeginn mit allen technischen Mitteln wie Brief, Fax, Telefon, SMS, E-Mail etc.). Die innere Haltung zum strukturell gestörten Patienten soll nach Rudolf eine dreifache sein:

Der Therapeut soll sich im übertragenen Sinn
- hinter den Patienten stellen
- neben den Patienten stellen und
- sich dem Patienten gegenüberstellen.[187]

Hinter dem Patienten stehend, soll der Therapeut
- sich für die Einzigartigkeit der Persönlichkeit des Patienten interessieren
- die Sicht des Patienten teilen (Identifizierung)
- die Klagen des Patienten aufnehmen und emotional verarbeiten (Containing)
- das Leid des Patienten als Gegebenes annehmen
- dem Patienten seine eigenen Ich-Funktionen zur Verfügung stellen (Hilfs-Ich)
- Schaden vorbeugen (Vorsorge)
- bei speziellen Problemstellungen konkret unterstützen (Mentor, Coach, Elternersatz).

Neben dem Patienten stehend, soll der Therapeut das Erleben und Tun des Patienten gemeinsam mit diesem gewissermaßen von außen, aus einer

187 G. Rudolf, 2004: „Strukturbezogene Psychotherapie", 146-147, Stuttgart: Schattauer.

gewissen Distanz und Metaposition heraus, zu objektivieren versuchen (als würde man sich gemeinsam ein Video, ein Tagebuch, einen Roman, einen Traum oder Bericht anschauen). Die Patientensicht der Dinge soll ganzheitlicher werden, indem der Therapeut Elemente, die in der Wahrnehmung des Patienten fehlen, ergänzt. Der Therapeut versucht so, eine mehrperspektivische Wirklichkeit zu etablieren, in welcher die Dinge aus der Sicht des Patienten ganz anders aussehen können als aus der Sicht seiner Konfliktpartner und aus der Sicht des Therapeuten.

Dem Patienten gegenüberstehend, soll der Therapeut den Patienten spiegeln, d. h. dem Patienten das Bild, wie es sich von ihm in der Wahrnehmung des Therapeuten darstellt, zurückgeben. Dabei soll der Therapeut auch seine emotionale Resonanz auf den Patienten spiegelnd beschreiben. Der Patient soll in dem Maß, welches für den Patienten zumutbar und nützlich erscheint, mit Aspekten der Realität und der eigenen Verantwortung in der Therapiebeziehung konfrontiert werden. Er soll dabei erfahren und aushalten lernen, dass sein Gegenüber (zum Beispiel der Therapeut) anders fühlt und denkt und andere Bedürfnisse hat als er selbst (Alterität). Der Therapeut als Anteil nehmendes Gegenüber und der Patient tauschen sich über ihr jeweiliges inneres Erleben aus. Sie sind dabei grundsätzlich gleichgestellt, wobei der Therapeut der in dieser Form der Kommunikation Geübte, der Patient der noch Hilfestellung Benötigende ist. Auf diese Weise soll der Patient in seiner Selbstwahrnehmung und in seinem Verständnis der Situation unterstützt, damit selbstwirksamer und kompetenter werden. Der Patient soll zunehmend die Störung als etwas Eigenes akzeptieren können und die Verantwortung für dieses schwierige Eigene übernehmen. Die spezifischen Erlebens- und Verhaltensmuster des Patienten sollen von ihm selbst „als etwas biographisch Gewachsenes" akzeptiert werden. Dieses Akzeptieren soll durch therapeutische Interventionen der folgenden Art unterstützt werden: „Wenn jemand schon als Schulkind mit einer solchen familiären Katastrophe konfrontiert wird, ist er massiv überfordert, auch wenn er alles ihm Mögliche tut, um die Situation zu ertragen oder zu meistern; eine andere Reaktionsweise als die Ihrige (gemeint ist der Patient) stand Ihnen wahrscheinlich gar nicht zur Verfügung."

Zusammenfassend schlägt Rudolf folgende Interventionen einer strukturbezogenen Psychotherapie vor[188]:

188 G. Rudolf, 2004: „Strukturbezogene Psychotherapie", 151, Stuttgart: Schattauer.

- Anregen zu psychischen Produktionen (narrative Mitteilungen über Situationen, Erfahrungen, Selbstwahrnehmungen, Träume etc. in Worten, Gestaltungen, Zeichnungen oder Aufzeichnungen)
- klärende Fragen zur Förderung und therapeutischen Zentrierung und Ordnung der Mitteilungen; der Therapeut betont, dass er nur begrenzt wortlos verstehen kann, was den Patienten bewegt
- Einladung zur Introspektion und Selbstreflexion („Was läuft in Ihnen ab?")
- identifikatorische oder konfrontierende Mitteilungen des Therapeuten über sein eigenes inneres Erleben (im Rahmen des für den Patienten Zumutbaren und Nützlichen)
- spiegelnde Äußerungen des Therapeuten, Beschreibung, wie der Therapeut den Patienten wahrnimmt
- strukturierende Unterstützung des Patienten beim Vorsorgen, Planen, Begrenzen
- Zusammenhänge, Parallelen, Widersprüche oder Lücken aufzeigende Interventionen
- Therapeut als Chronist für die Erfahrungen des Patienten, der den Patienten im geeigneten Augenblick (zum Beispiel, wenn der Patient Erfahrungen ausblendet) an diese biographischen Erfahrungen oder gemeinsame Erfahrungen im Therapieprozess erinnert.

Im Unterschied zur klassischen psychoanalytischen Deutungstechnik vermeidet Rudolf, „das Thema (des strukturell gestörten Patienten) in die Übertragung zu ziehen" und damit „die Abhängigkeit des Patienten von der Therapie und dem Therapeuten zu unterstreichen".[189] Wenn der Patient von interpersonellen Problemen berichtet, würde Rudolf nicht fragen, inwieweit diese Probleme auch in der Therapiebeziehung eine Rolle spielen. Und selbst wenn der Patient spürbar alte Beziehungserfahrungen auf den Therapeuten überträgt und damit die therapeutische Beziehung belastet, würde er darauf verzichten, Hypothesen über unbewusste Intentionen und Antriebe, unbewusste Ängste und Hemmungen zu formulieren und mit biographischem Material in Verbindung zu bringen.

Als Beispiel einer für strukturell gestörte Patienten besonders ungeeigneten Deutung führt Rudolf eine typische kleinianische Intervention auf: „Sie sind sehr hungrig, bedürftig und überzeugt, dass ich Ihnen alles geben

189 G. Rudolf, 2004: „Strukturbezogene Psychotherapie", 152, Stuttgart: Schattauer.

könnte, was Sie brauchen, und Sie sind sehr enttäuscht, dass ich Ihnen nicht genügend anbiete; aus Ärger, darüber würden Sie den Kontakt zu mir am liebsten abbrechen." Der strukturbezogene Therapeut im Sinne Rudolfs würde stattdessen dem Patienten die Wahrnehmungen, die er an ihm und introspektiv in sich selbst macht, deutungsfrei mitteilen und gemeinsam nach Lösungsmöglichkeiten für die aktuelle Problematik suchen, zum Beispiel in der Weise: „Aus Ihrer Mitteilung könnte man entnehmen, dass ein Teil von Ihnen sich sehr angespannt und überfordert fühlt und sich selbst und die Situation nur schwer verstehen kann. Lassen Sie uns gemeinsam überlegen, was Ihnen helfen könnte, die Situation auszuhalten oder zu verändern."

Welche Schlussfolgerungen können wir aus Rudolfs strukturbezogener Psychotherapie für die Technik der Auftragsklärung ziehen? Ein wichtiges Merkmal strukturell gestörter Patienten ist, dass sie nicht oder nur eingeschränkt in der Lage sind, ihren Therapeuten differenzierte Aufträge hinsichtlich ihrer Bedürfnisse und Beziehungsanliegen zu geben. Wenn wir sie im Sinne der expliziten Auftragsklärung direkt fragen, was wir als Therapeuten tun oder unterlassen können, damit sie sich in den Therapiesitzungen sicherer, verstandener oder zufriedener fühlen, und welche Unterstützung sie brauchen, um leichter ihre Ziele zu erreichen, werden sie wahrscheinlich überfordert sein. Zudem laden solche Fragen zu einer Intimität und Vertrautheit in der Therapiebeziehung ein, die der strukturell beeinträchtigte Patient vielleicht weder empfindet noch will. Denken wir nur an Menschen mit einer schizoiden Struktur, deren innerseelisches Gleichgewicht auf der Vermeidung von Intimität und zwischenmenschlicher Intentionalität aufgebaut ist. Für sie könnte die Intimität der Therapiebeziehung bedrohlich sein.

Nun könnten wir ja im Sinne der impliziten Auftragsklärung genau diese Schwierigkeiten des Patienten verbalisieren. Zum Beispiel könnten wir sagen: „Ich glaube, es ist für Sie schwer, Ihre Bedürfnisse wahrzunehmen und in Worte zu fassen. Es könnte sein, dass Sie sich wünschen, dass ich Ihre Bedürfnisse richtig wahrnehme oder erahne und dass ich das für Sie Richtige tue, ohne viele Worte darüber zu verlieren." Oder: „Es könnte für Sie wichtig sein, dass ich einerseits für Sie sicher da bin und andererseits Ihr Bedürfnis nach einem sicheren Abstand zu mir respektiere. Es könnte für Sie außerdem wichtig sein, dass Sie selbst das Tempo und das Maß bestimmen, wie wir uns kennen und gegenseitig verstehen lernen."

Wir haben von Rudolf erfahren, dass gerade strukturell gestörte Menschen zu ihren primären, präverbalen Beziehungswünschen keinen bewussten Zugang haben und auch durch unsere Deutungen nicht bekommen. Den Patienten fehlen sprichwörtlich die Worte, und unsere Worte verfehlen ihren Adressaten. Ein wichtiger impliziter Auftrag der strukturell gestörten Patienten könnte lauten: „Sprich nur von dem, was ich verstehe. Stehe mir bei den Problemen bei, die ich selbst als Belastung empfinde. Lass alles aus dem Spiel, was mich irritieren, verunsichern und destabilisieren könnte." Es bleibt uns folglich nichts anderes übrig, als die impliziten Beziehungserwartungen der strukturell gestörten Patienten, so gut es geht, zu erahnen, nonverbal zu befriedigen und auf Deutungen weitgehend zu verzichten. Damit würden wir genau das tun, was Grawe als komplementäre Bedürfnisbefriedigung im impliziten Modus bezeichnet hat. Da uns die verbalen Überprüfungsmöglichkeiten unserer Annahmen über die Beziehungswünsche des strukturell gestörten Patienten weitgehend verschlossen sind, sind wir – mit allen Irrtumsrisiken – auf die nonverbalen Reaktionen, mit denen der Patient auf unser Beziehungsangebot antwortet, angewiesen.

Bedeutung der Körpersprache

Andere wissen mehr über uns, als wir selbst wissen. Denn über unsere Körpersprache werden für andere Millionen Bits an impliziten Informationen aus unseren Gehirnen sichtbar, die uns selbst weitgehend verborgen bleiben. Unsere Körper drücken unsere wirklichen Gefühle auch dann aus, wenn wir uns bemühen, sie zum Beispiel gegenüber unseren Patienten zu verbergen, und vor allem dann, wenn sie uns gar nicht bewusst sind. Was wir übers Gesicht ausdrücken, stimmt noch relativ gut mit unseren bewusstseinsnahen Intentionen und Emotionen überein.[190] Das gilt aber nicht mehr für den unteren Teil des Körpers. Während wir recht gut unsere Mimik kontrollieren können, ist – wenn wir nicht gerade eine Schauspielausbildung haben – die

190 R. Krause (1997: „Allgemeine psychoanalytische Krankheitslehre, Band 1: Grundlagen", Stuttgart: Kohlhammer) fand heraus, dass der Gefühlsausdruck sich im Gespräch überwiegend auf den Inhalt des gerade Gesagten bezieht und weniger auf die Beziehung zum Gesprächspartner.

vollständige willentliche Steuerung der Ausdrucksmotorik der kopffernen Gliedmaßen fast unmöglich.[191]

Das, was wir bewusst und unbewusst körpersprachlich ausdrücken, löst nach Rainer Krause[192] bei unserem Gegenüber ein reziprokes Verhalten aus. Durch eine echte, freundliche, achtsame, wertschätzende und zuversichtliche Haltung, die sich gleichermaßen in unseren Worten und in unseren nonverbalen Signalen ausdrückt (Kongruenz von expliziten und impliziten Beziehungsbotschaften), werden wir zum Beispiel bei unseren Patienten in der Regel eine entsprechend positive Reaktion hervorrufen. Umgekehrt versorgen uns unsere Patienten ständig mit nonverbalen Signalen, die ihnen (und auch uns Therapeuten) zum großen Teil nicht bewusst sind. In diesem Zusammenhang interessant sind Untersuchungen von Krause, der zeigte, dass Patienten mit verschiedenen psychischen Krankheitsbildern unterschiedliche Leitaffekte zeigen. Schizophrene zum Beispiel drücken nonverbal häufig Verachtung, männliche Colitis-Patienten überwiegend Ekel aus. Wer mit einem Schizophrenen interagiert, passt sich schon nach kurzer Zeit dessen freudlosem Kommunikationsstil an. Umgekehrt passt sich der Schizophrene einer freundlich wertschätzenden Haltung des Therapeuten aber nicht an.

Bei psychiatrischen Patienten scheint die Fähigkeit verloren gegangen zu sein, die Gefühle anderer aus deren Körpersprache richtig dekodieren und wahrnehmen zu können sowie das eigene Verhalten flexibel an wechselnde Beziehungssituationen anzupassen.[193] Rudolf spricht, wie ich oben ausgeführt habe, von einer strukturellen Störung der Fähigkeit der Patienten, sich selbst und andere wahrzunehmen sowie Gefühle und Bedürfnisse auszudrücken,

191 P. Ekman, W. V. Friesen, 1974: „Detecting deception from the body and face“, Journal of Personality and Social Psychology, 29, 288-298 (zitiert aus K. Grawe, 1998: „Psychologische Therapie“, 301, Göttingen: Hogrefe).

192 R. Krause, 1997: „Allgemeine psychoanalytische Krankheitslehre, Band 1“, Stuttgart: Kohlhammer.

193 R. Rosenthal und L. I. Benowitz (1986: „Sensitivity to nonverbal communication in normal, psychiatric and brain-damaged samples“, in: P. D. Blanck, R. Buck, R. Rosenthal (Eds.): „Nonverbal communication in the clinical context“, University Park, London: The Pennsylvania State University Press) stellten bei psychiatrischen Patienten eine deutlich schlechtere nonverbale Dekodier- und Enkodierfähigkeit als bei Gesunden fest. Unabhängig von der Intelligenz der Patienten waren die nonverbalen Entschlüsselungs- und Verschlüsselungsdefizite umso ausgeprägter, je stärker gestört die Patienten insgesamt waren.

und verweist auf die eingeschränkten Möglichkeiten übertragungsbezogener und aufdeckender Psychotherapie bei diesen Patienten. Offensichtlich ist eine ausreichend gut entwickelte Dekodier- und Enkodierfähigkeit des Patienten (aber auch des Therapeuten) eine wichtige Voraussetzungen für ein lebendiges und fruchtbares Übertragungs- und Gegenübertragungsgeschehen.

Nonverbales Verhalten hat nach Grawe[194] das Potenzial, als interpersoneller Attraktor zu wirken. So wie der Therapeut durch sein Ausdrucksverhalten die Therapiebeziehung und die emotionale Verfassung des Patienten beeinflussen kann, so kann auch das nonverbale Verhalten des Patienten die Affekte und das nonverbale Verhalten des Therapeuten beeinflussen, ohne dass es den Interaktionspartnern bewusst sein muss. Der affektive Ausdruck eines psychisch gestörten Menschen kann eine große Macht entfalten: Der Therapeut oder andere Interaktionspartner werden affektiv quasi „angesteckt", in eine bestimmte emotionale Verfassung und pathologische Interaktionsmuster hineingezwungen (versklavt). Es kann sich dabei um eine unauflösbar negative Färbung der Affekte und des nonverbalen Ausdrucks beider Seiten oder – noch schlimmer – um eine totale Vermeidung negativer Affekte handeln.

In Untersuchungen von Krause wurden die schlechtesten Therapieergebnisse bei stark vermeidender Reziprozität erzielt, wenn nämlich Therapeut und Patient schon in der ersten Sitzung übereinstimmend nur positive Affekte zeigten. Signifikant bessere Ergebnisse ließen sich erzielen, wenn Patient und Therapeut nonverbal unterschiedliche Leitaffekte zeigten. Offensichtlich wird – so folgert Grawe – in Therapien, die sich darauf beschränken, freundliche Signale auszutauschen, die notwendige prozessuale Aktualisierung der interpersonellen Probleme des Patienten vermieden. Die Vermeidung wunder Punkte ist ein verständliches (unbewusstes) Bestreben der Patienten. Aber um günstige therapeutische Wirkungen zu erzielen – diese Schlussfolgerung legen die Untersuchungen von Krause nahe –, ist es notwendig, dass sich Therapeuten „unsozial", also nicht reziprok und nicht vermeidend-harmonisierend verhalten.[195]

194 K. Grawe, 1998: „Psychologische Therapie", 300, Göttingen: Hogrefe.

195 In der Hypnotherapie nach Milton Erikson und in der Neurolinguistischen Programmierung (NLP) von Richard Bandler und John Grindler werden Therapeuten trainiert, sich auf die Körpersprache und bevorzugten Sinneskanäle ihrer Patienten möglichst vollständig einzukalibrieren. Diese als „pacing" bezeichnete Technik ent-

Grawe betont, dass wichtige affektive Informationen sowie unbewusste Ziele und Motivationen unserer Patienten oft nur über körpersprachliche Kommunikationskanäle (Mimik, Gestik, Stimmqualität, Sprechweise, Atmung, Haltung und Körperbewegungen) zu erschließen sind. Patienten sind mit ihren Ärzten zufriedener, wenn diese über eine hohe Dekodierfähigkeit im Sinne einer Sensibilität für die Körpersignale ihrer Patienten verfügen.[196] Noch wichtiger als eine gute Dekodierfähigkeit des Therapeuten scheint eine gute Enkodierfähigkeit (Fähigkeit, ein bestimmtes Gefühl eindeutig ausdrücken können) zu sein. Ärzte und Therapeuten, die ein bestimmtes Gefühl kongruent so ausdrücken können, dass es von außen stehenden Beurteilern eindeutig als dieses Gefühl interpretiert wird, haben signifikant mehr Zustrom von Patienten. Sie werden sowohl von ihren Patienten als auch von ihren Supervisoren positiver beurteilt. Grawe sieht die hohe Bedeutung der Qualität der Körpersprache des Therapeuten für die Therapiebeziehung als eindeutig erwiesen an.[197]

Der immense Schatz impliziter Informationen, den Patienten und Therapeuten in ihren gemeinsamen Sitzungen ständig austauschen, wird aber – so Grawe – in vielen Therapierichtungen nicht ausreichend genutzt, weil das Gespräch und sein Inhalt überbetont werden. Nach Grawe sollten möglichst alle Therapeuten trainiert werden, nonverbale Mitteilungen ihrer Patienten besser wahrzunehmen sowie ihre eigene Körpersprache im

---

spricht einem bewusst reziproken Therapeutenverhalten: Der Therapeut atmet im gleichen Rhythmus wie sein Patient, nimmt die gleiche Körperhaltung ein, passt sich auch hinsichtlich Lidschlag, Mimik, Sprechtempo und Stimmlage seinem Patienten maximal an. Er stellt eine optimale verbale Kongruenz mit seinem Patienten her, indem er sich auf das dominierende Repräsentationssystem des Patienten (visuell, akustisch, kinästhetisch oder olfaktorisch) einstellt. Das „pacing" dient aber nur der empathisch-spiegelnden Vorbereitung der Technik des „leading", dem eigentlichen Ziel der therapeutischen Arbeit in der Hypnotherapie und im NLP. Beim „leading" versucht der Therapeut systematisch, mit dem Patienten Ziele zu bestimmen und ihn zu einer veränderten Sichtweise seiner Probleme (reframing) und zu einem veränderten Körper- und Selbsterleben zu bringen.

196 Grawe bezieht sich hier auf M. R. DiMatteo et al., 1980: „Predicting patient satisfaction from physican's nonverbal communication skills", Medical Care, 18, 376-387.

197 Grawe beruft sich dabei auf eine Übersicht über Forschungsergebnisse, die J. A. Harrigan und R. Rosenthal 1986 („Nonverbal aspects of empathy and rapport in physician-patient interaction", in: P. D. Blanck, R. Buck, R. Rosenthal (Eds.): „Nonverbal communication in the clinical context", University Park, London: The Pennsylvania State University Press) zusammengetragen haben.

Therapieprozess mehr zu beachten und gezielter einzusetzen. Therapeuten sollen zum Beispiel darauf achten, zum Patienten hingeneigt zu sitzen, die Arme und Beine offen sowie die Hände locker zu halten, immer wieder mit dem Kopf zu nicken und Gesagtes mit lebhaften Gesten zu unterstreichen. Wichtig sei ein kompetent-professioneller und warmer Tonfall. Allerdings sind – so Grawe – nonverbale Prozesse meist viel zu schnell und die nonverbale Informationsmenge viel zu groß, als dass sie durch unsere bewusste, überwiegend linkshemisphärisch erfolgende, konzeptuell-digitale Wahrnehmung auch nur annähernd vollständig erfasst und gesteuert werden könnten. Die ganzheitliche Wahrnehmung des Patienten und das, was wir Empathie[198] nennen, erfolgen überwiegend über unsere rechte Hemisphäre, die mit ihrem überwiegend perzeptuell-analogen Funktionsmodus nonverbale Informationen signifikant besser dekodieren und enkodieren kann.[199]

198 S. J. Danish und N. Kagan definierten 1971 („Measurement of affective sensitivity: Toward a valid mesure of interpersonal perception", Journal of Counseling Psychology, 51-54) Empathie als „the ability to receive, detect and decode affective information of another".

199 Grawe zitiert D. M. Tucker, 1986: „Neural control of emotional communication", in: P. D. Blanck, R. Buck, R. Rosenthal (Eds.): „Nonverbal communication in the clinical context", University Park, London: The Pennsylvania State University Press. Nach Tucker werden bewusste Wahrnehmungen überwiegend in der linken Hemisphäre des Gehirns verarbeitet. Die linke Hemisphäre arbeitet schwerpunktmäßig digital, d. h. mit einem linguistischen Code, der an die Stelle des sensorisch Erlebten tritt. Dieses Informationsformat hat den Vorteil, dass es von einem Gedächtnisbereich zum nächsten, von einem Gehirn zum anderen nach festen und wiederholbaren Regeln weitergegeben und weiterverarbeitet werden kann. Der Nachteil der digitalen Verarbeitung ist ihre relative Langsamkeit. Die überwiegend rechtshemisphärische analoge Informationsverarbeitung hat keinen substituierenden Code, sondern speichert die äußeren und inneren Sinnesqualitäten direkt und konkret ab. Als kontinuierliches Spiegelbild der inneren Verfassung des Senders löst sie im Empfänger unmittelbar korrespondierende affektive Reaktionen aus, während der verbalen Repräsentation eine inhärente Distanz zwischen der Semantik und der affektiven Antwort des Empfängers eigen ist. Auch das Enkodieren von emotionalem Ausdruck geschieht vor allem rechtshemisphärisch. Emotionen werden mit der linken Gesichtshälfte stärker ausgedrückt.
Die Funktionen der rechten und linken Hemisphäre sind allerdings nicht streng voneinander getrennt. Jede Hälfte kann beim Ausfall der anderen Aufgaben der Gegenseite übernehmen. Dennoch scheint es gesichert, dass die linke Hemisphäre dem konzeptuell-verbal-digital-analytisch-rationalen Funktionsmodus zuzuordnen

Das Gesagte macht verständlich, warum Grawe verbal orientierte Gesprächstechniken und Kommunikationstrainings für ungeeignet hält, die nonverbalen Fähigkeiten und die interpersonellen Schwierigkeiten des Patienten wesentlich zu verbessern. Die pathologischen interpersonellen Muster, in die ein Therapeut von seinem Patienten im Sinne eines Attraktors hineingezogen werden könnte, sollten nach Grawe möglichst früh im Therapieprozess erkannt werden. Grawe schlägt vor, das nonverbale Interaktionsverhalten des Patienten (idealerweise vor der ersten Therapiesitzung, zum Beispiel während der Aufnahmeuntersuchung in der Klinik) per Video aufzuzeichnen.[200] Der Therapeut kann so nicht nur seine nonverbalen Dekodierungsfähigkeiten trainieren, er kann sich so auch vor einer unreflektierten und für den Therapieprozess ungünstigen Verwicklung in Beziehungsfallen schützen.

Auch Patienten können lernen, körpersprachliche Signale anderer Menschen besser wahrzunehmen und zu entschlüsseln. Das kann zum Beispiel in Seminarform erfolgen. Die einfachste, den Patienten am wenigsten involvierende und damit am wenigsten bedrohliche Möglichkeit ist die, den am Seminar teilnehmenden Patienten Dias oder Videos mit verschiedenen interpersonellen Situationen zu zeigen und sie den körpersprachlichen Ausdruck der abgebildeten Personen beschreiben und deuten zu lassen. Die Seminarteilnehmer können später interpersonelle Situationen im Rollenspiel auch selbst inszenieren und anschließend ihr eigenes nonverbales Ausdrucksverhalten beim Abspielen der Videoaufzeichnung von außen betrachten. Aufschluss- und lehrreich sind die unterschiedlichen Wahrnehmungen und Deutungen aus der Gruppe, welche die Selbstwahrnehmung und Selbstbeurteilung der Akteure oft relativieren. Das Medium Video eignet sich in besonderer Weise auch für uns Therapeuten, wenn wir unsere eigene Enkodierfähigkeit trainieren wollen.

Ich möchte dieses Kapitel abschließen mit der Frage, wie weit wir unsere Körpersprache so trainieren können, dass uns unsere Patienten als wirklich echt, warm, interessiert und engagiert erleben. Nach Rainer Krause[201] können Patienten die Echtheit des Ausdrucks von Emotionen, zum

ist und die rechte Hemisphäre dem perzeptuell-implizit-nonverbal-analog-emotional-ganzheitlich-intuitiven Funktionsmodus.

200 K. Grawe, 1998: „Psychologische Therapie", 327, Göttingen: Hogrefe.

201 R. Krause, 1997: „Allgemeine psychoanalytische Krankheitslehre, Band 1: Grundlagen", Stuttgart: Kohlhammer.

Beispiel die Anteilnahme ihrer Therapeuten, in deren Gesichtern erkennen. Das von Grawe angeregte Antrainieren einer gezielten empathisch zugewandten Körpersprache des Therapeuten lässt eine gewisse Künstlichkeit, Aufgesetztheit und Unglaubhaftigkeit befürchten, wenn es nicht durch eine entsprechende innere Geisteshaltung des Therapeuten, durch ein wirkliches Interesse und eine ehrliche Anteilnahme am Patienten getragen wird. Hierzu können die Vertiefung des Verständnisses für kranke Menschen und die Vermittlung eines positiven Menschenbildes in der theoretischen Psychotherapieausbildung sicher einiges beitragen. Wichtiger noch scheint mir das menschliche und ethische Vorbild der Lehrenden sowie die Qualität der eigenen Erfahrungen der Ausbildungsteilnehmer in der Selbsterfahrung und Supervision zu sein. Ich kann Grawe nur zustimmen, wenn er betont, dass in der Supervision über Patienten so geredet werden sollte wie im persönlichen Gespräch mit ihnen, nämlich professionell und kompetent, dabei warm, besorgt und ehrlich. Dabei muss es ja an Humor und Distanzierungsfähigkeit nicht fehlen.

Auftragsklärung und Körpersprache

Kommen wir auf Grawes These zurück, dass sich affektive Informationen und unbewusste Motivationen unserer Patienten vor allem über nonverbale Kommunikationskanäle erschließen. Über unsere Sinnesorgane strömt – an unserem Bewusstsein vorbei – eine große Menge an impliziter, nonverbaler Information über unseren Patienten in unser Gehirn. Die Fülle dieser Informationen wird in unserem Gehirn ausgewertet, ohne dass unser Bewusstsein dafür in Anspruch genommen werden müsste. Die Bewertung des eingehenden nonverbalen Informationsstroms schöpft vielmehr – erinnern wir uns an Damasio – aus dem Erfahrungsschatz des dispositionalen Raums, in dem unser implizites Wissen über unsere bisherigen persönlichen Organismus-Objekt-Beziehungen und auch unser kultureller Erfahrungshintergrund gespeichert sind. Die unbewusste Auswertung führt zu unwillkürlichen Reaktionen in unserer Ausdrucksmotorik (Mimik, Gestik, Psychomotorik) und in der vegetativen Steuerung unserer autonomen Körperfunktionen (zum Beispiel Atmung, Blutdruck, Weite der Pupillen, Drüsensekretion und Peristaltik der Verdauungsorgane).

Es ist gewissermaßen unser Körper, der – auch in der Interaktion mit unseren Patienten – die meiste Zeit für uns „fühlt“, „denkt“, „entscheidet“ und „handelt“. Nun haben wir – ganz besonders als psychodynamisch ausgerichtete Therapeuten – den Anspruch, das Licht des Bewusstseins in die Prozesse zu werfen, die zwischen uns und den Patienten ablaufen, und unsere eigenen nonverbalen Mitteilungen bewusst zu steuern. Wie aber können wir Bewusstsein über die vor- und unbewussten Vorgänge in unserem Körper bekommen?

Der beste Zugang ist wohl unser Körper selbst. Er ist mit Sinnesorganen (zum Beispiel Propiorezeptoren, Nozizeptoren) ausgestattet, die darauf spezialisiert sind, unser Gehirn mit Informationen über unser Körperinneres, zum Beispiel den Zustand unserer inneren Organe, über die Spannung in unseren Muskeln und Sehnen, über die Temperatur in unserer Haut oder über den Druck und Zuckerspiegel in unseren Blutgefäßen, zu versorgen. Unsere unwillkürlichen Körperreaktionen sind also grundsätzlich der bewussten Wahrnehmung und damit auch der diagnostischen und therapeutischen Nutzung zugänglich. Die bewusste Wahrnehmung der Vorgänge im eigenen Körper und das Sprechen über das, was in unserem Körper vor sich geht, sind aber in unserem Kulturraum erheblich blockiert. Es gehört zum guten Ton, natürliche körperliche Reaktionen (Gähnen, Niesen, Aufstoßen nach dem Essen, Abgang von Winden etc.) sowie den unmittelbar körperlichen Ausdruck von Affekten (anderen vor Freude um den Hals fallen, aus Trauer laut losweinen, aus Wut die Fäuste ballen etc.) zu beherrschen. Körperliche Triebregungen wie Hunger und sexuelle Lust sowie objektbezogene Antriebe intentionaler, oral-kaptativer, anal-retentiver, zärtlicher oder aggressiver Art[202] dürfen sich nur im straffen Korsett kulturspezifischer Sozialisationsnormen entfalten. Sozialer, ökonomischer (und auch militäri-

202 Harald Schultz-Hencke (1951: „Lehrbuch der analytischen Psychotherapie“, Stuttgart: Thieme) unterschied:

- ein „intentionales“ Antriebserleben im Sinne von Aufmerksamkeit, Neu-Gier und Zuwendung zur Welt
- ein „oral-kaptatives“ Antriebserleben im Sinne von Zugreifen, Nehmen, Einverleiben der Welt
- ein „retentiv-anales“ Antriebserleben im Sinne von Nicht-hergeben-Wollen (alle Lust will Ewigkeit)
- ein „aggressiv-geltungsstrebiges“ Antriebserleben im Sinne von expansiven „Aggredi“, Herangehen, Suche nach Beachtung, Bestätigung und Zustimmung (Hass, sobald die Umwelt Widerstand leistet)

scher) Erfolg hängt wesentlich davon ab, wie gut es gelingt, Pflicht- und Leistungsanforderungen auch dann noch zu erfüllen, wenn der Körper schon längst Unlust, Anspannung, Erschöpfung oder Schmerz signalisiert.

Interessanterweise wird gerade Assistenzärzten, die zusätzlich zum verantwortungsvollen Stationsdienst viele Überstunden und oft strapaziöse Nacht- und Wochenenddienste durchstehen müssen, eine besonders hohe Abwehrleistung gegen ihre natürlichen körperlichen Bedürfnisse abverlangt. Wer die Rosskur einer Facharztausbildung durchgestanden hat, ist oft Meister der dissoziativen Ausblendung seines eigenen Körpers. Die Wahrnehmung der eigenen körperlichen Reaktionen und Regungen sowie das Sprechen darüber müssen bei vielen angehenden Psychotherapeuten in der Selbsterfahrung, in der Supervision und Balintgruppenarbeit erst (wieder) gelernt werden. Die Teilnehmer sind anfangs mit ihrer Aufmerksamkeit noch ganz vom Thematisch-Inhaltlichen eines vorgetragenen Problems oder einer Fallvorstellung gefangen genommen. Erst nach und nach üben sie sich darin, ihre Aufmerksamkeit auszudehnen und introspektiv auch den eigenen inneren und objektbezogenen körpersprachlichen Vorgängen sowie interaktionell-prozesshaften Phänomenen Beachtung zu schenken.[203]

Lassen Sie uns jene Vorgänge, welche die Interaktion mit unseren Patienten in uns auslöst, genauer betrachten. Die inneren Vorgänge haben einen körperlich-sinnlichen Aspekt: Im Kontakt mit einem Patienten fühlen wir zum Beispiel eine Anspannung im Bereich der Nacken- und Schultermuskulatur, oder wir spüren, dass wir rot werden, wir empfinden vielleicht einen Druck im Magen, fühlen uns müde, unruhig, gelähmt oder, im Gegenteil, vitalisiert und mit Energie aufgeladen. Im Zusammenhang mit diesen Körperwahrnehmungen lassen sich oft Gefühle wie Angst, Ärger, Scham, Traurigkeit, Ohnmacht, Verachtung oder Lust und Freude benennen. Die Reaktionen unseres Körpers und unsere Gefühle verweisen auf unsere eigenen Wünsche und Befürchtungen im Bezug auf den Patienten. Möglicherweise brauchen wir den Patienten, um unser eigenes

- ein „urethrales" Antriebserleben im Sinne von Sich-gehen-Lassen, Impulsivität, Sich-im-hohen-Bogen-Verströmen und Hingabe
- ein „liebendes-sexuelles" Antriebserleben im Sinne bejahender Zuwendung und zärtlicher Kontaktsuche.

203 Der nonverbale Ausdruck der Teilnehmer einer Supervisions- oder Balintgruppe ist ein hervorragender Wegweiser zu verdrängten, verleugneten oder abgespaltenen Affekten, die im vorgestellten Fall eine zentrale psychodynamische Bedeutung haben.

Selbstwertgefühl aufzurichten. Ein Misserfolg oder ein Therapieabbruch durch den Patienten würde uns vielleicht mit schweren Schuldgefühlen belasten. Oder wir fürchten, dass wir einen abhängig strukturierten Patienten nicht mehr loswerden. Unsere Befürchtungen werden in der Regel aus unseren interpersonellen Erfahrungen oder aus dem, was wir von anderen gelernt haben, gespeist. Unser persönlicher, familiärer, kultureller und beruflicher Erfahrungshintergrund formt auch das, was wir über einen Patienten denken, wie wir ihn bewerten, welche Phantasien wir über ihn entwickeln.

Die folgende Abbildung in Form eines Pentagramms stellt eine Übersicht über die verschiedenen introspektiv zugänglichen Ebenen jener inneren Vorgänge dar, die ich – im Sinne des Begriffs der Gegenübertragung – als Reaktion des Therapeuten auf die implizit-nonverbalen Informationen des Patienten auffasse.[204]

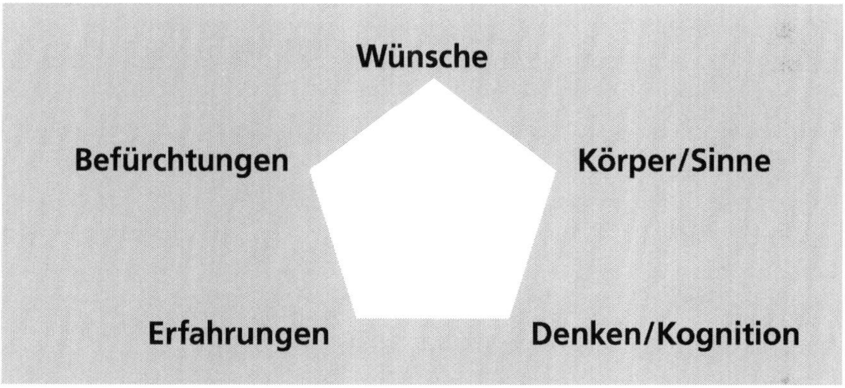

Abbildung: Fünf introspektiv zugängliche Aspekte der impliziten Patientenwahrnehmung durch den Therapeuten (Gegenübertragung)

Mit Hilfe des Pentagramms soll der Patient möglichst ganzheitlich wahrgenommen und erlebt werden. Der Aufmerksamkeitsfokus, der normalerweise in beobachtender, analytischer und rationaler Weise auf den Patienten gerichtet ist, soll mit dem Pentagramm auf den Therapeuten zurückgelenkt werden. Der Körper des Therapeuten einschließlich der in ihm ablaufenden unwillkürlichen vegetativen und motorischen Vorgänge sowie die

204 Das Pentagramm stellt eine Erweiterung des Konzepts der vier Dimensionen der Erkenntnisfähigkeit (Körper/Sinne, Verstand, Tradition, Intuition) von Nossrat Peseschkian (1980: „Positive Familientherapie“, 91, Frankfurt a. M.: Fischer) dar.

im Therapeuten spontan ablaufenden mentalen Prozesse (Kognitionen, Bewertungen, Bilder, Phantasien, Wunschvorstellungen, Befürchtungen und Erinnerungen) dienen als Seismographen der therapeutischen Beziehung und der sich in ihr entfaltenden Übertragungs- und Gegenübertragungsdynamik. Ich komme unten auf das Pentagramm im Zusammenhang mit der Supervisionsarbeit zurück.

Auftragsklärung bei Kindern, Fallbeispiel

Kinder haben – mitunter bis ins Jugendalter hinein – noch kein Krankheitsverständnis und keine Krankheitseinsicht. In der Regel geben Kinder weder explizit noch implizit einen Auftrag für psychotherapeutische Hilfe, und auch Jugendliche kommen oft nur auf Initiative der Eltern zur Behandlung. Die Aufarbeitung der Vergangenheit oder ein besseres (psychodynamisches) Verständnis der eigenen Lebensschwierigkeiten und Krankheitsursachen, die sich manche Erwachsene explizit vom Therapeuten versprechen, interessieren Kinder und auch die meisten Jugendlichen nicht. Mitunter läuft der Wunsch der Eltern nach Kinderpsychotherapie den Antrieben und Wünschen des Kindes total zuwider. Für ängstliche Kinder zum Beispiel ist ja gerade das Getrenntsein von der Mutter während der Therapiestunde mit höchster Beunruhigung und Unlust verbunden.

Viele Kinder gehen allerdings gerne zur Therapie. Annemarie Dührssen meinte, dass der Therapeut für das Kind oft einfach ein freundlicher Bekannter der Eltern ist, bei dem es spielen kann. Die Beziehung zwischen Kind und Therapeut sei persönlich und intim. Es entwickele sich keine Übertragungsneurose wie bei Erwachsenen. Die reale Persönlichkeit des Therapeuten sei bedeutsamer als in der Erwachsenentherapie. Der Therapeut sei nicht – wie oft beim Erwachsenen und vor allem unter den regressionsfördernden Bedingungen des analytischen Settings – die phantasierte Verkörperung infantiler Elternbilder, sondern ein wirklicher Mensch, bei dem man etwas Neues erleben und lernen kann. Das Vertrauen des Kindes gewinne der Therapeut am ehesten, wenn er sich auf das magische Denken und die Ausdrucksformen des Kindes einzustellen verstehe. Er werde zur Hauptperson einer kindtypischen totalen Beziehung. Das Kind dichte ihm die Allmacht der Gedanken an, was als Heilmittel genutzt werden könne. Das Kind vermöge, sich in kürzester Zeit an dem neuen Vorbild auszurichten und dessen Wünsche, Forderungen und Gebote als Ich- und Gewissensanteile zu verinnerlichen.[205]

Die explizite und implizite Auftragsklärung machen bei Kindern in der Form, die ich bei erwachsenen Patienten vorschlage, keinen Sinn. Vielfach kann das Kind seine Beziehungsanliegen noch gar nicht in Worte fassen. Das Kind agiert seine Wünsche vielmehr unmittelbar aus, greift uns zum Beispiel an der Hand und zieht uns in Richtung der Spielsachen, die es gemeinsam mit uns ausprobieren will. Beim Kind sind die von Schultz-Hencke beschriebenen (intentionalen, oral-kaptativen, anal-retentiven, aggressiv-geltungsstrebigen, urethralen und liebend-sexuellen) Antriebe und ihre alterstypischen Ausprägungen oft noch sehr schön in ihrer ursprünglichen Reinheit zu beobachten. Seine Wünsche und Beziehungsanliegen sind meist noch so unverfälscht und offensichtlich, dass es keiner tief schürfenden Hypothesenbildung bedarf, um sie zu erkennen. Bei Kindern können jedoch bestimmte Antriebe in altersuntypischer Weise übertrieben stark ausgeprägt sein oder auch scheinbar fehlen. Gerade mit gehemmten Antrieben können dringende Beziehungsanliegen des Kindes verbunden sein, die psychodynamisch relevant sind.

Kommen wir an dieser Stelle auf den knapp fünfjährigen Patienten Raoul zurück, dessen Mutter wir bereits im Zusammenhang mit der impliziten Auftragsklärung kennen gelernt haben. Die Mutter hatte ihren Sohn wegen einer Einnäss-Symptomatik und regressiver Verhaltensweisen in der Praxis eines Kinderpsychotherapeuten vorgestellt. Im Rahmen der Anamnese konnte der Kindertherapeut folgende Informationen über die Entwicklung des Jungen gewinnen: Raouls Mutter trennte sich von Raouls Vater, als Raoul zwei Jahre alt war. Raoul hatte kaum noch Kontakt zu seinem Vater. Raouls Mutter war durch die Doppelbelastung von Beruf und Mutterschaft überfordert. Während der Arbeitszeiten der Mutter war Raoul in einer Kinderkrippe. Die Suche nach einem „neuen Papa“ konfrontierte Raoul mit wechselnden Partnern und schwankenden Gefühlszuständen seiner „Mama“. Raoul erlebte Zeiten, in denen sich seine Mutter ihm zärtlich zuwendete, dabei aber auf autonome Strebungen Raouls ängstlich reagierte. Daneben gab es Phasen, in denen die Mutter einen großen Teil ihrer Aufmerksamkeit einer neuen

205 A. Dührssen, 1989: „Psychotherapie bei Kindern und Jugendlichen: ein Lehrbuch für Familien- und Kindertherapie“, 242, 7. Aufl., Göttingen: Vandenhoeck und Ruprecht.

Liebesbeziehung widmete. Raoul protestierte anfangs lautstark, wenn Mama ihn in der Krippe oder bei einer Freundin abgab. Sein Schreien verstärkte die Schuldgefühle, die Raouls Mutter ohnehin hatte. Manchmal brachte sie es nicht übers Herz zu gehen. Sie sagte ihre Verabredung ab, war danach aber wütend und verbittert. Oft genug ging sie weg, und Raoul erwartete sehnsüchtig ihre Rückkehr. Es kam vor, dass die Mutter einen unbekannten Mann mitbrachte. Sie sagte zu Raoul, dass sie den Mann sehr lieb habe und dass Raoul ihn auch lieb haben solle.

Wie können wir die biographischen Daten psychodynamisch einordnen? Raoul hat natürliche Bedürfnisse, unter anderem nach verlässlicher Bindung, lustvoller Exploration der Umwelt, Behauptung des eigenen Willens, nach Kontrolle und klarer Orientierung, die im Alter von zwei Jahren gerade in einer sensiblen Entwicklungsphase sind. Solche Bedürfnisse entwickeln sich in der Auseinandersetzung mit einer günstigen, bedürfnisgerechten Lebensrealität normalerweise zu kraftvollen und positiven intentionalen Hin-zu-etwas-Schemata. Raouls Bedürfnisse konnten aber unter den dargestellten Voraussetzungen nur unvollständig befriedigt werden. Wir haben Grawes Theorie kennen gelernt, nach der die hierarchisch höchste Systemanforderung die nach Konsistenz und Vermeidung inkongruenter Wahrnehmungen ist. Aus der Sicht der Bindungstheorie wird zudem das Bedürfnis nach Bindung höchste Priorität haben und die übrigen psychischen Funktionen im Sinne eines Attraktors dominieren. Nun erfuhr aber der kleine Raoul, dass seine natürlichen Reaktionen auf das Weggehen der Mutter, die ihm in seinem Alter zur Verfügung stehenden interpersonellen Schemata des Schreiens oder des Sich-Anklammerns, die Trennung von der Mutter nicht verhindern konnten. Irgendwann lernte Raoul, dass er am meisten von seiner Mama hatte, wenn er „brav“ war und sie ohne Lamento ziehen ließ. Wenn Raoul das Weggehen der Mutter still ertrug, d. h. wenn sein psychisches System ein neues Schema entwickelte, das die Schemata des Schreiens und Anklammerns hemmte, entlastete er seine Mutter und linderte ihre Schuldgefühle. Mama war weniger angespannt und wendete sich ihm häufiger liebevoll zu. Raoul war eifersüchtig auf Mamas Freund. Doch wenn er seine Eifersucht zeigte, bekam Mama wieder mehr Schuldgefühle und wurde gereizter. So entwickelte sich ein weiteres Schema, das Raouls Wut auf Mamas Freund kontrollierte. Raoul zeigte schließlich ein freundliches Verhalten gegenüber Mamas neuem Freund. Mama war zufrieden. Sie ging weniger weg, denn ihr Freund kam häufiger zu Besuch. Mamas Freund spielte mit Raoul und brachte ihm Geschenke mit.

Der kleine Raoul befand sich schon im Alter von zwei Jahren in einer paradoxen interpersonellen Situation, die selbst für einen intelligenten Erwachsenen eine Herausforderung wäre. Er musste auf drängende Bindungswünsche verzichten, um die Befriedigung derselben Bindungswünsche zu optimieren. Da seine ihm von der Natur mitgegebenen Schemata in seiner Situation zur Sicherung von ausreichender Bindung nicht genügten, musste Raoul neue interpersonelle Schemata entwickeln. Er musste seine bisherigen Schemata an die Umwelt akkommodieren. Das tat Raoul selbstverständlich nicht bewusst und planvoll. Es handelte sich um implizite Lernvorgänge. Die Verhaltensweisen Raouls, die sich im Sinne von Konsistenz und Bindung bewährten, wurden neuronal immer stärker gebahnt, bis sie habituell wurden und die Qualität eines stabilen Schemas annahmen.

Als Ergebnis der Anpassungsleistung des psychischen Systems wurden bei Raoul mit der Aktivierung des intentionalen Schemas „Bindung" notwendigerweise auch hemmende neuronale Erregungsmuster aktiviert. Das Ergebnis der Akkomodation war, dass Raoul irgendwann nicht mehr protestierte, wenn die Mutter wegging. Er legte eine Art von Indifferenz hinsichtlich des Gehens und Kommens der Mutter an den Tag, ein scheinbares emotionales Unbeteiligtsein. Außerdem entwickelte Raoul eine ungewöhnliche Sensibilität für die Gestimmtheiten der Mutter. Unter dem besonderen Anpassungsdruck, unter dem er stand, war seine Bereitschaft erhöht, Sozialisationsnormen zu verinnerlichen. Raoul zeigte frühzeitig bestimmte von der Umwelt gewünschte interpersonelle Schemata (zum Beispiel Höflichkeit, Benehmen, Verantwortung, Sprache). Außergewöhnliche Anpassungsleistungen brachten Raoul die Aufmerksamkeit, das Wohlwollen, ja, die Bewunderung seines Umfeldes ein. Über die neu erworbenen Schemata hatte er mehr Kontrolle über das Verhalten der Mutter und gewann so ein – den Umständen entsprechend – optimales Maß an Bindungssicherheit.

Wir sehen am Beispiel von Raoul, dass Kinder keineswegs passive Empfänger elterlicher Wohltaten oder passive Opfer von Widrigkeiten sind. Kinder entwickeln Schemata, die geeignet sind, ihre Umgebung aktiv zu beeinflussen und wirksam Bedingungen herzustellen, die wesentliche Grundbedürfnisse, so gut es geht, befriedigen. Die individuell variierende Anpassungsfähigkeit der kindlichen Psyche bedingt, dass sich ein Teil der Kinder scheinbar normal entwickelt, obwohl die familiären Bedingungen offensichtlich ungünstig sind. Ist nun mit einer äußerlich erfolgreichen kindlichen Anpassungsleistung alles in Ordnung? Manchmal ja, denn nicht jeder Mensch mit einer Broken-Home-Erfahrung wird später krank oder kriminell. Aber – wie wir an den Krankheitsschicksalen unserer Patienten sehen – viele Menschen zahlen für ihre Anpassung einen hohen Preis. Bei Raoul lässt die beschriebene Kindheitssituation wenig Platz für seine Anlehnungswünsche einerseits und seine autonomen Strebungen anderseits. Ein Kind, das um die Sicherheit der Bindung bangt, wird es möglicherweise nicht wagen, seinen Willen gegen die Mutter zu behaupten oder die Welt expansiv zu erforschen. Natürliche intentionale Schemata sind dann durch den dominierenden Bindungsattraktor und die übergeordnete Konsistenzanforderung blockiert. Nach außen wirkt Raoul vielleicht pflegeleicht und unproblematisch. Aber was ist in seinem Inneren los, welcher neuronale Aufwand ist notwendig, um Raouls psychisches System im Gleichgewicht zu halten, und für welche Konflikte und Krankheiten wird er infolge des erhöhten Abwehraufwands anfälliger?

Infolge der unzureichenden Erfahrung von verlässlicher Bindung, Kontrolle und klarer Orientierung wurde Raoul in seinem Streben nach lustvoller Exploration der Umwelt, bei der Behauptung seines eigenen Willens sowie in der Äußerung aggressiver Impulse gehemmt. Kompensatorisch sind bei Raoul starke altruistische Strebungen, die sich eignen, die Mutter stärker zu binden, besonders deutlich ausgebildet. Bei überforderten Eltern mit strukturellen Defiziten finden wir Kinder oft in Rollen, in denen sie Verantwortung und eine stützende Funktion für ihre Eltern übernehmen (Parentifizierung). Nicht selten gewinnt man bei Kindern den Eindruck, dass sie eine Last, welche über die Kräfte der Eltern geht, für diese mittragen. Bei Kindern treten dann jene Affekte (zum Beispiel Angst, Trauer, Wut) in Erscheinung, die eigentlich die Eltern angesichts ihrer unbewältigten Konflikte oder Verlusterfahrungen zeigen müssten, die bei Ihnen aber abgewehrt sind. Zudem haben die gehemmten Antriebe durch die Hemmung oder Abwehr nichts von ihrer ursprünglichen Triebkraft verloren. Im Gegenteil, durch die Behinderung ihrer Entfaltung haben sie im inneren Exil eine noch größere Dringlichkeit bekommen. Sie warten quasi nur auf eine günstige Gelegenheit, zum Beispiel auf eine Versuchungssituation, um die psychische Abwehr zu durchbrechen und ihr Daseinsrecht in Anspruch zu nehmen.

Für Raoul kommt die günstige Gelegenheit in dem Augenblick, als sich die familiäre Situation entspannt und die Überforderung der Mutter nachlässt. Die Mutter hat inzwischen ihren neuen Lebensgefährten geheiratet, einen zweiten Sohn, Benedikt, geboren und muss nicht mehr arbeiten gehen. Mit dem Mehr an Bindungssicherheit kann die Dominanz des Bindungsattraktors zurücktreten und Raum für bislang gehemmte Antriebe freigeben. Raoul sieht zudem, wie seine Mutter beim Bruder, Benedikt, kleinkindhafte Bedürfnisse befriedigt, die in der Zeit, als er in diesem Alter war, noch keine Entfaltungsmöglichkeiten hatten. Raoul will an dieser Gunst teilhaben, zumal er mit knapp fünf Jahren – auf dem Höhepunkt seiner ödipalen Entwicklung – ein besonderes Gespür für Rivalität hat. Doch Raouls gehemmte Antriebe können nicht einfach direkt und offen in Erscheinung treten. Dazu sind verinnerlichte soziale Normen und Erwartungen sowie der Widerstand seines familiären Umfeldes zu stark. Die psychische Abwehr lässt Raouls aktivierte kleinkindhafte Antriebe nur in der Form von „Sprengstücken", wie Schultz-Hencke sagen würde, zu. Nur in der kompromisshaften Ausformung einer Symptombildung können sich Raouls gehemmte Antriebe Bahn brechen. Seine Krankheit ermöglicht ihm die ersehnte Regression in den Zustand eines Kleinkindes. Die Enuresis erzwingt eine ähnliche Pflege und Zuwendung von der Mutter, wie sie seinem beneideten Bruder zuteil wird. Aber Raoul zahlt für diesen Krankheitsgewinn einen hohen Preis.

Gehemmte Antriebe eines Kindes werden nicht nur in der Symptombildung, sondern auch unter den begünstigenden Bedingungen des therapeutischen Settings sichtbar. Das Spielangebot sowie die wohlwollende und gewährende Haltung des Kindertherapeuten geben dem Kind Ausdrucks- und Entfaltungsmöglichkeiten, die zu Hause oft nicht bestehen. Die Interaktion zwischen Therapeut und Kind und vor allem das gemeinsame Spiel können zentrale Beziehungsanliegen des Kindes offen legen, die sich diagnostisch und therapeutisch nutzen lassen. In der Intervision und Supervision hat es sich immer wieder bewährt, sich gedanklich in die Haut des Patienten zu versetzen und aus dieser Perspektive heraus zu erahnen, was ein Patient von seinen Mitmenschen und vor allem von seinem Therapeuten brauchen und ersehnen könnte. Das gilt in ganz besonderer Weise in der Arbeit mit Kindern mit ihren noch eingeschränkten verbalen Ausdrucksmöglichkeiten.

Welche Beziehungsanliegen könnte ein Kind wie Raoul an seinen Therapeuten haben? Möglicherweise würde sich Raoul am Anfang nur ungern auf die therapeutische Beziehung einlassen, weil er lieber bei der Mutter wäre und das häusliche Terrain nicht seinem Rivalen Benedikt überlassen will. Es ist aber auch denkbar, dass Raoul bald sehr gerne an einen Ort geht, an dem er nach Herzenslust Baby spielen, hemmungslos egoistische (zum Beispiel oral-kaptative) Wünsche ausleben, schuldfrei mit dem Therapeuten raufen oder lustvoll etwas zerstören kann. Raoul könnte beim Therapeuten auch Bewunderung und Bestätigung oder deutliche Orientierung und klare Grenzen suchen.

Menschen haben in jedem Alter Entwicklungsaufgaben zu bestehen, Kinder aber im ganz besonderen Maße. Erik Erikson[206] sah in den verschiedenen Alterstufen folgende Entwicklungsaufgaben: Urvertrauen statt Urmisstrauen (0-2 Jahre), Autonomie statt Scham und Zweifel (2-3), Initiative statt Schuldgefühle (3-5), Werksinn statt Minderwertigkeitsgefühle (Latenz), Identität statt Identitätsdiffusion (Pubertät), Intimität statt Isolation (Adoleszenz), Generativität statt Stagnation (25-65), Ich-Integrität statt Verzweiflung (im Alter). Gerade Kinder bewältigen ihre Entwicklungsaufgaben nicht nur, weil sie auf einen äußeren Anpassungsdruck reagieren, sondern sie scheinen ein genuines Bedürfnis zu haben, sich weiterzuentwickeln. Jede neue Entwicklungaufgabe ist eine Chance, alte neurotische Fixierungen und Hemmungen zu überwinden. Der Therapeut hat in diesem Zusammenhang eine wichtige Hilfs-Ich-Funktion. Im Auftragsformat formuliert, könnten wir Kindern in der Psychotherapie folgende generelle Anliegen unterstellen: „Hilf mir, (spielerisch) zu wachsen. Zeige mir (im Spiel) meine Fähigkeiten und ermutige mich. Sei mir Vorbild und zeige mir (im Spiel), wie das Leben funktioniert."

Auftragsklärung und Hoffnung

Es scheint, als erkrankten viele Menschen nicht deshalb an ihrer Seele, weil sie drängende Probleme haben, sondern vielmehr, weil sie die Hoffnung verloren haben, ihre Probleme lösen zu können. Der Patient, der in die psychotherapeutische Behandlung kommt, ist in den Augen von Jerome Frank[207] dabei gescheitert, seine Probleme selbst zu bewältigen. Er ist

206 E. Erikson, 1950: „Identity and the Life Cycle". New York: International University Press.

207 J. D. Frank, J. B. Frank, 1973: „Persuasion and healing: A comparative study of psychotherapy", Baltimore: Johns Hopkins University Press.

demoralisiert und fühlt sich machtlos, seine Situation oder sich selbst zu verändern. Ein umfangreiches empirisches Datenmaterial spricht dafür, dass es in der Therapie frühzeitig gelingen sollte, dass Patienten wieder Hoffnung schöpfen, ihre Ziele erreichen zu können.[208] Hoffnung kann man definieren als die Fähigkeit eines Menschen, einen oder mehrere Wege zur Realisierung seiner Ziele gedanklich zu entwickeln (Auswegdenken) und sich gedanklich zuzutrauen, die notwendigen Schritte in Richtung der Ziele auch wirklich zu gehen (Handlungsdenken).[209] Beim Verlust von Hoffnung können die Lebensschwierigkeiten nicht mehr bewältigt werden, weil man sich keinen Weg zu seinen Zielen mehr vorstellen kann und/oder glaubt, keine Bewegung in Richtung seiner Ziele ausführen zu können.

Die „Remoralisierung" des Patienten und die Stärkung seiner Hoffnung sind wahrscheinlich ein gemeinsames Wirkprinzip der unterschiedlichsten psychotherapeutischen und auch nicht psychotherapeutischen Heilmethoden. Jerome Frank und seine Tochter identifizierten bei ihren vergleichenden Psychotherapiestudien vier Aspekte, die in jeder effektiven Therapie vorkommen sollen:[210]

- eine emotionsgeladene und vertrauensvolle Beziehung zu einem Therapeuten, der selbst hoffnungsvoll und entschlossen ist, dem Patienten zu helfen. Ausgebrannte und resignierte Therapeuten vermitteln implizit wenig Auswegs- und Handlungsdenken[211]
- ein professionelles, vertrauenswürdiges Setting, in welchem dem Patienten implizit oder explizit die Botschaft vermittelt wird, dass er positive Veränderungen erwarten darf. Der Patient muss spüren, dass der Therapeut in diesem besonderen Setting schon anderen Patienten geholfen hat, ihre Ziele zu erreichen

208 Die Erwartungsinduktion ist das zentrale Wirkprinzip von Hypnose und ein wichtiger Wirkfaktor von Psychotherapie überhaupt (K. Grawe, R. Donati, F. Bernauer, 1994: „Psychotherapie im Wandel – Von der Konfession zur Profession", Göttingen: Hogrefe).

209 C. R. Synder, 1994: „The psychology of hope: You can get there from here", New York: Free Press.

210 J. D. Frank, J. B. Frank, 1991: „Persuasion and healing: A comparative study of psychotherapy", 3rd edition, Baltimore: Johns Hopkins University Press.

211 C. R. Synder, D. McDermott, W. Cook, M. Rapoff, 1997: „Hope for the journey: Helping children through the good times and the bad", San Francisco: Harper Collins.

- ein plausibles, rationales oder auch mythologisches Konzept zur Erklärung der Symptome des Patienten
- ein Ritual oder Verfahren, das die aktive Beteiligung von Patient und Therapeut verlangt und von dem beide glauben, es sei das geeignete Mittel, die Gesundheit des Patienten wiederherzustellen.

Wenn wir unsere Patienten mit einem professionellen Setting und Vertrauen erweckendem Auftreten, einem für den Patienten überzeugenden Erklärungsmodell (Rationale) und einem daraus konsistent ableitbarem Behandlungsritual ehrlich davon überzeugen können, dass wir für seine Störung kompetent und in der Lage sind, ihm zu helfen, werden wir wahrscheinlich über eine Kettenreaktion im Sinne der „self fullfilling prophecy" signifikante Besserungen bewirken.[212] Ein Patient mit einer starken Besserungserwartung wird mit mehr Schwung eigene Aktivität in den Therapieprozess einbringen, offener für unbequeme oder beunruhigende Interventionen sein und mehr Mut haben, einschränkende Muster oder Schemata seines Verhaltens und Denkens zugunsten alternativer Bewältigungsstrategien aufzugeben. Er wird dann mehr Erfolgerlebnisse haben, damit mehr Selbstvertrauen und wieder mehr Hoffnung. Das wiederum verbessert die Aufnahme- und Kooperationsbereitschaft, führt zu mehr Engagement sowohl des Patienten als auch von uns Therapeuten und verbessert die Therapiebeziehung.[213]

212 K. Howard, S. M. Kopta, M. S. Krause, D. E. Orlinsky, 1986: „The dose-effect relationship in psychotherapy", American Psychologist, 41, 159-164.
J. M. Fish (1973: „Placebo therapy", San Francisco: Jossey-Bass) schlug eine Placebo-Therapie vor, bei der sich der Therapeut ein Bild von den Überzeugungen und Ansichten des Patienten sowie einen Behandlungsvertrag mit Festlegung der Therapieziele macht und ein Behandlungsritual vollzieht, das allein danach gewählt wird, ob es den Patienten davon überzeugen kann, dass es ihm helfen wird. Fish wurde bestätigt durch D. E. Orlinsky, K. Grawe, B. K. Parks (1994: „Process and outcome in psychotherapy – Noch einmal", in: A. E. Bergin, S. L. Garfield (Eds.): „Handbook of psychotherapy and behavioral change", 4th ed., 143-189, New York: Wiley). Auch Kirsch kam 1990 zu vergleichbaren Ergebnissen. Er verglich die systematische Desensibilisierung mit Placebo-Kontrollbedingungen, die bei den Placebo-Patienten glaubhafte Hoffnung auf Besserung weckten. Die Placebo-Gruppe zeigte gleich gute Ergebnisse wie die Verum-Gruppe, was die Vermutung nahe legt, dass die Desensibilisierung wahrscheinlich eine Placebo-Therapie ist.

213 K. Grawe, 1998: „Psychologische Therapie, zweite Auflage", Göttingen: Hogrefe.

Im Umgang mit dem Patienten empfiehlt Rick Synder[214] die Trias: spezifische Ziele herausarbeiten – Auswegsdenken – Handlungsdenken. Neue Hoffnung taucht in der therapeutischen Arbeit dann auf, wenn der Patient ein neues Ziel erkennen kann, einen neuen Weg zu seinen Zielen sieht oder ein neues Gefühl erlebt, dass er in Richtung seiner Ziele handlungsfähig ist. Wichtig ist für Synder, dass wir als Therapeuten sorgfältig auf das hören, was Patienten sagen. Wir müssen tunlichst vermeiden, therapeutische Ziele zu entwerfen, die mehr unseren eigenen Wünschen als denen der Patienten entsprechen. Das in der therapeutischen Arbeit entwickelte Auswegsdenken muss für den Patienten funktionieren, nicht für den Therapeuten. Das erarbeitete Handlungsdenken muss dem Patienten Energie geben, nicht dem Therapeuten. Wenn die Ziele, das Auswegs- und Handlungsdenken dem Patienten nicht gerecht werden, zeigt sich das in dem Phänomen, dass der Therapeut mehr arbeitet als der Patient. Die so weitergegebene Hoffnung ist nicht die des Patienten. Synders Theorie der Hoffnung legt nahe, dass der Therapeut unabhängig von theoretischen Vorlieben verschiedene Verfahren nutzt, um den Patienten flexibel zu unterstützen.

Auch scheinbar pessimistische und hoffnungslose Patienten werden von einem Schimmer Hoffnung geleitet, wenn sie zum ersten Mal in die Therapie kommen. Die therapeutische Herausforderung besteht darin, Menschen mit geringer oder fehlender Besserungserwartung wieder zu Auswegs- und Handlungsdenken zu verhelfen. Grawe wird in seinen Büchern nicht müde, immer wieder die Ressourcenperspektive zu betonen, die nach seiner Meinung von Anfang an schwerpunktmäßig in die Indikationsstellung und Planung des Therapieprozesses einbezogen werden muss. Es sollen bevorzugt Techniken Anwendung finden, welche an die vorhandenen Fähigkeiten des Patienten anknüpfen. Weil eine Krankheit in der Regel das Selbstwertgefühl kränkt, ist es wichtig, dass der Therapeut dem Patienten selbstwerterhöhende Wahrnehmungen und positive Erfahrungen der eigenen

214 C. R. Synder, Scott. T. Michael, Jennifer S. Cheavens: „Hoffnung: Grundlage des gemeinsamen Faktors Placebo und Erwartung“, in: M. Hubble, B. Duncan, S. Miller, 2001: „So wirkt Psychotherapie – Empirische Ergebnisse und praktische Folgerungen“, als deutsche Übersetzung aus dem Amerikanischen erschienen im verlag modernes lernen, Dortmund.

Wirksamkeit[215] ermöglicht. Der Patient benötigt möglichst viele Gelegenheiten, sich im Sinne seiner positiven Intentionen, Fähigkeiten und Stärken zu äußern und zu verhalten. Die Hoffnung und Besserungserwartung unserer Patienten profitieren eben mehr von einer Vorgehensweise, bei der die Patienten möglichst viele Erfahrungen von Kontrolle, Selbstwirksamkeit und Selbstwert machen können, als von Methoden, die sie mit ihren Defiziten konfrontieren.

Bei Patienten mit schweren depressiven Störungen („major depression") kennen wir die geradezu wahnhafte Überzeugung, dass sie für ihre Umwelt wertlos seien und eine einzige Belastung darstellten und dass ihnen nicht zu helfen sei. Um sich von dem depressiven Sog des Patienten, von seiner Selbstabwertung und Hoffnungslosigkeit nicht anstecken zu lassen, ist es wichtig, der eigenen Psychohygiene genügend Aufmerksamkeit zu schenken. Überfordert und ausgebrannt haben wir nicht genügend Widerstandskraft gegen die Flut negativer Gedanken und Gefühle, mit denen wir im psychotherapeutischen Alltag ständig konfrontiert sind. Gerade der depressive Patient muss sich vom Therapeuten wertgeschätzt, verstanden und unermüdlich ermutigt fühlen. Es sind die Patienten, die einem später, nach Beendigung ihrer depressiven Phase, nicht selten mitteilen, dass ihnen die unbeirrt zuversichtliche Haltung des Arztes, die Versicherung, dass am Ende einer jeden langen Nacht der Morgen kommen wird, geholfen hat, auch wenn sie es in der depressiven Phase aufgrund der affektiven und psychomotorischen Gelähmtheit nicht zeigen konnten. Auch der tief depressive Mensch schreit implizit nach Hoffnung, wenngleich er es nicht auszudrücken vermag.

Im Zusammenhang mit der therapeutischen Bedeutung von Hoffnung möchte ich den Leser nun noch mit dem Begriff „Volitionsstärke" vertraut machen. Grawe versteht unter Volitionsstärke das Produkt aus der subjektiven Einschätzung der Realisierbarkeit eines Ziels und der Wünschbarkeit oder Attraktivität des Zielzustandes. Zum Beispiel haben Patienten mit Agoraphobie in der Regel einen starken Wunsch, sich wieder frei außerhalb ihrer Wohnung bewegen zu können. Sie erkennen in der Bewegungsfreiheit einen hohen Wert. Richard Lazarus[216] nennt den persönlichen Wert, den ein angestrebter Zustand für einen Menschen hat, „primary appraisal". Dem

215 Die Theorie der Selbstwirksamkeit (self efficacy expectation) geht auf Albert Bandura (1977) zurück.

216 R. S. Lazarus, 1991: „Emotion and adaption", New York: Oxford University Press.

steht als „secondary appraisal" die Einschätzung des Patienten gegenüber, wie gut er glaubt, mit der ersehnten Situation und der von ihr ausgelösten Angst umgehen zu können. Nehmen wir an, der Wunsch eines Patienten, sich frei zu bewegen, sei sehr groß und das in der Therapie angestrebte Ziel, die Wohnung zu verlassen und die auftretende Angst zu bewältigen, würde von dem Patienten als gleich null eingeschätzt. Dann wäre die Volitionsstärke – trotz des starken Wunsches – gleich null. Der Patient würde sich keinen Schritt in Richtung des Therapieziels bewegen. Wenn es aber gelingt, die subjektiven Bewältigungserwartungen des Patienten nur etwas anzuheben, dann würde bei hoher Erwünschtheit des Zielzustandes eine relevante Volitionsstärke resultieren. Mit der erhöhten Volitionsstärke würde der Patient mit größerer Wahrscheinlichkeit erste Schritte in Richtung des Therapieziels gehen. Wenn der Patient häufiger ein Verhalten im Sinne des Therapieziels an den Tag legt, macht er mit höherer Wahrscheinlichkeit Bewältigungserfahrungen und sieht häufiger seine Wünsche realisiert. Dadurch werden wiederum seine Besserungserwartungen bestätigt und seine Volitionsstärke erhöht. Der Begriff der Volitionsstärke begründet theoretisch, warum wir in der Stärke des Wunsches von Patienten, ein Therapieziel zu erreichen, eine so wichtige motivationale Ressource sehen müssen und warum Hoffnung und Besserungserwartungen so bedeutsam dafür sind, das Potenzial der motivationalen Ressourcen des Patienten zu entfalten.

Eine konsequent durchgeführte explizite und implizite Auftragsklärung sollte dazu beitragen, das therapeutische Prinzip Hoffnung zu unterstützen. Wenn ich als Patient Gelegenheit erhalte, meine Wünsche und Erwartungen einem kompetent und zuversichtlich wirkenden Arzt oder Therapeuten vorzutragen, wenn ich ein ernsthaftes (auch nonverbal kongruent vermitteltes) Interesse an meinen Nöten und Wünschen spüre und wenn ich ggf. dabei unterstützt werde, mir über meine Wünsche und Erwartungen an die Therapie überhaupt erst einmal klar zu werden, dann überwinde ich wahrscheinlich rascher meine Vorbehalte und schöpfe leichter Hoffnung, dass mir der Arzt oder Therapeut helfen können wird. Im Rahmen der Auftragsklärung ist es wichtig, dass wir als Therapeuten und Ärzte daran denken, dass die Vermittlung von Hoffnung mit hoher Wahrscheinlichkeit auch dann ein wichtiges implizites Anliegen des Patienten ist, wenn wir keine verbalen oder nonverbalen Hinweise (zum Beispiel von einem depressiven Patienten) bekommen.

Hoffnung reduziert Inkonsistenzspannung. Doch der Wunsch vieler Patienten nach Vermittlung von Hoffnung wird im modernen Medizinbetrieb mit seiner gesetzlich verfügten Aufklärungspraxis oftmals mit Füßen getreten. Ein Patient mit einem inoperablen Malignom, der sagt: „Nicht wahr, es wird alles wieder gut", will eben nicht hören, dass seine Prognose infaust ist. Die Aussage: „Wir können nichts mehr für Sie tun", ist nicht nur grausam, sie ist auch sachlich falsch, weil gerade bei Patienten, deren baldiger Tod voraussehbar ist, ein besonders anspruchsvoller Teil unserer ärztlichen und therapeutischen Aufgabe beginnt, nämlich die Unterstützung bei der Nutzung der verbleibenden Lebenszeit, die Auseinandersetzung mit Angst und Sinnfragen und schließlich die Sterbebegleitung. Die Aussage: „Wir können nichts mehr für Sie tun", ist auch psychologisch falsch, weil wir mit der Vernichtung von Hoffnung der Therapiebeziehung die Basis entziehen. Unsere ärztliche und therapeutische Arbeit steht unter einem sehr allgemeinen und umfassenden Auftrag: „Mache du (Arzt oder Therapeut) mir Hoffnung, dass sich mein Zustand und mein Leben mit deiner Hilfe verbessern werden!" Die Hoffnung kann sich durchaus auch auf die Qualität des Sterbens beziehen, zum Beispiel auf eine großzügige Verabreichung von starken Schmerzmitteln, auf die Unterlassung lebensverlängernder Maßnahmen oder auf regelmäßige Hausbesuche des Arztes zur Vermeidung einer Krankenhauseinweisung.

Wahrscheinlich beruhen zu einem guten Teil die Erfolge von wissenschaftlich nicht anerkannten Behandlungsweisen darauf, dass von den Behandlern intuitiv in hohem Maße zentrale implizite Beziehungserwartungen der Patienten erfüllt werden. Patienten erhalten zum Beispiel bei einer homöopathischen Anamnese ausgiebig Gelegenheit, gerade ihr subjektives Erleben der Erkrankung, jedes auch noch so ungewöhnliche Symptom, jede Stimmung oder Verstimmung, jede Neigung und Abneigung, Träume und Erinnerungen sowie ihre eigene Sichtweise von den Ursachen ihrer Krankheit darzustellen. Jede Aussage des Patienten ist bedeutungsvoll für die Repertorisierung des Simile, der individuell passenden Arznei, und wird mit entsprechender Ernsthaftigkeit und Aufmerksamkeit des Homöopathen belohnt. Besser kann man die Identität eines Patienten nicht bestärken und den impliziten Wunsch des Patienten: „Nimm mich an, wie ich bin", zu befriedigen. Die homöopathische Konstitutionslehre macht es dem Behandler leicht, die Vielfalt menschlicher Seinsweisen und Bedürfnisstrukturen anzunehmen, selbst dann, wenn es sich um eigenwillige Persönlichkeiten und Motivationen handelt. Denn für jede Manifestationsform des Lebens hält die homöopathische Arzneimittellehre das geeignete Mittel bereit. Kein Symptom, keine Persönlichkeitseigenschaft, kein geäußerter Wunsch und keine offenbarte Angst laufen Gefahr, gedeutet, bewertet oder als irrelevant verworfen zu werden. Alles, was der Patient mitteilt, ist geeignet, das Geheimnis zu entschlüsseln, welche Substanz – oder besser – welche Information dem Organismus des Patienten fehlt, um heil zu werden. Das wissenschaftlich fragwürdige, aber für Laien einleuchtende Wirkprinzip der Homöopathie sowie die zeitaufwändige Vorgehensweise von klassischen Homöopathen wecken maximale Besserungserwartungen und erfüllen geradezu ideal die Voraussetzungen einer optimierten Placebo-Therapie im Sinne von Fish.[217]

Zweifel an der Wirksamkeit des Verfahrens kommen gar nicht erst auf. Wenn der Erfolg ausbleibt (und eine Organerkankung ausgeschlossen werden konnte), kann es nur daran liegen, dass das Simile noch nicht entschlüsselt wurde. Eine vertiefte Befragung des Patienten und eine erneute Repertorisierung sowie die Befragung von ehrwürdigen Experten des Faches folgen. Der Patient kann durch genaue Beobachtung seiner Symptome und durch minutiöses Aufschreiben aller Modalitäten viel zum Behandlungserfolg beitragen. Dieser Eigenbeitrag erhöht die Selbstwirksamkeits- und Kontrollerwartungen des Patienten. Insgesamt induziert das klassische homöopathische Verfahren einen hochwirksamen Cocktail aus Erfüllung von Beziehungsanliegen des Patienten, aus magischen Wirksamkeitserwartungen, Vertrauensbildung und Hoffnung. Die auf strenge und exakte Wissenschaftlichkeit versessene universitäre Schulmedizin verzichtet zu Unrecht auf die systematische Nutzung und Erforschung dieses Wirksamkeitspotenzials.

217 J. M. Fish, 1973: „Placebo therapy", San Francisco: Jossey-Bass. Der Hinweis auf Fish soll die möglichen spezifischen Wirkungen homöopathischer Mittel nicht von vornherein in Abrede stellen. Die Frage einer spezifischen Wirksamkeit homöopathischer Mittel unter Ausschluss des Placebo-Effekts zum Beispiel im Doppelblindversuch ist nicht Gegenstand dieses Buches.

„Das habe ich getan", sagt mein Gedächtnis. „Das habe ich nicht getan", sagt mein Stolz und bleibt unerbittlich. Endlich – gibt mein Gedächtnis nach.

FRIEDRICH NIETZSCHE
(IN: „JENSEITS VON GUT UND BÖSE")

Psychotherapie will Veränderung bewirken. Der Patient soll sich infolge der Therapie anders verhalten, anders wahrnehmen, anders fühlen oder anders denken als vorher. Doch „der Mensch", sagt Raymond Battegay[218], möchte „nicht nur streben und vorwärtskommen, sondern auch in Ruhe gelassen werden. Wo sich ihm Kräfte störend und beunruhigend zeigen, wird er deshalb versuchen, sie zu vertreiben". Je nach Struktur werden Veränderungen und Beunruhigungen von verschiedenen Menschen unterschiedlich toleriert. Wie wir von Gerd Rudolf erfahren haben, reagieren Menschen mit strukturellen Störungen ungünstig auf therapeutische Versuche, die Tiefenschichten ihrer Persönlichkeit zu analysieren und verändern zu wollen. Eric Erikson sah im „Identitätswiderstand", in der „Furcht des Patienten, dass der Analytiker (...) den schwachen Kern der Identität des Patienten vernichten und an deren Stelle die seinige setzen könnte", eine „universale Form des Widerstands". Der Identitätswiderstand werde „in Fällen akuter Identitätsverwirrung" zum „Kernproblem der therapeutischen Begegnung". Der Patient „besteht darauf, dass der Therapeut seine negative

218 R. Battegay, 1986: „Psychoanalytische Neurosenlehre", 157, Frankfurt a. M.: Fischer.

Identität als real und notwendig akzeptiert".[219] Helmut Thomä und Horst Kächele[220] sehen in dieser Aufrechterhaltung des psychosozial entstandenen Identitäts- oder Selbstgefühls ein übergeordnetes Regulationsprinzip, das eng mit der libidinösen Wunschbefriedigung verbunden sei. Das stimmt recht genau mit Grawes Konzeption überein, dass psychische Systeme auf Konsistenzsicherung und Selbsterhaltung ausgerichtet sind.

Aus systemtheoretischer Sicht kann es nicht überraschen, dass Patienten gegen die therapeutisch intendierten Veränderungen Widerstand leisten. Grawe nimmt mit Epstein – wie oben ausgeführt – auf der höchsten psychischen Systemebene ein Selbstschema, eine implizite persönliche Theorie des Individuums über sich selbst und die Realität an, die danach strebt, bestätigt zu werden. Daher nehmen wir – wie Grawe in Anlehnung an Powers darlegt – unsere Umwelt in einer Weise wahr, die Inkongruenzen zwischen unseren Identitäts- oder Selbstschemata und unseren Wahrnehmungen der Umwelt verhindert. Nach Jean Piaget[221] assimilieren wir unsere Umwelt. Unter Assimilation versteht Piaget die grundlegenden kognitiven Organisationseinheiten unserer psychischen Aktivität, die bestimmen, was wir wahrnehmen und nach welchen Kategorien wir unsere Wahrnehmung so organisieren, dass die Umwelt zu unserer Selbst- und Wirklichkeitstheorie passt. Erst wenn unsere kognitiven Schemata das Wahrgenommene nicht mehr assimilieren können, weil die Diskrepanz zwischen unseren Wahrnehmungen und den Schemata zu groß geworden ist, sind wir gezwungen, unsere Schemata an die Umwelt anzupassen, zu akkommodieren.

Nun können aber gerade die notwendigen und in der Psychotherapie angestrebten Akkomodationsschritte zu einer unerträglichen Erhöhung der innerpsychischen Inkonsistenzspannung führen. Um Inkonsistenz zu verhindern, bilden psychische Systeme – wie wir von Grawe wissen – Vermeidungsziele und Vermeidungsschemata aus. Diese Vermeidungsziele und -schemata sind Bestandteile einer möglicherweise über Jahrzehnte gewachsenen, systemstabilisierenden Selbstorganisationsstruktur. Sie gehen mit einem Phänomen einher, das Grawe als „experimental avoid-

219 E. H. Erikson, 1970: „Jugend und Krise. Die Psychodynamik im sozialen Wandel", 222, Stuttgart: Klett.

220 H. Thomä, H. Kächele, 1985: „Lehrbuch der psychoanalytischen Therapie", 101, Berlin, Heidelberg: Springer.

221 J. Piaget, 1976: „Die Äquilibrierung der kognitiven Strukturen", Stuttgart: Klett.

ance“[222] (Vermeidung von Erfahrungen) bezeichnet. Die Dominanz von erfahrungsbezogenen Vermeidungszielen zeigt sich besonders deutlich bei depressiven Störungen. Depressive befinden sich – so Grawe – in einer „generalisierten Schutzhaltung“, die zwar verhindert, dass der Patient narzisstisch gekränkt wird, die aber auch den notwendigen bedürfnisbefriedigenden und selbstwertstärkenden interpersonellen Erfahrungen des Patienten im Wege steht.[223]

Das Feststellen von Vermeidungszielen und Verhaltensweisen, die verhindern, dass der Patient bestimmte Erfahrungen macht, hat bei Grawe den Rang einer „eigenen funktionellen diagnostischen Kategorie neben der auf psychopathologische Syndrome ausgerichteten DSM-Diagnostik“. Grawe will gleich zu Beginn einer psychotherapeutischen Behandlung

222 In Anlehnung an S. C. Hayes, K. G. Wilson, E. V. Gifford, V. M. Follette, K. Strohsal, 1996: „Experiental avoidance and behavioral disorders: A functional dimensional approach to diagnosis and treatment“, Journal of Consulting and Clinical Psychology, 64, 1152-1168. Hayes et al. definieren „experimental avoidance“ als ein „Phänomen, das auftaucht, wenn eine Person nicht im Kontakt mit bestimmten persönlichen Erfahrungen bleiben will (z. B. körperliche Wahrnehmungen, Emotionen, Gedanken, Erinnerungen und Verhaltensbereitschaften) und Schritte unternimmt, die Art und Häufigkeit dieser Ereignisse und der Zusammenhänge, welche ihr Auftreten begünstigen, zu verändern“ (zitiert aus K. Grawe, 2004: „Neuropsychotherapie“, 285, Göttingen: Hogrefe).

223 K. Grawe, 2004: „Neuropsychotherapie“, 288, Göttingen: Hogrefe. Die generalisierte Schutzhaltung zeigt sich, wie Grawe unter Berufung auf verschiedene Hirnforscher auf Seite 145 ausführt, auch auf neuronaler Ebene. Das Gehirn ist bei Depressiven strukturell und funktionell geschädigt. Der linke Präfrontale Cortex (PFC) ist sowohl absolut als auch relativ zum rechten PFC unteraktiviert. Der linke PFC ist für positive Ziele und positive Emotionen zuständig, der rechte PFC für Vermeidungsziele und negative Emotionen. Außerdem ist der Anteriore Circulare Cortex (ACC), der bei erhöhten Inkonsistenzanforderungen erhöhte Verarbeitungsressourcen zu Verfügung stellt, bei Depressiven „notorisch“ unteraktiviert. Depressive können auf Problemstellungen nicht mehr mit verstärkter Willensanstrengung reagieren und Kräfte mobilisieren, sie haben resigniert. Ein weiterer gut gesicherter Befund ist das kleinere Volumen des Hippocampus bei Depressiven, das auf eine Schädigung durch das Stresshormon Cortisol zurückgeführt wird. Infolge der Degeneration des Hippocampus können die Kranken ihr Verhalten nicht mehr angemessen auf neue Kontexte abstimmen. Schließlich ist bei Depressiven die Amygdala, die Angstzentrale des Gehirns, oft vergrößert und überaktiviert. Die Kranken erwarten im verstärkten Maß negative Ereignisse und speichern in ihrem Gedächtnis bevorzugt negative Inhalte ab.

die wichtigsten Vermeidungsziele und jene Bereiche erfassen, in denen der Patient besonders stark vermeidet. Die „Abnahme der Vermeidung bestimmter Erfahrungen (sollte) zu einem eigenen Therapieziel gemacht werden". Bei Patienten mit Depressionen soll die durch Psychotherapie bewirkte Reduktion von Vermeidungszielen (zum Beispiel, nicht verletzt zu werden, eigene Schwäche sowie eigene Bedürfnisse nicht zu zeigen oder keinen Kontrollverlust zu erleiden) die psychopathologischen Symptome und interpersonellen Probleme signifikant verbessern.[224] Bei Angstpatienten konnte Grawe trotz Veränderung der Vermeidungsziele keine signifikanten Besserungen feststellen. Angststörungen haben – so erklärt sich Grawe das Phänomen – offenbar eine funktionale Autonomie gewonnen, sie bestehen unabhängig vom motivationalen System.

Lassen Sie uns jetzt einen Blick auf die geschichtliche Entwicklung des Begriffs des Widerstands werfen: Für Sigmund Freud war Widerstand das, „was immer die Fortsetzung der (psychoanalytischen) Arbeit stört".[225] Bevor Freud den therapeutischen Wert von Übertragungsprozessen erkannte, sah er es als das Haupthindernis für die psychoanalytische Behandlung an, dass Patienten in ihrer Vorstellungswelt die Grenzen der tradierten Rollen von Patient und Arzt überschritten (Freuds Patientinnen bezogen ihn in ihre sexuellen Wunschphantasien ein). Der von Freud so genannte „Übertragungswiderstand" hat mehrere Ebenen: Zum einen kann dem Bewusstwerden der Übertragung überhaupt Widerstand entgegengesetzt werden. Zum anderen kann die Übertragung eine überstarke positive (erotisierende oder idealisierende) oder negative Intensität (Hass, Misstrauen) annehmen. Das Problem dieser beiden Widerstandsformen besteht darin, dass die Patienten verdrängte Triebansprüche an wichtige Objekte aus der Vergangenheit in der Gegenwart der Übertragungsbeziehung wiederholen, anstatt sich an wichtige biographische Konstellationen zu erinnern,

224 K. Grawe, 2004: „Neuropsychotherapie", 286, Göttingen: Hogrefe.

225 S. Freud, 1900: „Die Traumdeutung", „Gesammelte Werke, Band 3", 521, Frankfurt a. M.: Fischer). Freud unterschied 1926 (in „Hemmung, Symptom und Angst", „Gesammelte Werke, Band 14", 111-205, Frankfurt a. M.: Fischer) fünf Widerstandsformen: 1. Verdrängungswiderstand, 2. Übertragungswiderstand (1. und 2. sind Ich-Widerstände), 3. Über-Ich- (unbewusste Schuldgefühle, die zu negativen therapeutischen Reaktionen führen) und 4. Es-Widerstand (führt zum Wiederholungszwang), 5. Widerstand aufgrund des sekundären Krankheitsgewinns (zitiert nach Thomä und Kächele, 1985: „Lehrbuch der psychoanalytischen Therapie", Berlin, Heidelberg: Springer).

sich die verdrängten Phantasien, Wünsche und Gefühle ins Bewusstsein zurückzurufen, aufzuarbeiten und von ihnen Abschied zu nehmen. Der dritte Aspekt des Übertragungswiderstands, der mit den vorgenannten im Zusammenhang steht, ist die Weigerung des Patienten, die Übertragung aufzulösen. Der Patient will quasi in einer kindhaften Rolle verbleiben und den Analytiker als Übertragungsobjekt nicht aufgeben. Diese Form des Übertragungswiderstands stellt uns am deutlichsten bei der Beendigung einer Psychotherapie vor Schwierigkeiten.

Die Intensität und Unauflösbarkeit, mit der Patienten sexuelle sowie auch aggressive und destruktive Impulse (siehe auch unten: negative therapeutische Reaktion) auf den Analytiker übertragen, veranlasste Freud zur Annahme eines „Es-Widerstands". Da sich die Patienten für ihre anstößigen Antriebe und Phantasien schämen, entwickeln sie nach Freud eine weitere Widerstandsform, die in der Weigerung des Patienten besteht, sich jene Gefühle und Wünsche, die er auf den Analytiker überträgt, aber gleichzeitig aus dem Bewusstsein verbannt, einzugestehen („Verdrängungswiderstand"). Schließlich steht dem Fortschritt der Behandlung der „Krankheitsgewinn" als Widerstand entgegen. Freud meinte, „dass das Symptom vom Ich gehalten wird, weil es eine Seite hat, mit welcher es der verdrängenden Ichtendenz Befriedigung bietet."[226] Zum Beispiel ziehen nach Freud Zwangsneurotiker aus ihrer Symptomatik narzisstischen Gewinn, indem sie sich vorspiegeln, „sie seien als besonders reinliche oder gewissenhafte Menschen besser als andere"[227]. Das Symptom kann auch als Kompromisslösung zwischen unvereinbaren Triebforderungen und Über-Ich-Forderungen verstanden werden. Zum Beispiel könnten hinter einer Schulphobie starke, aber abgewehrte, regressive Wünsche eines Kindes stehen, mit seiner Mutter symbiotisch zu verschmelzen. Wenn die Mutter von dem Kind jedoch Eigenständigkeit verlangt und das Kind nicht wagt, sich offen den Forderungen der Mutter zu widersetzen, kann es mit der Angstsymptomatik seine Wünsche wenigstens teilweise durchsetzen. Heute würden wir vielleicht eher statt von Krankheitsgewinn von der psychosozialen Funktion eines Symptoms sprechen und uns bei der Widerstandsbearbeitung fragen, wozu der Patient und/oder seine Familie seine Symptome brauchen.

226 S. Freud, 1916-17: „Vorlesungen zur Einführung in die Psychoanalyse", „Gesammelte Werke, Band 11", 396, Frankfurt a. M.: Fischer.

227 S. Freud, 1926: „Hemmung, Symptom und Angst", „Gesammelte Werke, Band 14", 127, Frankfurt a. M.: Fischer.

Es sollen noch einige andere Autoren zum Thema „Widerstand“ zu Wort kommen: Alfred Adler zufolge tut der Patient unbewusst viel dafür, seinen „neurotischen (auf Macht und Überlegenheit ausgerichteten) Lebensstil“ gegen die therapeutischen Bemühungen (den Gemeinschaftssinn des Patienten zu entwickeln) abzusichern.[228] Wilhelm Reich sprach von einem „Charakterpanzer“ und meinte damit die sichtbare Oberfläche verfestigter und gleich bleibender Formen körperlichen Ausdrucksverhaltens (Art zu sprechen, Gang, Mimik, Gehabe). Der Analyse dieser äußeren Charakterpanzerung setze der Patient einen „Charakterwiderstand“ entgegen.[229] Für Otto Fenichel war „alles, was den Patienten daran hindert, Material, was sich vom Unbewussten herleitet, zu produzieren“, Widerstand.[230] Nach Anna Freud „wird die Abwehrhandlung des Ichs gegen die Triebrepräsentanz automatisch zum aktiven Widerstand gegen die analytische Arbeit“. Die „Triebabwehr des Ichs (richtet sich) auch gegen die Person des Analytikers. (...) Feindseligkeit gegen den Analytiker (der mit seinem persönlichen Einfluss für die Einhaltung der analytischen Grundregel der freien Assoziation eintritt und so das Bewusstwerden von unbewussten Vorstellungen ermöglicht) und erhöhte Abwehr gegen das Auftauchen von Es-Regungen fallen automatisch zusammen.“[231]

Auf unser therapeutisches Hilfsangebot reagieren unsere Patienten erfahrungsgemäß sehr unterschiedlich und teilweise in paradoxer, unerwarteter Weise. Sigmund Freud sprach von einer „negativen therapeutischen Reaktion“, die er folgendermaßen beschrieb: „Wenn man ihnen (den Patienten) Hoffnung gibt und Zufriedenheit mit dem Stand der Behandlung zeigt, scheinen sie unbefriedigt und verschlechtern regelmäßig ihr Befinden. (...) Man überzeugt sich nicht nur, dass diese Personen kein Lob und keine Anerkennung vertragen, sondern dass sie auf die Fortschritte der Kur in verkehrter Weise reagieren. Jede Partiallösung, die eine Besserung oder zeitweiliges Aussetzen der Symptome zur Folge haben sollte und bei an-

228 Zitiert nach H. Thomä, H. Kächele, 1985: „Lehrbuch der psychoanalytischen Therapie“, Berlin, Heidelberg: Springer.

229 W. Reich, 1933: „Charakteranalyse. Technik und Grundlagen für studierende und praktizierende Analytiker“, Wien: Selbstverlag des Autors.

230 O. Fenichel, 1946: „The Psychoanalytic Theory of Neurosis“, London: Routledge and Kegan Publ.

231 A. Freud, 1964 (engl. Original 1946): „Das Ich und die Abwehrmechanismen“, München: Kindler.

deren auch hat, ruft bei ihnen eine momentane Verstärkung ihres Leidens hervor, sie verschlimmern sich während der Behandlung, anstatt sich zu bessern."[232] Freud erklärte sich die negative therapeutische Reaktion mit dem „Über-Ich-Widerstand", der auf einem unbewussten Schuldgefühl des Patienten beruhe, „welches im Kranksein seine Befriedigung findet und auf die Strafe des Leidens nicht verzichten will".[233]

Thomä und Kächele teilen Freuds trieb- und strukturtheoretische Sichtweise nicht. Um zu verstehen, warum sich das Befinden des Patienten gerade im Augenblick der Intensivierung der Übertragung verschlechtert, ziehen Thomä und Kächele die Objektbeziehungspsychologie heran: Unter regressionsfördernden Bedingungen werden innerhalb der Therapiebeziehung unbewusste, ehemals kindliche Antriebe des Patienten wiederbelebt, die sich im unvereinbaren Gegensatz gegenüberstehen: Lustvolle Wünsche des Patienten stehen neidvollen und aggressiven Impulsen entgegen[234], Verschmelzungstendenzen stehen gegen Loslösungstendenzen, Abgrenzungs- und Autarkiestreben des Patienten gehen mit Trennungsangst und Trennungsschuld einher. Die Faktoren, welche die Objektbeziehungspsychologie für die negative therapeutische Reaktion verantwortlich macht, entsprechen ziemlich genau dem, was wir oben von Grawe als die Inkonsistenz von aktivierenden intentionalen Annäherungsschemata einerseits und hemmenden Vermeidungsschemata andererseits kennen gelernt haben.

Interessant ist auch die Theorie, dass ein Teil der Patienten aufwertende und von Schuldgefühlen entlastende Deutungen der Therapeuten deshalb nicht ertragen kann, weil die Selbstabwertung und Selbstbeschuldigung des Patienten eine in Bezug auf die Eltern ehemals äußerst wichtige beziehungsregulierende Funktion hatte: „Diese Patienten mussten sich in ihrer Kindheit einer Elternfigur unterwerfen, von der sie sich ungeliebt, ja sogar verachtet fühlten. Um sich vor den Folgen dieser Wahrnehmung zu schützen, beginnt das Kind, die Eltern und deren rigide Forderungen zu idealisieren. Es nimmt

232 S. Freud, 1923: „Das Ich und das Es", „Gesammelte Werke, Band 13", 278, Frankfurt a. M.: Fischer.

233 S. Freud, 1923: „Das Ich und das Es", „Gesammelte Werke, Band 13", 279, Frankfurt a. M.: Fischer. Den masochistischen Widerstand dagegen, gesund zu werden, führte Freud 1937 („Die endliche und die unendliche Analyse", „Gesammelte Werke, Band 16", 88, Frankfurt a. M.: Fischer) schließlich auf den Aggressions- und Todestrieb zurück.

234 Die Abhängigkeit vom Therapeuten kann als Kränkung empfunden und mit aggressiven Omnipotenzvorstellungen verleugnet werden.

sich vor, diesen Forderungen nachzustreben, und verurteilt und entwertet sich selbst, um sich auf diese Weise die Illusion bewahren zu können, von den Eltern geliebt zu werden. Wenn diese Form der Beziehung in der Übertragung wieder belebt wird, muss der Patient geradezu mit einer negativen therapeutischen Reaktion auf die Deutungen des Analytikers antworten. Er dreht gewissermaßen den Spieß um, indem er nun die Position der spöttischen Mutter einnimmt, die seine Lebensäußerungen mit Verachtung gestraft hat, und den Analytiker in die Position des Kindes stellt, das ständig ins Unrecht gesetzt wird und dennoch verzweifelt nach Liebe strebt."[235]

Thomä und Kächele sind davon überzeugt, dass Patienten primär eine hilfreiche Beziehung suchen und Widerstände nur ein sekundäres Phänomen sind. Widerstände richten sich gegen Veränderungen, welche die Patienten bewusst zwar wollen, unbewusst aber befürchten. Denn die unbewusste Wiederholung von Mustern und Kreisläufen („self perpetuating circle"), welche den krankhaften Zustand aufrechterhalten (Grawe würde von „Störungsattraktoren" sprechen), vermittelt dem Patienten ein gewisses Maß an Gleichgewicht, Sicherheit, Angstreduktion und Stabilität. Schon Freud hatte alle Erscheinungen des Widerstandes (einschließlich Flucht- und Angriffsreaktionen) als Korrelate der Angstabwehr (einschließlich Scham, Trauer, Schuld, Schwäche usw.) verstanden.[236] Heinz Kohut sieht im Widerstand vor allem eine Schutzmaßnahme von narzisstischen Persönlichkeiten gegen Kränkungen in der Therapiebeziehung, für welche Patienten mit narzisstischen Störungen mit ihrem krankhaft überhöhten Verlangen nach idealisierenden Selbstobjektübertragungen besonders sensibel sind.[237] Aus dieser Perspektive ist der Widerstand nicht nur ein Hindernis für den Therapieprozess, sondern gewinnt die Bedeutung einer regulierenden („Grenzwächter"-)Funktion innerhalb der therapeutischen Beziehung.

Widerstände sind keine theoretischen Konstrukte, sondern ein Phänomen, das unmittelbar in der Therapiebeziehung erlebbar und beobachtbar ist. (Unbewusste Abwehrprozesse sind hingegen eine Annahme des psychoanalytischen Strukturmodells. Sie müssen indirekt – vom

235 H. Thomä, H. Kächele, 1985: „Lehrbuch der psychoanalytischen Therapie", 125, Berlin, Heidelberg: Springer.

236 S. Freud, 1926: „Hemmung, Symptom und Angst", „Gesammelte Werke, Band 14", 111-205, Frankfurt a. M.: Fischer.

237 H. Kohut, 1973: „Narzissmus. Eine Theorie der psychoanalytischen Behandlung narzisstischer Persönlichkeitsstörungen", Frankfurt a. M.: Suhrkamp.

Widerstand her – erschlossen werden.[238] Widerstand und Abwehr sollten folglich nicht synonym verwendet werden.) Grobe Formen des Widerstands sind zum Beispiel Verspäten, Versäumen von Stunden, Schweigen, Weitschweifigkeit, automatisches Ablehnen oder Missverstehen aller Äußerungen des Analytikers, gespielte Dummheit, ständige Zerstreutheit, Einschlafen oder Abbruch der Behandlung. Eine überstarke Sexualisierung der Therapiebeziehung, eine übermäßige Idealisierung des Therapeuten oder eine Abhängigkeitsentwicklung können den Therapieprozess ebenso blockieren wie hartnäckiges Misstrauen, Abwertung des Therapeuten und mangelnde Kooperativität. Subtilere Formen des Widerstands können sich darin zeigen, dass bei vordergründig guter Arbeitsallianz therapeutische Fortschritte ausbleiben.

Wie sollen wir nun praktisch mit Widerständen umgehen? Ich persönlich versuche, den Widerstand von Patienten als natürliche Reaktion zu würdigen. Es scheint mir als eine zunächst einmal gesunde Ich-Leistung, wenn sich Patienten dagegen wehren, mit unlustvollen, beschämenden, beunruhigenden, beängstigenden, schmerzvollen, kränkenden oder schuldbesetzten Aspekten der eigenen Persönlichkeit (Wünsche, Motive, Phantasien und Affekte) konfrontiert zu werden. Wie wir oben von Grawe erfahren haben, sind Widerstände zu einem guten Teil aus den Vermeidungszielen des Patienten heraus zu verstehen. Die Dominanz von Vermeidungszielen ist aber – im Gegensatz zu einem überwiegend durch Annäherungsziele geleiteten Erleben und Verhalten – eine unökonomische und unbefriedigende Organisation des psychischen Systems. Vermeidungsziele streben eine Maximierung der Diskrepanz zu einem negativ bewerteten Zustand an. Dieses Ziel ist nie ganz zu erreichen. Es bindet wertvolle Aufmerksamkeit und ermöglicht positive Emotionen allenfalls in Form von Erleichterung.

Wir müssen daher – wenn immer möglich – versuchen, Vermeidungsziele in positive Annäherungsziele umzuwandeln. Zum Beispiel lässt sich die Angst vor Blamage auch als Bedürfnis, bei anderen eine gute Figur machen zu wollen, verstehen. Vermeidungsziele und die aus ihnen abgeleiteten Annäherungsziele gewinnen, wenn sie in der Therapiebeziehung relevant werden, die Qualität impliziter Aufträge des Patienten an den Therapeuten. Mit der impliziten Auftragsklärung kann gezielt ein positiver Zugang zu jenen Antrieben und Motiven der Patienten angestrebt werden, welche den

238 H. Thomä, H. Kächele, 1985: „Lehrbuch der psychoanalytischen Therapie“, 106, Berlin, Heidelberg: Springer.

Widerstand aufrechterhalten. In der folgenden Liste habe ich eine Reihe mögli-cher (meines Erachtens menschlicher und nachvollziehbarer) Motive zusammengestellt, die der Patient vielleicht niemals so ausspricht, die aber dennoch entscheidenden Einfluss auf den therapeutischen Arbeitsprozess haben können:

- Mein Leben ist sehr anstrengend. Ich möchte, dass die Therapie bequem und angenehm abläuft.
- Ich trage so viel Last (für andere) mit mir herum. Jetzt soll der Therapeut meine Last tragen.
- Überall habe ich Konflikte. In der Therapie möchte ich Harmonie.
- Überall werde ich kritisiert. Ich möchte in der Therapie bestätigt und anerkannt werden.
- Ich finde zu wenig Beachtung im Leben. In der Therapie möchte ich die Nummer eins sein.
- Mein Leben ist trist und fad. In der Therapie möchte ich Spaß haben.
- Ich bin im Leben zu kurz gekommen. Der Therapeut soll mich dafür entschädigen.
- Das Leben ist für mich verwirrend und unverständlich. In der Therapie möchte ich verstehen, was da abläuft, und mir nicht Deutungen anhören, die mit meiner Lebenswirklichkeit nichts zu tun haben.
- Überall muss ich mich unterordnen. In der Therapie soll es nach meinem Willen gehen.
- Der Therapeut soll die Welt mit meinen Augen sehen und denken wie ich. Dann fühle ich mich nicht mehr so allein.
- Der Therapeut ist der Erste, der sich für mich interessiert. Die Therapie soll nie enden.
- Wenn ich krank bin, bekomme ich Aufmerksamkeit. Wenn es mir gut geht, muss ich gehen. Ich darf nicht gesund werden.
- Ich darf nicht gesund werden, weil der Therapeut mich braucht. Ich brauche das Gefühl, dass der Therapeut mich braucht. So kann die Therapie endlos weitergehen.
- Bevor ich etwas von mir zeige, möchte ich erst einmal den Therapeuten aus der Reserve locken, um zu sehen, was für ein Mensch das ist.
- Ich fühle mich vom Therapeuten abhängig. Das macht mich wütend. Ich räche mich, indem ich krank bleibe. Damit kann ich den Therapeuten treffen.
- Ich fühle mich wertlos und schlecht. Der Therapeut soll sich nicht besser fühlen als ich. Wenn ich ihn entwerte, kann ich ihn verletzen.

Die in der Liste aufgeführten impliziten Beziehungsanliegen, welche Patienten möglicherweise an uns richten, machen uns unsere therapeutische Arbeit sicher nicht leichter. Auf Dauer stehen sie dem Heilungsprozess des Patienten im Wege und müssen, wie im nächsten Kapitel besprochen wird, früher oder später in ihre Grenzen verwiesen werden. Doch zuvor, das hat Grawe vielfach betont, bedarf der Patient einer komplementären Haltung des Therapeuten, die selbst die problematischen interpersonellen Wünsche und Identitätsziele des Patienten positiv spiegelt und wenigstens partiell befriedigt. Der Patient kann sein Widerstandsverhalten umso eher aufgeben, als er in der Therapiebeziehung Vertrauen fasst und sich sicher fühlt. Ich möchte an dieser Stelle nochmals betonen, dass die positive und komplementäre Spiegelung impliziter Bedürfnisse des Patienten keineswegs immer verbal kommentiert werden muss. Wichtiger als ein vom Therapeuten in Worten ausgedrücktes Verständnis für die Motive des Patienten ist der körpersprachlich kongruente Ausdruck von Verbundenheit des Therapeuten mit seinem Patienten. Korrektive emotionale Erfahrungen werden, insbesondere von Kindern und Patienten mit strukturellen Störungen, überwiegend im impliziten, nonverbalen Funktionsmodus gemacht.

Balance zwischen Erfüllung und Zurückweisung von Aufträgen

Als Ärzte und Therapeuten sollten wir die expliziten und impliziten Aufträge unserer Patienten möglichst genau kennen. Das bedeutet aber nicht, dass wir alle Aufträge erfüllen müssen. Die explizite Auftragsklärung dient unter anderem der frühzeitigen Überprüfung, ob die Anliegen des Patienten oder anderer Auftraggeber (zum Beispiel bei Kindern die Eltern) in den Kompetenzbereich des Arztes oder Therapeuten fallen und im Rahmen des Settings der Praxis oder Klinik, in welcher der Arzt bzw. Therapeut tätig ist, befriedigt werden können. Wenn das nicht der Fall ist, kann man den Patienten schon im Erstgespräch an eine geeignetere Stelle verweisen. Mitunter sind die Aufträge des Patienten kontraindiziert (zum Beispiel der Wunsch eines Suchtpatienten nach Verordnung eines Medikamentes mit Abhängigkeitspotenzial) oder mit geltendem Recht oder den Wertvorstellungen des Behandlers nicht vereinbar (zum Beispiel die

Ausstellung eines Gefälligkeitsattestes oder einer medizinisch nicht begründeten Arbeitsunfähigkeitsbescheinigung). Wenn der Therapeut mit dem Patienten auf der impliziten Ebene nicht verstrickt ist, dürfte eine unmissverständliche Ablehnung kontraproduktiver und sittenwidriger Patientenanliegen keine Schwierigkeiten bereiten. Schwieriger scheint es mir zu sein, wenn an sich gerechtfertigte Patientenwünsche zurückgewiesen werden müssen, weil der Wirtschaftlichkeitsdruck im Gesundheitssystem in der Form von Budgets und Negativlisten den ärztlichen Verordnungsspielraum limitiert.

Was die impliziten Aufträge unserer Patienten anbetrifft, besteht die Herausforderung darin, eine therapeutisch förderliche Balance von komplementärer Bedürfnisbefriedigung einerseits und von Realitätskonfrontation (und damit möglicher Frustration des Patienten) andererseits zu finden.[239] Als komplementär kann man die traditionelle Rollenverteilung in der Therapiebeziehung bezeichnen, in welcher der Therapeut oder Arzt in der überlegenen Position des freundlich zugewandten Helfers, des Gebenden und der Patient in der untergeordneten Position des Bedürftigen, des auf Hilfe Hoffenden und Hilfe Annehmenden ist.

Die Komplementarität in der Interaktion zwischen Patienten und Therapeuten wurde unter anderem von Donald Kiesler und Terence Tracey[240]

239 Die Komplementarität des Austausches von Patient und Therapeut ist nach J. S. Wiggins (1982: „Circumplex models of interpersonal behavior in clinical psychology“, in: P. C. Kendall, J. N. Butcher (Eds.): „Handbook of research methods in clinical psychology“, 183-221, New York: Wiley) durch die zwei Grunddimensionen interpersonellen Verhaltens, Dominanz und Wertschätzung, gekennzeichnet. Komplementär ist für Wiggins (in Übereinstimmung mit Gregory Bateson) eine Interaktion dann, wenn Dominanz eines Interaktionspartners zu submissivem Verhalten des anderen Partners führt und freundliche Verhaltensweisen des einen Partners entsprechende freundliche Reaktionen des anderen Partners zur Folge haben. Als komplementär würde man auch eine Beziehung bezeichnen, in der die feindselige Haltung des dominierenden Interaktionspartners feindselige Reaktionen des submissiven Partners bedingen. Es versteht sich von selbst, dass eine unterschwellig feindselig gefärbte Komplementarität zwischen Therapeut und Patient mit erhöhter Wahrscheinlichkeit mit ungünstigen Therapieeffekten einhergeht.

240 D. J. Kiesler, 1986: „Therapeutic metacommunication“, Palo Alto: Consulting Psychologists Press.
T. J. Tracey, P. B. Ray, 1984: „Stages of successful time-limited counceling: An interactional examination“, Journal of Counceling Psychology, 31, 13-27. T. J. Tracey, 1993: „An interpersonal stage model of the therapeutic process“, Journal of Counceling Psychology, 40, 396-409. Die Autoren wurden zitiert aus dem Beitrag von A. Bachelor

untersucht. Offensichtlich entspricht die komplementäre Beziehungsgestaltung den Bedürfnissen der Patienten. Denn eine hohe und freundlich gefärbte Komplementarität, vor allem zu Anfang der Therapiebeziehung, scheint positive Therapieergebnisse zu begünstigen. Eine komplementäre therapeutische Beziehungsgestaltung propagiert auch Grawe. Wir erinnern uns: Der Therapeut soll die unbewussten Identitätsziele des Patienten aus seinem nonverbalen Verhalten erschließen, verstehen und gezielt bestätigen. Der Therapeut soll dem Patienten zu möglichst vielen Erfahrungen von Bedürfnisbefriedigung, eigener Kompetenz, Selbstwirksamkeit und Kontrolle verhelfen. Doch darf sich in der empathischen, den Selbstwert des Patienten bestärkenden Haltung des Therapeuten die Behandlung nicht erschöpfen. Grawe schreibt:

„Sich mit einem Patienten zusammenzusetzen, ihn von seinen Problemen erzählen zu lassen, verständnisvoll darauf einzugehen, ihn mit gelegentlichen Interventionen zu neuen Gedanken und Verhaltensweisen zu stimulieren und ihn dazu zu ermuntern, seine wahren Gefühle zum Ausdruck zu bringen, ist fern von dem, was ich unter Neuropsychotherapie verstehe. Weder die Wahl der Therapieziele noch den Ablauf der einzelnen Therapiesitzungen kann ein Neuropsychotherapeut dem Patienten überlassen. Er muss zwar in allem den Konsens des Patienten haben, und alles, was er tut, muss mit den motivationalen Zielen des Patienten vereinbar sein, aber er muss die Verantwortung für die wichtigsten therapeutischen Entscheidungen übernehmen. Er darf dies nicht in einem missverstandenen Bemühen, den Patienten als autonomen Menschen und gleichberechtigten Partner ernst zu nehmen, an diesen delegieren, denn er ist damit überfordert. Er muss wie ein guter Anwalt des Patienten sein. Verantwortung dort übernehmen, wo der Patient auf seinem jetzigen Stand damit überfordert wäre, aber den Patienten informieren und in die Entscheidungen einbeziehen, soweit es auf dem jeweiligen Stand der Therapie möglich ist. Das gilt für die Planung der Therapie im Ganzen und für die Gestaltung jeder einzelnen Sitzung. Neuropsychotherapie verlangt ein sehr diszipliniertes und strukturiertes Arbeiten. (...) Auf der anderen Seite muss der Therapeut viele Gesichtspunkte gleichzeitig berücksichtigen. Das macht es schwer,

und A. Horvath: „Die therapeutische Beziehung“, 164, in: M. Hubble, B. Duncan, S. Miller, 2001: „So wirkt Psychotherapie – Empirische Ergebnisse und praktische Folgerungen“, als deutsche Übersetzung aus dem Amerikanischen erschienen im verlag modernes lernen, Dortmund.

das therapeutische Vorgehen im Sinne eines Algorithmus mit aufeinander folgenden bedingten Verzweigungen von vornherein festzulegen, wie es bei manchen störungsspezifischen Manualen der Fall ist."[241]

Die komplementäre Beziehungsgestaltung ist keine ungezielte Befriedigung neurotischer Ziele des Patienten, sondern schließt – wie in diesem Zitat noch einmal deutlich wird – die gezielte Führung des Patienten durch den Therapeuten ein. Offensichtlich haben die meisten Patienten ein Bedürfnis nach Führung[242], welches mitunter explizit ausgesprochen wird, meist aber in der Form eines impliziten Beziehungsanliegens mitschwingt. Gleichzeitig müssen – wie Grawe betont – die therapeutischen Interventionen den motivationalen Zielen des Patienten entsprechen, weil durch die Aktivierung der motivationalen Schemata des Patienten (mittels Dopaminausschüttung im Gehirn) seine Lernbereitschaft stark erhöht wird. Wir befinden uns als Ärzte und Therapeuten in einer widersprüchlichen Auftragssituation: Einerseits sollen wir Orientierung geben und führen, andererseits sollen wir die expliziten und impliziten Bedürfnisse unserer Patienten, auch wenn sie problematisch sind, maximal berücksichtigen. Und irgendwann kommt jede Therapie an den Punkt, an dem bestimmte Bedürfnisse nicht mehr befriedigt werden dürfen, um nachhaltige Lernprozesse und Ich-Veränderungen beim Patienten zu stimulieren sowie seine Ablösung aus der Therapiebeziehung zu vollziehen.

Wir können mit problematischen Zielen und Beziehungsanliegen des Patienten, die während der therapeutischen Arbeit aktiviert werden, auf verschiedene Weise umgehen:

241 K. Grawe, 2004: „Neuropsychotherapie", 432, Göttingen: Hogrefe. Die Bezeichnung „Neuropsychotherapeut" klingt etwas hochtrabend. Eigentlich meint Grawe damit nichts anderes als einen Psychotherapeuten, der sich die Erkenntnisse der Neurowissenschaften zu Eigen gemacht hat und sein praktisches Handeln – im Sinne Grawes – danach ausrichtet.

242 Das Bedürfnis nach Führung können wir unter dem Grundbedürfnis nach Orientierung und Kontrolle (Epstein) subsumieren. Die Dimension der menschlichen Sehnsucht nach Führung lässt sich vielleicht gerade von uns Deutschen ermessen, die wir in unserer Geschichte die fatale Verirrung unseres Volkes in die Diktatur Hitlers zu beklagen haben. In unserer heutigen Zeit, in der religiöse und politische Führer immer weniger Autorität besitzen und eine verbindliche Wertorientierung immer mehr fehlt, gewinnt das Bedürfnis nach Führung durch den Arzt oder Therapeuten zunehmend an Bedeutung.

- Wir können implizite Beziehungswünsche empathisch, verstehend und annehmend spiegeln. Entscheidend sind die nonverbalen Signale, die wir dabei aussenden. Zum Beispiel wird man möglicherweise einem schizoid strukturierten Patienten am besten gerecht, wenn man dessen zentralem Beziehungsanliegen, sich wenigstens zu Anfang der Therapie vor Nähe und Intimität zu schützen, mit großer Geduld, abwartender Freundlichkeit und dennoch interessierter Aufmerksamkeit begegnet. Ängstlich, abhängig, depressiv, histrionisch und emotional instabil strukturierte Patienten können hingegen eine deutliche Verschmelzungs- und Idealisierungstendenz zeigen, die wir in gewissen Grenzen ungedeutet zulassen können. Paranoid strukturierten Patienten würde man vielleicht zeitweise als Vertrauter und Verbündeter gegen die „böse“ externe Welt zur Verfügung stehen, ohne ihre überwertigen Ideen und Projektionen sogleich in Frage zu stellen. Bei zwanghafter Struktur würde man darauf achten, dass der Patient innerhalb der Therapiebeziehung möglichst viele Kontrollerfahrungen machen kann. Bei Patienten mit starken narzisstischen Zügen würden wir vielleicht über einen gewissen Zeitraum ihre grandiosen Anteile spiegeln, die Überschätzung ihrer eigenen Bedeutung zulassen und ihnen als ein Gegenüber, das ganz ähnlich denkt und empfindet wie sie selbst („Alter Ego“), zur Verfügung stehen.

- Wir können versuchen, problematische Patientenanliegen umzudeuten und sie in explizite Aufträge zu transformieren, die sich als Ressource nutzen lassen. Wenn sich zum Beispiel bei einem ängstlich und abhängig strukturierten Patienten die Beendigung der Therapiesitzung regelmäßig als schwierig erweist, könnte man geneigt sein, ein implizites Bedürfnis des Patienten zu unterstellen, der Therapeut möge sich für nichts sonst als nur für ihn, den Patienten, interessieren und alle anderen Aufgaben und Interessen der Bedürftigkeit des Patienten unterordnen. Eine solche Betrachtung des Patienten lässt ihn egozentrisch und rücksichtlos erscheinen und birgt die Gefahr, das Arbeitsbündnis zu belasten und Widerstände aufzubauen. Man kann dem Patienten mit gleichem Recht in positiver (und keineswegs verfälschender Weise) sagen, dass man den Eindruck habe, dass die Therapiesitzungen für ihn offensichtlich sehr wichtig seien und er sich möglicherweise wünsche, mit dem Therapeuten zusammen unbegrenzt Zeit zu haben und durch nichts und niemanden während der Sitzungen gestört zu werden.

Eine solche Formulierung wird der Patient leichter akzeptieren können, und sie wird ihn eher für die Bearbeitung seiner problematischen Beziehungswünsche öffnen.

- Wir können differenzierte Patienten mit höherem Strukturniveau auf ihre unbewussten Motivationen, zum Beispiel auf regressive und fusionäre Tendenzen, kindliche Antriebe oraler, analer oder inzestuöser Art, auf narzisstische Bedürfnisse sowie auf habituelle Schutz-, Vermeidungs-, Kompensations- und Abwehrmechanismen, hinweisen. Wir können die problematischen Antriebe, Fixierungen, Hemmungen, Kränkbarkeiten unserer Patienten in Zusammenhang mit ihrer persönlichen Lebensgeschichte stellen. Wir können unseren Patienten helfen, sich an frühere Erfahrungen mit wichtigen Menschen zu erinnern und die Bedürfnisse, Befriedigungen, Frustrationen und Affekte, die mit diesen Menschen verbunden waren, im geschützten Rahmen der Therapie wieder zu erleben. Wir können unseren Patienten dabei helfen, um das zu trauern, was sie aufgrund ihres Schicksals erleben mussten oder nicht erleben durften. Wir können versuchen, ihre abgespaltenen Antriebe, ihre Wut, ihren Hass und ihre Schuldgefühle zu integrieren. Wir können hoffen, dass die Patienten durch Verständnis und Einsicht in die psychodynamischen Zusammenhänge mehr Willensfreiheit gewinnen und nicht mehr gezwungen sind, ihre dysfunktionalen Muster zu widerholen.

- Es wäre ideal, wenn unsere Patienten infolge von korrektiven emotionalen Erfahrungen in einer ihr Selbst stärkenden und bedürfnisbefriedigenden Therapie und aufgrund von psychodynamischen Einsichten sowie der Integration abgewehrter Antriebe, Affekte und Persönlichkeitsanteile ihre neurotischen Beziehungsanliegen aufgeben, gesunden und zufrieden die Therapie im Rahmen der Regelstundenzahl beenden. Aber so laufen Psychotherapien in der Regel nicht ab. Die Neurosenstrukturen der einzelnen Patienten und die Strukturen der Familiensysteme, in denen sie leben, widersetzen sich naturgemäß den angestrebten Veränderungen. Wir müssen sogar damit rechnen, dass problematische Beziehungsanliegen, welche die Patienten an uns richten, nicht nur persistieren, sondern sich im Rahmen der besonderen Befriedigungsmöglichkeiten der Therapiebeziehung in regressiver Weise noch verstärken. Unpassende Beziehungswünsche müssen schon deshalb irgendwann zurückgewiesen werden, weil eine alles akzeptierende, verstehende und ertragende Haltung des Therapeuten kaum mit dem Gebot der Ehrlichkeit und Authentizität und auch nicht mit einer angemessenen Psychohygiene des Therapeuten zu vereinbaren ist.

- Implizite Aufträge, die den Therapieprozess blockieren, müssen im geeigneten Augenblick zurückgewiesen werden, nämlich dann, wenn die therapeutische Beziehung tragfähig genug ist. Wenn das Arbeitsbündnis aufgrund struktureller Defizite des Patienten nie die erforderliche Stabilität erreicht, muss die Indikation für eine aufdeckende Psychotherapie in Frage gestellt und zum Beispiel ein längerfristig Halt gebendes, mehr stützendes therapeutisches Beziehungsangebot erwogen werden. Problematische Aufträge müssen in geeigneter Weise, nämlich behutsam und beziehungserhaltend, zurückgewiesen werden. Ich persönlich teile dem Patienten mit, welche impliziten Aufträge ich bei ihm vermute, welche Anliegen ich bereit bin zu erfüllen und mit welchen Aufträgen ich mich unwohl fühle. Ich erkläre dem Patienten meine Gründe, warum ich nicht bereit bin, bestimmte Wünsche zu befriedigen. Das können rationale oder gefühlsmäßige Bedenken sowie konkrete Sorgen aufgrund bestimmter Erfahrungen sein, die ich dem Patienten offen darlege. Als stärkstes Argument hat sich in meiner therapeutischen Arbeit aber erwiesen, wenn ich in Form einer Ich-Botschaft von meinen eigenen Beziehungsanliegen spreche, zum Beispiel von meinem Wunsch, die Therapiesitzungen pünktlich zu beenden oder im Rahmen von 50 Stunden tiefenpsychologischer Psychotherapie greifbare therapeutische Ergebnisse zu erzielen. Mit anderen Worten, ich führe und begrenze nicht unter Berufung auf abstrakte und theoretische Gründe (wenngleich mich theoretische Überlegungen durchaus auch leiten können), sondern begründe meine Ziel- und Grenzsetzung ganz persönlich: *Ich* habe hinsichtlich der Ziele und Wünsche des Patienten mein eigenes, gutes oder schlechtes Gefühl. *Ich* habe Sorgen, die vor allem meine eigenen sind. *Ich* habe meine Meinungen, Vorstellungen und Herzensanliegen hinsichtlich des Therapieprozesses, die ich nicht auf das reduziere, was ich irgendwann einmal in Therapieschulen gelernt habe. Die Unterschiedlichkeit der Ziele, die mein Patient und ich haben, sowie die Grenzen, die ich dem Patienten setze und die er mir setzt, schließlich unsere damit verbundenen Affekte werden für den Patienten und für mich in der Realität der therapeutischen Zweipersonenbeziehung konkret erlebbar und greifbar.[243] Ich glaube, dass eine solche bewusst persönlich gehaltene Wechselseitigkeit des Führens und Geführtwerdens sowie Begrenzens und Begrenztwerdens, welche eine einzigartige Beziehungskultur zwischen dem Patienten und mir erschafft und in der, wenn möglich, mehr der Patient, wenn notwendig, mehr ich den Weg weise, die authentischste und wirksamste Form des therapeutischen Transformationsprozesses darstellt. Wenn der Patient allerdings selbst eine behutsame Frustration seiner Beziehungsanliegen nicht toleriert, ist Psychotherapie, zumindest im ambulanten Setting, kontraindiziert. In der Regel wird aber eine angemessene und einfühlsame Zurückweisung der Patientenwünsche günstige Wirkungen entfalten, so wie auch wir als Therapeuten von unseren Patienten lernen können, unangebrachte Zielsetzungen zu korrigieren. Ich möchte in diesem Zusammenhang auf ein implizites Anliegen hinweisen, das in jeder zwischenmenschlichen Beziehung mehr oder weniger offensichtlich mitschwingt. Es lautet: Zeige mir (deine) Grenzen. Und wenn wir die Grenzen nicht aktiv suchen, werden sie uns unausweichlich vom Leben (und Tod) gewiesen.

- Wir können problematische Beziehungsanliegen, die in der therapeutischen Beziehung aktiviert werden, auch durch eine Veränderung des Settings bearbeiten. Wenn wir einen abhängig strukturierten Patienten mit einer einseitigen dyadischen Beziehungsausrichtung statt in Einzeltherapie in einem paar-, familien- oder gruppentherapeutischen Setting behandeln, wird er wahrscheinlich mit völlig neuartigen interpersonellen Erfahrungs- und Lernmöglichkeiten konfrontiert. In dem veränderten Setting, in einer nunmehr triadischen oder polyadischen Beziehungskonstellation kommt es fast zwangsläufig zu einer „experiential confrontation“[244], zu einer Konfrontation des Patienten

243 In der Paar-, Familien- und Gruppentherapie werden die Beziehungsanliegen des Patienten in der Regel durch entgegenstehende Wünsche des Partners, der anderen Familienmitglieder oder Gruppenteilnehmer begrenzt, so dass der Therapeut erst dann Grenzen setzen muss, wenn das Paar, die Familie oder Gruppe als Ganzes an ihn kontraproduktive oder unerfüllbare Anliegen richtet.

244 In ihrer Metaanalyse von Prozess-Outcome-Zusammenhängen bezeichneten D. E. Orlinsky, K. Grawe und B. Parks (1994: „Process and outcome in psychotherapy – Noch einmal“, 143-189, in: A. E. Bergin, S. L. Garfield (Eds.): „Handbook of psychotherapy and behavioral change“, 4th ed., New York: Wiley) experiential confrontation“ als eine der wirksamsten Interventionen in der Psychotherapie.

mit neuen Erfahrungen, und damit zu einer In-vivo-Aktivierung und Umstrukturierung wichtiger neuronaler Erregungsmuster. Voraussetzung ist selbstverständlich, dass der Patient kooperiert. Für die Bereitschaft des Patienten, an Gruppentherapie teilzunehmen, können sich längere Wartezeiten für eine Einzeltherapie als hilfreich erweisen.

- Wir können von den problematischen Zielen und Anliegen des Patienten, die gerade aktiviert sind, auch defokussieren, indem wir uns auf andere, unproblematische und für den Therapieprozess günstige Motivationen des Patienten konzentrieren und diese als Ressourcen nutzen. Als Beispiel möchte ich von einer persönlichen Erfahrung mit einer Rechtsanwältin berichten, die an multiplen Somatisierungen, einer Angststörung und depressiven Verstimmungen litt und sich über die ersten 25 Sitzungen der Therapie hinweg sehr abhängig und bedürftig zeigte. Die Beendigung der Therapiesitzungen war immer wieder schwierig. Die Patientin war beruflich ausgesprochen ehrgeizig und engagiert, hatte aber in ihrer Karriere einen herben Rückschlag erlitten, der für die Auslösung der aktuellen psychischen Störungen mitverantwortlich war. Die Patientin sehnte sich nach beruflicher Anerkennung, die ihr in ihrer aktuellen Lebens- und Berufssituation aber verwehrt blieb. In bewusster Verletzung der analytischen Abstinenzregeln und vorbereitet durch die Vorstellung des Falls in meiner Intervisionsgruppe, vereinbarte ich mit der Patientin, dass sie mich in einer wichtigen, aber klar abgrenzbaren Rechtsfrage beriet. Wir legten einen präzisen Zeitrahmen für eine einmalige Rechtsberatung und ein Honorar gemäß der Gebührenordnung der Rechtsanwälte fest. Ich achtete darauf, die vereinbarte Beratungszeit exakt einzuhalten. Während der Beratung erlebte ich eine völlig veränderte, hochkompetent und selbstsicher wirkende Frau, die mir bei meiner eigenen Problemstellung überzeugend half. Nach diesem Rollentausch war das Verhältnis zu dieser Patientin spürbar verändert. Es entwickelte sich immer mehr eine symmetrische Beziehung, die mit der allmählichen Stabilisierung der Patientin einherging.[245]

245 Ich bitte den Leser, das Beispiel nicht als Ermutigung misszuverstehen, als Therapeut bei jeder Gelegenheit private Interessen mit den Anliegen des Patienten zu vermischen. Das Beispiel soll vielmehr den überragenden Wert der Ressourcenorientierung dokumentieren. Die Verletzung der durchaus sinnvollen Abstinenzregel setzt neben

- Mitunter müssen wir uns den problematischen Zielen unserer Patienten offen entgegenstellen und ihre neurotisch deformierten Beziehungsanliegen direkt zurückweisen. Diese Entschiedenheit ist vor allem dann notwendig, wenn Patienten unser Setting[246] nicht respektieren. Bei Verletzungen des Settings sollten wir nicht generell Böswilligkeit oder bewussten Vorsatz der Patienten unterstellen. Oft handelt es sich um ein strukturelles Unvermögen. Die Patienten können nicht anders. Trotzdem kann man als Therapeut leicht versucht sein, die Settingverletzung zu moralisieren, weil man selbst Schuldgefühle hat, wenn man sein Setting verteidigt. Eine häufige Settingverletzung bei ängstlich oder abhängig strukturierten Patienten ist, dass sie nicht gehen, wenn die Therapiesitzung um ist, sondern den Therapeuten immer wieder kurz vor dem Ende der Sitzung mit einer Reihe dringlich vorgetragener Fragen binden. Es ist wirklich schwer, in einer solchen Situation einfach aufzustehen, die Tür des Behandlungsraums zu öffnen und den Patienten – freundlich, aber bestimmt auf den nächsten Termin verweisend – hinauszukomplimentieren. Aber verbale Aufforderungen reichen – wie der Leser vielleicht aus eigener Erfahrung bestätigen kann – oftmals nicht aus. Es ist zwar hilfreich, schon zu Beginn der Sitzung dem Patienten mitzuteilen, dass man die Therapiestunde pünktlich beenden will. Man kann auch frühzeitig klären, was in der Therapiestunde passieren muss, welche Aufträge erfüllt sein müssen, damit der Patient am Ende der Sitzung mit gutem Gefühl Abschied nehmen kann. Man kann eine ganze Therapiestunde lang den pünktlichen Abschied vorbereiten. Aber bei entsprechender Struktur und Übertragungsdynamik

einem ausreichenden Strukturniveau voraus, dass beim Patienten keine neurotischen grenzüberschreitenden, zum Beispiel fusionären oder ödipalen Tendenzen zu befürchten sind.

246 Die berechtigten Interessen und Bedürfnisse des Therapeuten und des Patienten werden durch das Setting geschützt. Das Setting regelt die räumlichen, zeitlichen, organisatorischen, personellen und finanziellen Rahmenbedingungen und Grenzen, unter denen die Therapie stattfindet. Die eindeutige Verständigung über das Setting sollte – wie die Vereinbarung klarer Therapieziele – Vertragscharakter haben. Durch das Setting präzisierte Spielregeln für die Zusammenarbeit von Patient und Therapeut beugen Missverständnissen, Verunsicherungen und der Überschreitung von Grenzen vor. Vor allem aber hat der Therapeut mit der Definition seines Settings die Möglichkeit, die Bedingungen und Grenzen seiner therapeutischen Arbeit gemäß seiner Persönlichkeit und seiner Lebensumstände zu gestalten.

des Patienten kann dennoch am Ende der Stunde ein automatisch ablaufendes Anklammerungsmuster aktiv werden, mit dem der unsicher gebundene Patient versucht, andere über Schuldgefühle zu binden, weil er glaubt, andere nicht anders binden zu können. Wir werden den Patienten möglicherweise nur durch die Entschiedenheit unseres Handelns (Aufstehen, keine Fragen mehr beantworten, zur Tür gehen, ggf. einen anderen Behandlungsraum aufsuchen, das schlechte Gewissen aushalten, Ärger kontrollieren und ggf. in Form einer Ich-Botschaft ausdrücken) los. Was für die vergleichsweise harmlose Problematik der Beendigung der Therapiesitzungen gilt, gilt umso mehr für gravierendere Settingverletzungen wie regelmäßiges Zuspätkommen oder Versäumen von Sitzungen, Nichtbezahlen der Honorarrechnungen, tätliche oder heftige verbale Angriffe gegen die Praxiseinrichtung, gegen Mitarbeiter oder den Therapeuten selbst. In grenzverletzenden Situationen reicht es oft nicht mehr zu reden. Wir müssen handeln, im Extremfall sogar die Therapie beenden und dem Patienten Zugang zu einem geeigneteren Setting, zum Beispiel zu ambulanter, teilstationärer oder stationärer[247] psychiatrischer Behandlung, verschaffen.

Auftragsklärung in Paarbeziehungen und Familien

VON GUNTHER HÜBNER

Ein Merkmal der Paar- und Familientherapie ist, dass der Therapeut zu einem Mitagierenden und Mitgestalter im System wird. Je komplexer und uneinheitlicher das System „Paar" oder „Familie" ist und je heterogener sich die Anforderungen und Erwartungen der unterschiedlichen agierenden Parteien darstellen, desto intensiver wird der Therapeut in die Dynamik des Systems „Paar" oder „Familie" involviert. Damit steigt die Gefahr des Ausagierens von eigenen unbewussten Anteilen. Der Therapeut sollte eine möglichst eindeutige Haltung anstreben und diese deutlich vermitteln. Die notwendige therapeutische Abstinenz und Unparteilichkeit wird mit Hilfe

247 Ggf. in einer geschlossenen Abteilung einer psychiatrischen Klinik.

der Klärung der verschiedenen Aufträge der Partner einer Paarbeziehung oder der Mitglieder einer Familie sowie einem reflexiven therapeutischen Handlungsrepertoire hergestellt. Die Auftragsklärung nimmt die Stellung einer Kartographisierung des Systems „Paar“ oder „Familie“ ein, in der die verschiedenen Wege (Alternativen) und Ziele (Lösungen) gemeinsam abgesprochen und vereinbart werden.

Im Prozess einer Zweierbeziehung ergibt sich sowohl für das Individuum als auch für das Paar die Herausforderung, in den verschiedenen Phasen des Lebenszyklus eine Balance zwischen den Strebungen nach Bindung (Nähe) und Freiheit (Autonomie) zu finden[248]. Dieser ambivalente Prozess kann als ein permanenter impliziter Auftrag verstanden werden und ist in der Zielfindung für das Paar zu berücksichtigen. Entscheidend für den Verlauf und Erfolg einer Paartherapie ist zum einen, wie es gelingt, die Ziele der Partner innerhalb ihrer Paarbeziehung sowie ihre Erwartungen, die sie an den Paartherapeuten richten, miteinander zu vereinbaren, zum anderen, welche Haltung und Ansicht der Therapeut hinsichtlich Paar- und Familienbeziehungen grundsätzlich hat, wie bewusst er mit seinen eigenen Konzepten und Überzeugungen umgeht und wie er in Abhängigkeit davon die Beziehung des Paares und der Familie beurteilt. Denn die Haltung und die Ansichten des Therapeuten über Paar und Familie sind Handlungs- und Erwartungsmuster, die sich ungünstigenfalls unbewusst auf das System „Paar“ oder „Familie“ übertragen.

Die therapeutische Beziehung ist grundsätzlich geprägt von einer heterogenen Beziehung, einem Gefälle der Macht, von einem Experten auf der einen Seite und Hilfesuchenden auf der anderen Seite. Da eine Verleugnung dieser Rolle in der Paar- und Familientherapie eher zu Missverständnissen und Verwirrungen beiträgt, empfiehlt es sich, dass der Therapeut möglichst bewusst mit diesem Gefälle und seinen Gefühlen umgehen lernt. Er sollte sich bewusst sein, dass seine Deutungen und Handlungen wie die Aussagen eines Richters oder Ratgebers interpretiert werden können. In Trennungssituationen zum Beispiel kann es dazu kommen, dass Paare vom Therapeuten wissen wollen, ob sie weiter an dem Erhalt der Ehe oder besser an der Trennung arbeiten sollen. Der Therapeut wird zum Zünglein an der Waage, ob Paare im Rahmen einer Paartherapie zusammenbleiben oder sich trennen.

248 Vgl. A. Riehl-Ende, G. Hänny, J. Willi, 1994: „Was Paare zusammenhält“, in: Psychotherapeut, 39, 17-24.

Im Kontext der Auftragsklärung sollte auch die Indikation differenziert werden, ob für das Paar/Familie eine Beratung, eine Mediation oder eine Therapie angeraten oder notwendig ist. Jedes Paar und jede Familie als System hat ganz eigene Gesetzmäßigkeiten, Fähigkeiten (Ressourcen) und Tabus. Zur Auftragsklärung gehört es auch, diese zu (er)kennen und sie im Zusammenhang mit der Symptomatik oder Problemstellung des Paares oder Familie zu verstehen. Krankheitssymptome und Konflikte verweisen auf unbewusste, d. h. nicht explizit angesprochene, aber im Verhalten deutlich werdende Strebungen, Ziele und Sehnsüchte, die mit Hilfe der impliziten Auftragsklärung eine Sprache finden sollen. Das Ansprechen der unbewussten Bedürftigkeiten, die hinter der Problematik oder Symptomatik ausgedrückt werden, fördert die Mobilisierung der Ressourcen des einzelnen Patienten und des Paar- oder Familiensystems.

Nachfolgend sollen einige Aspekte der Auftragsklärung für eine Paar- und Familientherapie skizziert werden.

- Sinn und Ziel einer Auftragsklärung[249] bestehen in der Paar- und Familientherapie vor allem darin, die Rolle des Therapeuten und die Rolle der Patienten zu relativieren und kontrolliert zu gestalten. Eine Arbeitsvereinbarung in diesem Kontext hat die Intention, die Patientenbeiträge zu aktivieren und die Definitionsmacht des Therapeuten als Experten in seiner Wirkung zu optimieren. Auch die Thematisierung von Patienten- und Therapeutenrechten kann durch eine Auftragsklärung sowohl explizit als auch implizit geregelt werden. Dieses Konzept stellt dem Patienten und dem Therapeuten Mittel zur Verfügung, sich gegen Übergriffe (auch ungewollte und gegenseitige) zur Wehr zu setzen. Die Auftragsklärung soll in der Paar- und Familientherapie Autonomiespielräume erhalten, die letztlich auch Raum für Selbsthilfe und Ressourcenaktivierung lassen. Dazu kann es auch notwendig sein, auf Interventionen zu verzichten, damit dem Paar/der Familie notwendige Handlungsspielräume für eigenständige Bewältigungsstrategien erhalten bleiben bzw. entdeckt und bewusst gemacht werden können. Die Auftragsklärung intendiert, dass Therapeuten als Experten in der

249 Vgl. auch B. Müller, 1991: „Die Last der großen Hoffnung", 105-130, Weinheim, München: Juventa-Verlag. Burkhard Müller spricht von Arbeitsaufträgen in einem sozialpädagogischen Arbeitsfeld. Müllers Konzept ist hier auf die Paar- und Familientherapie transformiert.

Konfrontation mit den Problemen und Symptomen des Patienten die Chance der Distanzierung erhalten. Jede Auftragsklärung schließt die Aspekte der Selbsthilfe bei dem Paar und der Familie ein und beruht auf dem Prinzip gegenseitiger Würdigung.

- Die Auftragsklärung dient der Berücksichtigung der peripheren Lebensprozesse des Paares und der Familie. Paare und Familien leben in ihren eigenen Welten im gesellschaftlichen Kontext und sind durch ihre eigenen Lebensgeschichten und Lebensbezüge geprägt. Problemsituationen sind deshalb in diesem Kontext zu werten, und die bisherigen Bewältigungsversuche des Paares und der Familie sind zu berücksichtigen. Ein Therapeut sollte sich mit seinem methodischen Ansatz auf die Problematik des Paares, der Familie einstellen und nicht umgekehrt. Eine Auftragsklärung muss die Hilfeleistung immer im Bezug zur psychosozialen Wirklichkeit des Paares und der Familie, zu ihren Zielerwartung und dem gesellschaftlichen Kontext, in dem sie leben, berücksichtigen.

- Die Auftragsklärung dient der zeitlichen Begrenzung und der Klärung, ob die Art der Hilfe eher beratend oder therapeutisch ist. Eine handlungsfähige Paar- und Familientherapie kann nach der Maxime handeln, dass die Zeit der Einflussnahme so kurz wie möglich bleibt. Das Wahrnehmen der eigenen Grenzen bedeutet Freiheit für den anderen. Einflussnahme ist eher ein Prozess der Verantwortung und der Abhängigkeit, die eben nur passager in die Hände des Therapeuten gelegt wurden. Jede Auftragsklärung sollte Ziele so prägnant wie möglich beschreiben, deren Erreichen mit der Begrenzung der Hilfeleistung impliziert ist. Durch die Konkretisierung der Ziele wird eine bessere Differenzierung der Beziehung zwischen Paar und/oder Familie und dem Therapeuten erreicht. Daraus lässt sich ableiten, ob zur Erreichung der Ziele eher eine beratende oder therapeutische Arbeit mit den Patienten sinnvoll ist, und es soll auch der Dramatisierung oder gar Pathologisierung von Lebenssituationen vorgebeugt werden.

Als Fallbeispiel, das recht gut die Interdependenz von Paar- und Familiendynamiken aufzeigt, bietet sich ein Ehepaar an, das sich in meiner Praxis vorstellte. In dem Erstgespräch konnte das Paar seine eigenen Aufträge nicht klar formulieren, eventuell trauten sie sich nicht, sie offen anzusprechen. Das Paar ist seit 1999 verheiratet. Er ist 41 Jahre und Jurist, sie ist 38 Jahre alt und kaufmännische Angestellte. Das Paar hat einen zum Zeitpunkt der Aufnahme vierjährigen Sohn. Das Ehepaar setzte sich gemeinsam auf die Couch mir direkt gegenüber. Beide verhielten sich unsicher und abwartend, wobei sie wie eine Einheit wirkten. Nachdem ich mich dem Ehepaar vorgestellt und Informationen über mich und das weitere Vorgehen mitgeteilt hatte, erhob ich die Anamnese. Anschließend fragte ich, was sie zu mir geführt habe. Die Frau begann zu erzählen. Seitdem 4.10.2004 ist der Ehemann aus der familiären Wohnung wegen einer anderen Frau ausgezogen. Der Mann habe Anfang 2004 diese Beziehung aufgenommen. Die Ehefrau habe immer mehr kommunikative Probleme, begleitet von Unwohlsein ihrem Mann gegenüber, erlebt und gefühlt, die sie sich nicht erklären konnte. Erst am 5. April 2004 gestand der Ehemann seine außereheliche Beziehung und erst, nachdem die Ehefrau insistierte, da sie mittlerweile einen latenten Verdacht hatte. Das Bekenntnis des Ehemannes erlebte die Ehefrau als Schock und als „Ende eines Lebenstraums". Der Ehemann konnte dabei kaum Blickkontakt zu mir halten, schwieg, schaute abwechselnd auf den Boden und zu seiner Frau.

Auf meine zuerst an die Frau gerichtete Frage, was sie von mir erwarte, antwortete sie: „Es ist wegen meinem Sohn, ich kann mich nicht gehen lassen. Ich kann ihm nicht zeigen, wie ich mich fühle. Für meinen Mann geht es nur darum, wann er seinen Sohn sehen kann. Ich muss für meinen Sohn irgendwie gesund bleiben, obwohl auch noch mein Vater seit November einen Schlaganfall erlitten hat und bei meiner Mutter der Verdacht auf Brustkrebs besteht." Ihr Sprechen war begleitet von einer hohen Anspannung, nervös rutschte sie hin und her, schaute zu mir und an mir vorbei, aber immer so, als ob der Ehemann nicht im Raum wäre. Ich stellte die gleiche Frage an den Ehemann: „Ich möchte besser mit S. (seiner Ehefrau) zurechtkommen. Ich möchte, dass wir uns in die Augen schauen können, auch dass sie nicht alles alleine tun muss. Auch möchte ich mit meinem Sohn mehr etwas zusammen machen. Er soll auch mal bei mir übernachten, aber es soll im Einklang mit S. sein."

In den Aussagen des Ehepaares verstand ich gleich mehrere implizite und explizite Arbeitsaufträge. Die Ehefrau vermied es, die Problematik der Untreue des Ehemannes direkt anzusprechen. Sie wirkte wie in einer Opferrolle. Doch die Forderungen aus ihrer Opferhaltung verleugnete sie verschämt und machte vielmehr ihre Ansprüche verdeckt über ihre Erschöpfung zum Thema. Hinter ihren grandiosen Gesten der Verbundenheit und Erschöpfung verbarg sie ihre Unsicherheit, Verzweiflung und auch Wut auf den Mann, den sie paradoxerweise schonte, indem sie abwartete, welche Signale er anbot. Ihre implizite Erwartung an den Ehemann verstand ich im folgenden Sinn: „Du kannst mich jetzt nicht alleine lassen, wenn ich so viele Probleme habe und mir alles über den Kopf wächst." Daraus ließe sich auch ein möglicher impliziter Arbeitsauftrag an den Therapeuten ableiten, dass er etwas tun solle, damit der Ehemann sich eindeutig für sie entscheidet, wenigstens wieder zur Vernunft kommt.

Dieses Konzept der Ehefrau verstärkte die Schuldgefühle des Ehemannes, die er zu mildern versuchte, indem er vorgab, an dem Wohl seiner Ehefrau nicht uninteressiert zu sein. Wenn er dies versuchte, unterbrach die Ehefrau ihn sofort und konfrontierte ihn mit seiner Untreue. Der implizite Appell des Ehemannes an die Ehefrau kann hier verstanden werden als: „Habe doch Verständnis für meine Untreue, denn ich bin doch auch für dich da." Instinktiv wehrte die Ehefrau dies ab, um ihre impliziten Erwartungen (Forderungen) weiter aufrechtzuhalten. Dies wiederum führte beim Ehemann sogleich zu noch mehr Verzweiflung und Schuldgefühlen. Er betonte immer wieder die Aufrichtigkeit seiner Bemühungen ihr gegenüber. Dabei war spürbar, dass hinter seinen Bemühungen noch andere, geheime, nicht verbalisierte Wünsche mitschwangen, die er ebenfalls verleugnete, indem er so tat, als ob er sich selbst nicht verstehen könnte. Die Ehefrau spürte wohl unbewusst die emotionale Barriere des Ehemannes. Obwohl sie sich deswegen wütend und verzweifelt fühlte, wagte sie keine offene Konfrontation gegenüber ihrem Ehemann, da sie sich eher seine Nähe wünschte.

Um die von mir vermuteten impliziten Arbeitsaufträge deutlicher herausarbeiten zu können und das Ehepaar in die Planung des weiteren (möglichen) Therapieprozesses einzubeziehen, fragte ich das Ehepaar, ob es glauben würde, dass die Ehe noch zu retten sei? Jeder sollte dazu etwas sagen.[250] Die Ehefrau schluckte, schaute mich an und formulierte zögerlich: „Ich weiß es nicht genau, ich kann meinem Mann nicht mehr vertrauen." Ich insistierte: „Möchten Sie etwas dafür tun, damit die Ehe und Familie erhalten bleiben?" Sie antwortete: „Ja, eigentlich schon, aber es ist nicht sein Wunsch." Dabei schaute sie zu ihrem Ehemann. Danach wandte

250 Mit diesem Ansprechen des weiteren Vorgehens sollten die jeweils heimlichen verdeckten Ziele thematisierbar werden, die sich hinter impliziten Arbeitsaufträgen verbergen.

ich mich dem Ehemann zu und stellte ihm ebenfalls diese Frage. „Ich mag meine Frau noch, aber da ist jetzt die andere Frau. Ich bin vollkommen hin- und hergerissen, finde meine Ruhe nicht mehr. Wenn ich meinen Sohn sehe, könnte ich weinen. Es tut mir alles so Leid. Am liebsten wäre mir, wenn ich keine Entscheidung treffen müsste." Damit wurden die zurückgehaltenen Erwartungen verständlicher und konnten nun im Therapieprozess offen angesprochen und behandelt werden.

Der Prozess der Auftragsklärung ist für die Erhebung der Diagnose leitend. Differenzialdiagnostisch sind weitere mögliche Abhängigkeiten, wie das Kind, die Eltern, die Finanzsituation, der Beruf etc., zu berücksichtigen, da sie auf das System Ehe – gerade in der Trennungssituation – wirken. Besonders wichtig ist die Differenzierung der Persönlichkeit der Patienten. In diesem Kontext ist zu klären, ob die Problematik der Untreue und Trennung eher in Verbindung mit einer Störung der Person und dem Verhalten steht oder sich durch die Dynamik und die reziproke Kommunikation des Paares oder durch mögliche zusätzliche Einflussfaktoren aus dem größeren sozialen, ökonomischen und kulturellen Umfeld der Familie ergeben hat. Aus diesen Überlegungen heraus kann der Therapeut einschätzen, welche Art von Behandlung für das Paar sinnvoll ist. Sollten die Problematik der Untreue und die Trennungssituation vorrangig im Zusammenhang einer Störung der Persönlichkeit stehen, dann ist unbedingt eine Paartherapie anzuraten. Begleitend zu den Paargesprächen, sind Einzelsitzungen einzuplanen, damit das Ehepaar die Möglichkeit erhält, ungezwungen verborgene Wünsche, Vorbehalte und/oder Sehnsüchte zu äußern, ohne gleich befürchten zu müssen, den jeweiligen Partner zu kränken oder den Therapieprozess unnötig zu problematisieren. Sollten die Problematik der Untreue und die Trennungssituation eher durch kommunikative Missverständnisse oder durch Konflikte im Umfeld des Paares bedingt sein (z. B. Kindererziehung, Schwiegereltern, Hausbau, Beruf), dann sollten Überlegungen einer Konfliktberatung bzw. Mediation berücksichtigt werden.

Grundsätzlich strebe ich bei Paaren, die sich in Trennungssituationen befinden, die Beziehungserhaltung[251] an, vor allem, wenn Kinder betroffen sind. Ich kläre, ob es sich tatsächlich um eine unüberwindbare Abneigung handelt

251 Beziehungserhaltend zu arbeiten in einer Trennungssituation bedeutet nicht, die Rückkehr zu einem „alten Zustand" (Status quo). Die Trennung kann die Chance beinhalten, sich aus „alten Zuständen" befreien zu wollen und sie als Chance für einen wirklichen Neuanfang zu verstehen.

und ob klare Vorstellungen darüber bestehen, wie die Partner ihr Leben nach der Trennung führen wollen. Der Therapeut, der kurzschlussartige Trennungswünsche eines Paares ungeprüft als Arbeitsauftrag übernimmt, setzt sich dem Vorwurf aus, die Möglichkeiten einer Beziehungserhaltung voreilig außer Acht gelassen zu haben. Umgekehrt muss der Trennungswunsch eines oder beider Partner unbedingt ernst genommen werden. Wenn eine Beziehungserhaltung unmöglich oder nicht mehr sinnvoll ist, unterstütze ich das Paar im Trennungsprozess. Die konsensfähigen Aufträge des Paares an den Therapeuten können sich dann auf Berücksichtigung der Interessen der Kinder, Bewahrung des gegenseitigen Respekts, Vermeidung weiterer gegenseitiger Kränkungen und auf eine Mediatorenfunktion bei Vermögens- und Sorgerechtsauseinandersetzungen beziehen.

Auftragsklärung in der Gruppentherapie

VON ARNO REMMERS

Es gibt drei Ebenen der Aufträge in der Gruppentherapie. Diese Ebenen sind ähnlich, wenn Sie als Patient in einer psychosomatischen Klinik oder als Aus- oder Weiterbildungskandidat in Psychotherapieausbildung sind und Selbsterfahrung in der Gruppe erleben:

- Aufträge der einzelnen Teilnehmer der Gruppe
- Aufträge der Leiter und Organisatoren an die Gruppe
- Aufträge der Institutionen, die die Gruppen ermöglichen, wie Klinik, Krankenkasse, Ausbildungsinstitut oder Gesetzgeber

Aufträge der Teilnehmer und die mitgebrachten Aufträge ihrer Bezugspersonen und Überweiser

Jeder Teilnehmer hat an die Gruppe als Ganzes, an den oder die Gruppenleiter und an die einzelnen Mitglieder der Gruppe explizit oder implizit die Erwartung, dass sie bei der Bewältigung seiner individuellen Problematik nützlich sind. Diese Aufträge der Einzelmitglieder werden im Vorgespräch mit den Therapeuten bereits kurz geklärt oder aber erst in der Gruppe im Verlaufe deutlich. In verhaltenstherapeutisch orientierten Gruppen werden oft Gruppen nach der Art der Störung zusammengestellt, so dass der Auftrag innerhalb der Gruppe im Wesentlichen von Anfang bis Ende gleich bleibt und nicht mehr wesentlich verändert wird. In einer psychodynamischen Gruppe werden im Laufe der Zeit die Aufträge sich dem jeweils Erkannten neu anpassen. In einer analytischen Gruppe ist der individuelle Auftrag meist die Teilnahme an der Gruppe zwecks Selbsterkenntnis. Symptome oder Störungen als solche werden als sekundär durch unbewusste Faktoren verursachte Phänomene gesehen. Ihre Beseitigung selbst ist nicht der primäre Auftrag an die Gruppe.

Aufträge der Gruppenleiter und Organisatoren

Gruppenleiter sind durch das jeweilige von ihnen vertretene Menschenbild, durch ihre Theorie und Methoden auf bestimmte Bereiche der Gruppenziele hin fokussiert und geben damit der Gruppe als Ganzem einen eigenen Auftrag und Grenzen vor. Beispielsweise steht in einer psychoanalytischen psychodynamischen Gruppe das Ziel im Vordergrund, durch Gruppenphänomene und ihre Betrachtung von der Metaebene aus sowie durch Assoziationen und Übertragungsphänomene unbewusste Aspekte zu erkennen und bewusst werden zu lassen. In einer tiefenpsychologischen Gruppe werden die Begegnung in der Gruppe mit dem Austausch der wechselseitigen Wahrnehmung, die Bewusstwerdung von unbewusst eingegangenen Kompromissen und individuellen Konfliktmustern, die Verbesserung von Beziehungskompetenz und Konfliktlösung zum zentralen Thema und Gruppenauftrag. Die verhaltenstherapeutische Gruppe wird sich sehr viel mehr am Symptom orientieren und dessen Rückführung zum Normalen zum Ziel haben.

Aufträge von Institutionen

Gruppen finden in institutionellem Rahmen statt, wie in einer Klinik oder Psychotherapiepraxis, in einem Ausbildungsinstitut oder in einer Selbsthilfegruppe. Die Ziele der jeweiligen Gruppe werden teilweise vorgegeben, wie in symptomspezifischen Gruppen in der Klinik oder in der Verhaltenstherapie. Auch in der kassenpsychotherapeutischen Behandlung schreiben die Richtlinien vor, dass das Ziel der Gruppenbehandlung die Behandlung krankheitswertiger Störungen auf wirtschaftliche, angemessene und indizierte Weise sei. In der Ausbildung zum Psychotherapeuten sind Selbsterfahrungsgruppen nach den gesetzlich festgelegten Ausbildungsordnungen in ihren Zielen bezogen auf „die Reflexion und Modifikation persönlicher Voraussetzungen für das therapeutische Erleben und Handeln unter Einbeziehung biographischer Aspekte, auf bedeutsame Aspekte des Erlebens und Handelns im Zusammenhang mit einer therapeutischen Beziehung und Aspekte des Erlebens und Handelns im Zusammenhang mit der persönlichen Entwicklung im Ausbildungsverlauf." Raymond Battegay[252] schreibt zur Zielsetzung von Gruppen: „Das Ziel einer therapeutischen Gruppe ist nicht deren Erhaltung, sondern die Einsichtsförderung, Reifung und Entfaltung eines jeden Mitgliedes. Die Gruppe ist auf die Erhellung der Konflikte und Probleme ihrer Zugehörigen, das Erkennen der Gruppengesetzmäßigkeiten in ihren Auswirkungen auf die Mitwirkenden sowie die aus dem sozialen Lernen heraus erfolgenden Verhaltenskorrekturen ausgerichtet. Dementsprechend ist die Gruppe autozentriert, auf sich selbst bzw. auf ihre Mitglieder, ausgerichtet. Im Gegensatz dazu stehen Gruppen, beispielsweise die Balint'schen Fallseminare (...), die der Verbesserung der Arzt-Patient-Beziehung, d. h. einer äußeren Aufgabe verpflichtet sind." Christian Reimer[253] sieht die erreichbaren Ziele in therapeutischen Gruppen aus empirischer Forschungssicht besonders im Bereich zwischenmenschlicher Veränderungen. Die Aufträge der Teilnehmer können sich realistischerweise nur auf das beziehen, was durch Gruppen erreichbar ist. Korrigierendes emotionales Erleben in der Gruppe sieht Irvin Yalom[254] als Ursache für

- verbesserte Selbstwahrnehmung
- angemessene Offenheit und Aufgeschlossenheit für Fremdwahrnehmung
- situationsadäquate Gefühlsäußerung
- Stärken der Eigenverantwortung für das eigene Leben
- vermehrtes Vertrauen zu Gruppen und anderen Menschen.

Die Klärung der Aufträge der Teilnehmer in der Gruppe kann durch die Leiter der Gruppe initiiert werden durch Verfahren, von denen einige beispielhaft hier aufgeführt sind.

252 R. Battegay, 1973: „Der Mensch in der Gruppe", Band II, 18 ff., Bern.

253 Reimer C. (Hrsg.) et al.: „Psychotherapie", 369 ff., Berlin: Springer 2000.

254 I. D. Yalom, 1996: „Theorie und Praxis der Gruppenpsychotherapie", München: Pfeiffer bei Klett-Cotta.

Anwärmen soziodramatisch

Aufgabe: sich zu einem Teilnehmer stellen, mit dem man

1. eine Weltreise machen möchte, und dem Teilnehmer begründen, wieso man ihn/sie ausgewählt hat (die Ausgewählten selbst wählen ihrerseits auch entsprechende Partner).
2. eine gemeinsame berufliche Existenz gründen könnte, und dem Teilnehmer begründen, wieso man ihn/sie ausgewählt hat und was man in dieser Zusammenarbeit erwartet.
3. eine Wohngemeinschaft für ein Jahr eingehen könnte, und dem Teilnehmer begründen, wieso man ihn/sie ausgewählt hat, sowie die vermuteten auftretenden Konflikte benennen.

In dieser Reihenfolge kommt man, ausgehend von der spontanen Phantasie, zur Sphäre der beruflichen Tätigkeit, zur Wahrnehmung der persönlichen Fähigkeiten der Teilnehmer in einer Beziehung und schließlich zu erwarteten Konflikten, die die Teilnehmer bewusst oder unbewusst vermitteln. Anschließend erfolgt im Kreis die Rückmeldung der angesprochenen Teilnehmer zum Geäußerten. Die Teilnehmer ergänzen, was ihnen aufgefallen ist, was an Aussagen der Auswählenden vom Teilnehmer *nicht* wahrgenommen wurde, und es kann sich eine Austauschrunde entwickeln. Die Teilnehmer werden vom Gruppenleiter ggf. angeregt auszusprechen, was die ausgesprochenen und was die „verdrängten“ Fähigkeiten für sie bedeuten, auch bezogen auf die Erfahrung (biographisches Element). Daraus kann sich eine Thematik eines Protagonisten für dieses Treffen entwickeln, die von der Gruppe aufgegriffen wird.

Blitzlicht

Die Teilnehmer stellen nacheinander recht kurz eine aktuelle Empfindung, Situation oder Gedanken dar, dazu ihren Wunsch an die Gruppe für die aktuelle Begegnung. Das Gesagte bleibt so stehen. In einer nächsten Runde wird dann das Interesse für ein vorrangiges Thema verhandelt und ein Teilnehmer mit seinem Thema oder ein Gruppenthema gewählt. Dies kann auch soziodramatisch geschehen, indem sich jeder zu dem Teilnehmer stellt, dessen Thema ihm am interessantesten erscheint, und dies begründet. Daraus ergibt sich eine „Abstimmung“ der Gruppe zum aktuell vorrangigen Thema.

Eröffnung mit Darstellung der eigenen Situation

Alle Teilnehmer reihum teilen ihre persönlichen Empfindung und bewussten Aufträge an die Gruppe mit. Die Vorstellungsrunde kann durch die vier Bereiche der Lebensenergie nach Peseschkian[255] mehr Aspekte der Selbstdarstellung und Selbstwahrnehmung umfassen. An der Tafel ist die Raute mit den vier Bereichen „Körper" – „Tätigkeit" – „Beziehungen" – „Zukunft" angezeichnet. Die Teilnehmer stellen ihre aktuelle Situation in den vier Bereichen vor.

Eröffnung mit einer Geschichte als Assoziationshilfe

Dieses Verfahren öffnet erfahrungsgemäß über die aktuelle Situation hinaus das Fenster zu wesentlichen, häufig vorbewussten oder verdrängten Beziehungsepisoden. Im Anschluss an das Vortragen der Geschichte durch einen Teilnehmer wird die Assoziationsrunde eröffnet mit der Frage: „Wie verstehen Sie für sich diese Geschichte?", und in einer zweiten Runde: „Was fällt Ihnen zu dieser Geschichte aus Ihrem Leben ein?", oder: „An welche Begegnung erinnert Sie die Geschichte?" (diese Frage impliziert den Beziehungsaspekt), oder: „Um was geht es aus Ihrer Sicht in der Geschichte?" (Die bevorzugt wahrgenommenen Inhalte von Konzepten und Konflikten treten dabei hervor und geben Anlass zum Austausch verschiedener Konzeptsichtweisen.) Geschichten regen häufig eine themen- und beziehungsorientierte Auftragstellung an die Gruppe an, die sich erst aus der Schilderung der emotionalen Betroffenheit heraus entwickelt.[256]

Eröffnung mit einer Geschichte als aktivierendem Element

Eine Geschichte wird von einem Teilnehmer vorgetragen, die anschließend von den anderen Teilnehmern psychodramatisch gespielt wird. In der Rollenrückmeldung werden Fragen gestellt wie: „Wie haben Sie diese Rolle erlebt?", „Was kam Ihnen dabei in den Sinn?", „Warum haben Sie sich gera-

255 N. Peseschkian, 1991: „Psychosomatik und Positive Psychotherapie", Frankfurt a. M.: Fischer.

256 Geeignete Geschichten: „50 Jahre Höflichkeit", „Elefant und Schaulustige", „Krähe und Pfau", „Das Geheimnis des roten Rubins" etc. aus N. Peseschkian, 1977: „Der Kaufmann und der Papagei", Frankfurt a. M.: Fischer.

de diese Rolle gewählt?" Auch die nicht Mitspielenden werden nach ihrer Erfahrung in der Zuschauerrolle befragt.[257]

Zwischenbilanz und weitere Auftragsklärung

Auftrags- und Prioritätenklärung durch die Gruppe
Die Auswahl der aktuell von der Gruppe zu bearbeitenden Themen (Auftrags- und Prioritätenklärung durch die Gruppe) geschieht hier durch soziodramatische Auswahl – die Teilnehmer stellen sich zu jenen, deren Betroffenheit/Thema sie als vordringlich, für sich wichtig oder bisher zu kurz gekommen oder auch interessant wahrnehmen, und begründen ihre Auswahl. Die Gruppe entscheidet dann gemeinsam über das erste Thema und die ggf. weiteren.

Themenbezogene Gruppenübungen zur Selbstreflexion und inhaltlichen Differenzierung
In den ersten Gruppensitzungen können die Aktualfähigkeiten des Differenzierungsanalytischen Inventars (DAI) nach Peseschkian[258] angeschrieben, projiziert oder als Handout ausgegeben werden. Zu den einzelnen Fähigkeiten (wie Höflichkeit, Gerechtigkeit, Vertrauen, Geduld etc.) tauschen sich die Teilnehmer zunächst zu zweit aus mit der Frage: „Auf was lege ich, auf was legt mein Beziehungspartner (auch frühere, bis hin zu den Eltern) mehr Wert und welche Situationen/Begegnungen fallen mir ein?" Im Anschluss daran wird die Runde für die Rückmeldung der einzelnen Paare geöffnet, soweit diese der ganzen Runde etwas mitteilen möchten. Daraus entwickelt sich häufig eine emotional bedeutsame, inhaltlich fassbare Beziehungsepisode, an der dann Aktual-, Grund- und innerer Konflikt und deren Inhalte deutlich werden können. Fragen dazu sind u. a. „Um was

257 Geeignete Geschichten: Kurzgeschichten wie „Der Wanderer (eine Geschichte auf den Weg)", „Ein Dachgarten und zwei Welten", „Der Zauberer (Nusskrug)", aus N. Peseschkian, 1977: „Der Kaufmann und der Papagei", Frankfurt a. M.: Fischer. Diese Geschichten fokussieren auf zentrale Konfliktinhalte und typische Rollenmuster im eigenen Leben. Grimms Märchen sind für längere Gruppenverläufe mit Bearbeitung insbesondere der Grundkonflikte geeignet und beziehen die Entwicklung im Lebensverlauf stärker ein.

258 N. Peseschkian: „Psychosomatik und Positive Psychotherapie", 39, Berlin, Heidelberg: Springer.

geht es dabei eigentlich?", „Woher kommt es, dass Sie darauf sehr viel Wert legen?", oder: „Sie legen darauf/auf ... viel Wert?"

Auftrag: Selbst- und Fremdwahrnehmung – speziell für angehende Therapeuten
Jeder bekommt ein Handout mit den „typischen" Neurosenstrukturen (wie zwanghaft, schizoid, depressiv, abhängig, selbstunsicher, histrionisch) und ordnet sich selbst mit den eigenen Anteilen zu, trägt dies in der Gruppe vor und bekommt anschließend aus der Gruppe ein Feedback. Erfahrungsgemäß deckt sich bei einem Teil der Teilnehmer die eigene mit der Fremdwahrnehmung, bei einem weiteren Teil ist die Selbstsicht eher negativer und verbal einengender als die Fremdsicht, bei einem weiteren Teil der Teilnehmer fehlen von den anderen Teilnehmern wahrgenommene wesentliche, verdrängte Anteile in der Selbstsicht. Alle drei Gruppen erleben typischerweise eine eher positive Verstärkung, deutlich abhängig von der vorherigen Gruppenleitung und Atmosphäre. Diese Übung ist in angewärmten, sich schon längere Zeit erfahrenden Gruppen in späteren Stadien sehr aufschlussreich für die Teilnehmer. Die Auftragsstellung, ein Selbst- und Fremdbild zu vergleichen, ist hierbei zunächst eher von außen vorgegeben. Rückblickend ist dies jedoch meist auch Eingangsauftrag für die Teilnahme an der Gruppe.

Umgang mit Widerstand und ambivalenten Auftragsveränderungen
Eine in die Gruppe eingebrachte Situation führt regelmäßig zum Mitschwingen emotionaler Resonanz in der Gruppe, die auch mit multidimensionaler Übertragung und Gegenübertragung beschrieben werden kann. Dadurch kann ein ursprünglich von der Gruppe definierter Auftrag durch Interferenz mit den eingebrachten Beziehungsthemen verändert, aufgespalten oder unbewusst verworfen werden. In diesem Falle ist die Reflexion auf der Metaebene durch den Gruppenleiter sinnvoll, um das in der Gruppe abgebildete Muster mit dem ursprünglichen Auftrag in der Gruppe und mit dem durch die geschilderte Begegnung zu vergleichen.

Beispiel: Eine Gruppe von Therapeuten in der Selbsterfahrung formulierte in der vorherigen Begegnung den Auftrag an sich selbst: „Wir wollen uns mehr als bisher persönlich begegnen und kennen lernen." In der aktuellen Sitzung gab ein Teilnehmer der Gruppe den Auftrag, in einer Begegnung mit einer Patientenfamilie zu helfen. Der Teilnehmer berichtete über ein

Ohnmachtsgefühl, sich nicht mehr als therapeutisch kompetent zu erleben und dadurch Selbstzweifel zu bekommen. Dies trat auf in einem familiären Unterwerfungskonflikt der behandelten Patientenfamilie. Es kam in der Folge zu Ratschlägen, Hilfsangeboten durch die Teilnehmer. In der Gruppe kam es zu einer zunehmenden Ignoranz aller Hinweise des Gruppenleiters zur Art der Ich-fernen Kommunikation in der Gruppe. Es wurde nonverbal durch die Gruppe ausgedrückt: „Wir lehnen heute alles ab, was uns Vorschriften macht“ – hier als Folge der unbewussten Übertragung des Unterwerfung-Macht-Konfliktes auf die Gruppeninteraktion verstehbar. In der Folge reagierte keiner mehr auf die Interventionen des Gruppenleiters, der auf die ursprünglich von der Gruppe gewünschte persönliche Ebene mit Ich-Äußerung und beziehungsorientierter Begegnung hinlenken wollte und sich dabei selbst in einen Machtkonflikt mit der Gruppe begab. Die Übertragung der Begegnungsdynamik mit der Familie auf die Gruppensituation durch den Leiter löste schließlich diese Situation. Dazu war tendenziell die persönliche Aufforderung des Leiters erforderlich, die eigenen Ohnmachtsgefühle der Gruppe gegenüber wahrzunehmen und sie in der Gruppe einzubringen, um die entstandene Situation zu verstehen und auf den ursprünglichen Auftrag des Teilnehmers zurückzukommen.

Reflexion der Auftragsbearbeitung und erlebten Gruppenkreativität

Die Beendigung des Gruppentreffens wird durch eine abschließende Feedback-Runde eingeleitet: „Was nehme ich als Teilnehmer heute für mich mit?“, oder auch: „Was hat sie heute angesprochen?“ Durch die Frage: „Was wünsche ich mir für unsere nächste Begegnung?“, kann der Auftrag für die nächste Begegnung bereits angesprochen werden. Dies ermöglicht den Teilnehmern eine Bewertung der Auftragsklärung und die Einstimmung und innere Vorbereitung auf das nächste Treffen.

Aufträge in Supervision und Intervision – Systematik des Vorgehens

Als Ärzte oder Psychotherapeuten stoßen wir immer wieder an die Grenzen unserer therapeutischen Möglichkeiten. Wie oft haben wir unser diagnostisches und therapeutisches Instrumentarium ausgeschöpft und müssen feststellen, dass der therapeutische Prozess stagniert oder einen Verlauf genommen hat, der unseren Vorstellungen zuwiderläuft, uns ungünstig oder sogar gefährlich erscheint. An die Grenzen der therapeutischen Kunst bzw. an die Grenzen der Struktur des Patienten zu stoßen ist naturgemäß (aber nicht zwangsläufig) oft mit Gefühlen von Hilflosigkeit, Ohnmacht, Lustlosigkeit, Besorgnis, Traurigkeit oder Ärger verbunden und ruft ein Bedürfnis wach, von erfahrenen Kollegen Unterstützung zu erhalten. Einzelsupervisionen sowie Supervisions- und Intervisionsgruppen treten mit dem Anspruch an, bezogen auf den einzelnen Behandlungsfall, das psychodynamische Verständnis der Supervisionsnehmer bzw. der Gruppenteilnehmer zu vertiefen und die kunstgerechte Anwendung von psychotherapeutischen Techniken zu verbessern und zu überprüfen. Sie haben darüber hinaus eine psychohygienische Funktion: Sie dienen der Entlastung, Ermutigung und Beruhigung der Therapeuten, die ihre Fälle vorstellen.[259]

Die Praxis vieler Supervisions- und Intervisionsgruppen sieht allerdings so aus, dass während der Gruppenarbeit die Aufmerksamkeit überwiegend dem vorgestellten Patienten, seinem sozialen Umfeld, seiner Lebensgeschichte und seiner Frühgenese und weniger dem Therapeuten gilt. Die Überlegungen der Gruppe zur unbewussten Psychodynamik sind oft wenig strukturiert, mitunter hochspekulativ, und häufig geht der Hilfe suchende Kollege aus Gruppenarbeit zwar mit einigen neuen, intellektuell anregenden, mitunter leider auch eher verwirrenden Hypothesen, aber ohne ein konkretes Resultat für seine Interventionen in der nächsten Begegnung mit seinem Patienten heraus. In den von mir geleiteten Supervisonsgruppen stelle ich die Prozesse in den Mittelpunkt, die sich in dem Therapeuten, der einen Fall vorstellt, abspielen. Ich versuche, die Gruppenarbeit immer wieder auf die expliziten und impliziten Aufträge des vorstellenden Therapeuten zu fokussieren. Natürlich kommen wir bei

259 Der seelische Beistand für die Behandler kommt dann indirekt wieder den Patienten zugute.

der Supervision nicht um Basisinformationen über den Patienten herum, die der vorstellende Kollege frei, also möglichst ohne Nutzung schriftlicher Unterlagen, der Gruppe vortragen sollte, damit sich psychodynamisch wichtige Schwerpunkte, Auslassungen, Unklarheiten seiner Falldarstellung sowie eventuelle gedankliche Blockaden oder begleitende Affekte deutlicher zeigen können. Natürlich muss die Gruppe Gelegenheit haben, ergänzende Fragen zum Patienten, seinem Umfeld, seiner aktuellen Lebenssituation und seiner Biographie zu stellen. Aber die Aufmerksamkeit der Gruppe darf nicht am Patienten haften bleiben, sondern muss sich nach einem Drittel, spätestens aber der Hälfte der zur Verfügung stehenden Zeit mit dem interpersonellen Geschehen in der Therapiebeziehung, mit der persönlichen Betroffenheit (Gegenübertragung) und Bedürftigkeit (impliziten Aufträgen) des Therapeuten befassen. Ich empfehle folgende Systematik des Vorgehens:

1. Klärung des Zuweisungskontextes

Der Zuweisungskontext sollte frühzeitig, möglichst schon vor einer vertieften Auseinandersetzung mit dem Patienten geklärt werden. Denn ein Teil der Erwartungen des Patienten und anderer Personen an die Therapie sowie die Schwierigkeiten, die daraus für die therapeutische Arbeit resultieren und diese mitunter unmöglich machen können, lassen sich bereits aus dem Zuweisungskontext voraussehen. Die Hinterfragung des Zuweisungskontextes kann folglich Therapeut und Patient vor ungeeigneten Settings, Techniken und Indikationsstellungen bewahren. Idealerweise hat der Therapeut den Zuweisungskontext schon selbst im Erstinterview gründlich abgeklärt. Spätestens aber bei der Vorstellung eines Falles in der Supervision sollten die folgenden Aspekte untersucht werden:

- Hat der Therapeut zu dem Patienten oder zu seinen Bezugspersonen noch eine andere als die therapeutische Beziehung?

  Vor allem bei Berufsanfängern kommen neue Patienten nicht selten über gemeinsame Verwandte, Freunde, Kollegen oder über Nachbarschaftsbeziehungen in die Behandlung. Aber auch erfahrene Therapeuten müssen immer wieder entscheiden, ob sie einen Patienten aus dem Bekannten-, Familien- oder Kollegenkreis annehmen sollen. Patienten aus unserem privaten oder beruflichen Umfeld bringen uns Therapeuten oft in eine besondere Verantwortung. Wir stehen bei Patienten aus dem Bekannten-, Familien- oder Kollegenkreis möglicherweise unter einem erhöhten Leistungsdruck oder sind dabei emotional stärker involviert, als das bei völlig fremden Patienten der Fall wäre. Die wünschenswerte therapeutische Distanz ist dann unter Umständen nicht ausreichend gewährleistet. Es besteht auch die Gefahr, dass sich andere Personen, die man privat kennt, allzu sehr in die therapeutische Arbeit einmischen. In der Supervision oder Intervision werden immer wieder Fälle vorgestellt, in denen Verflechtungen von Therapeut, Patient und gemeinsamem sozialen Umfeld die therapeutische Arbeit komplizieren. Ich persönlich lehne eine psychotherapeutische Behandlung von Patienten aus der Familie und dem engeren Bekannten- oder Kollegenkreis grundsätzlich ab, biete aber Freunden, Familienangehörigen und Kollegen ein freundschaftliches Gespräch über ihre aktuelle Problemsituation von maximal zwei Stunden an. Für das Gespäch verlange ich kein Honorar. Wenn ich in dem Gespräch den Eindruck einer behandlungsbedürftigen Erkrankung gewinne, bin ich bei der Vermittlung an geeignete Therapeuten oder therapeutische Einrichtungen behilflich. Bei Patienten aus dem entfernteren Bekannten- oder Kollegenkreis bin ich – wenn entsprechende strukturelle Voraussetzungen erfüllt sind – zu einer zeitlich begrenzten Krisenintervention (maximal 25 Sitzungen) bereit. Die möglichen Probleme, die sich infolge besonderer Erwartungen an mich aufgrund des Bekanntschaftsverhältnisses oder hinsichtlich der Diskretion gegenüber gemeinsamen Bekannten und Kollegen ergeben könnten, spreche ich gleich zu Anfang an. Dazu gehört auch die Frage, wie man bei zufälligen Begegnungen außerhalb der Praxis und nach Abschluss der Therapie miteinander umgehen soll.

- Wer hat den Patienten in die Therapie überwiesen? Welche Erwartungen haben der überweisende Arzt bzw. die zuweisende Institution (zum Beispiel Krankenhaus, Gericht, Jugendamt)?

Wenn ein Kollege überweist, sollten Sie sich dringend Klarheit verschaffen, wie sein Auftrag lautet. Nicht selten werden Patienten überwiesen, weil sie sich als schwierig und therapieresistent erwiesen haben und man die Last der Verantwortung für sie loswerden will. Wenn zum Beispiel ein durch seine große Praxis stark in Anspruch genommener Hausarzt

Entlastung sucht, indem er einen Zeit raubenden Patienten an Sie überweist, weil Sie in Ihrer Psychotherapiepraxis noch freie Kapazitäten haben, sollte Ihnen als Überweisungsempfänger klar sein, auf was Sie sich einlassen. Am besten ist es, den überweisenden Kollegen anzurufen und sich mit ihm über die Aufgabenstellung abzustimmen. Oft sind die Erwartungen anderer Kollegen an Ihre Arbeit deutlich geringer, als Sie selbst meinen. Mitunter lautet der implizite Auftrag des überweisenden Kollegen schlicht: „Nimm mir den Patienten ab, denn ich weiß nicht mehr weiter." Sie können sich sehr entlasten, wenn Sie wissen, dass der überweisende Kollege keine Wunder von Ihnen erwartet. Es kann allerdings auch sein, dass der überweisende Kollege ein spezifisches Anliegen hat, das in einer schnell hingeschriebenen oder vom Patienten nur mündlich übermittelten Beauftragung nicht genügend deutlich wird. Vielleicht erwartet der überweisende Kollege von Ihnen eine aufdeckende Psychotherapie bei einem Patienten, dessen Struktur für eine solche Vorgehensweise gar nicht geeignet ist. Es ist dringend erforderlich, dem Zuweiser gegenüber die Möglichkeiten und Grenzen, die Indikationen und Kontraindikationen unserer Arbeit deutlich zu machen. Ein Telefonat mit dem überweisenden Kollegen kann hier Missverständnissen, unnötigen Anstrengungen und Enttäuschungen vorbeugen und verhindern, dass die Überweisung die letzte war. Wenn Sie regelmäßig Patienten aus Kliniken, von Ämtern oder Gerichten zugewiesen bekommen, klären Sie bitte ebenfalls die spezifischen Erwartungen Ihrer Auftraggeber ab.

- Welche Personen haben den Patienten zur Therapie empfohlen? Welcher Art war die Empfehlung?

Zum Beispiel könnte ein Patient Sie weiterempfohlen haben mit den Worten: „Das ist eine total liebe Therapeutin. Die nimmt sich viel Zeit für dich." Ein Patient, der einer solchen Empfehlung folgt, richtet wahrscheinlich eher orale bzw. symbiotische Wünsche an die Therapiebeziehung. Wir müssen darauf gefasst sein, dass sich die zeitliche Begrenzung der einzelnen Sitzungen oder der gesamten Therapie als problematisch erweist. Ein anderes Beispiel: Die Empfehlung von Freundin zu Freundin lautet: „Dieser Therapeut ist ein echt gut aussehender Typ und so einfühlsam, der würde glatt in dein Beuteschema passen." Wer einer solchen Empfehlung folgt, dürfte ein ungelöstes ödipales Beziehungsanliegen haben. Es muss dann nicht überraschen, wenn sich die Patientin mehr mit dem Privatleben ihres Therapeuten als mit ihren eigenen Lebensschwierigkeiten beschäftigt. Es ist gut, auf solche möglichen Schwierigkeiten in der therapeutischen Arbeit durch Kenntnis des Zuweisungskontextes vorbereitet zu sein. In der Supervisions- oder Intervisionsarbeit können immer wieder in der Therapiebeziehung aufgetretene Schwierigkeiten durch die Rekonstruktion des Zuweisungskontextes verständlich gemacht werden.

- Wurde der Patient zur Therapie gedrängt? Aus welchen Gründen wurde er gerade zu diesem Therapeuten geschickt? Welche expliziten und impliziten Erwartungen haben diese Personen an die Therapie? Widersprechen sich diese Erwartungen? Auf welche Beziehungsfallen ist zu achten?

  Nicht selten haben wir es gleich mit mehreren, sich widersprechenden Aufträgen zu tun. Ein typisches Beispiel ist die besorgte Mutter, die ihre magersüchtige Tochter zur Therapie drängt und sich wünscht, dass der Therapeut die Ursache der Essstörung findet und beseitigt sowie dass der Therapeut dem Ehemann mal ordentlich ins Gewissen rede, der seinerseits erwartet, in Ruhe gelassen zu werden. Wenn sich im Gespräch mit der Patientin auch noch fehlende Krankheitseinsicht und Therapiemotivation zeigt, dürfte eine Einzeltherapie wenig aussichtsreich sein. Vielleicht macht es Sinn, erst einmal mit der Mutter, die offensichtlich den höchsten Leidensdruck und die stärkste Motivation hat, zu arbeiten, um dann nach und nach auch die magersüchtige Tochter und andere Familienmitglieder einzubeziehen. Möglicherweise ist aber auch das ambulante Setting für die Problemstellung ungeeignet, und eine zunehmende vitale Bedrohung für die Patientin kann nur in einer Spezialklinik beherrscht werden.

2. Explizite Aufträge

Den Wert der expliziten Aufträge des Patienten habe ich oben dargestellt. Grundsätzlich sollte zu Beginn jeder Therapie, spätestens aber in der Supervision oder Intervision geklärt werden:

- Was wünscht/erhofft sich der Patient von der Therapie?
- Sind die Wünsche des Patienten realistisch? Bin ich bereit, diese zu erfüllen?
- Liegen sie in meinem Kompetenzbereich?
- Gibt es sich widersprechende Aufträge von mehreren Auftraggebern?

Es erstaunt mich immer wieder, wie häufig die expliziten Aufträge der Patienten, die doch so leicht zu erfragen sind, von Therapeuten außer Acht gelassen werden. Meistens sind es das Ausmaß des Leidens des Patienten sowie die Dramatik seiner aktuellen Lebensumstände oder seiner Lebensgeschichte, die bei Ärzten und Therapeuten einen hyperkomplementären Reflex auslösen, nämlich viel für den Patienten tun zu wollen oder zu müssen, ohne noch lange zu fragen, was der Patient will oder braucht. Spätestens in der Supervision muss dieser Reflex, der ja per se nicht „falsch" ist und zu einem durchaus sinnvollen therapeutischen Handeln führen kann, durch eine gründliche Erfragung der expliziten Aufträge ergänzt werden.

3. Therapieziele

Therapieziele sind Verhandlungs- und Vertragsangelegenheit zwischen dem Patienten und dem Therapeuten. Sie sollten klar definiert sein, damit sich die Wirksamkeit der Therapie überprüfen lässt. Spätestens in der Supervision oder Intervision muss geklärt werden:

- Über welche Therapieziele konnte ich mich mit meinem Patienten einigen?
- Habe ich eigene Therapieziele, die von denen des Patienten abweichen oder über die des Patienten hinausgehen?

  Therapeuten haben oft eigene Ziele, die im Widerspruch zu den Wünschen des Patienten stehen. Therapeutenziele könnten zum Beispiel sein:

  - Ich muss den Patienten (oder die Ehe) retten, auch gegen den Willen der Beteiligten.
  - Ich muss aus dem Patienten einen besseren Menschen machen.
  - Ich will beweisen, dass ich besser bin als meine Kollegen.
  - Ich muss beweisen, dass meine Theorie stimmt.

- Ich brauche den Patienten als Ausbildungsfall. Er muss mindestens 50 Stunden bei mir Therapie machen.
- Ich möchte den Patienten an mich binden, damit ich finanziell (oder narzisstisch) abgesichert bin.

Solche versteckten Motivationen von Seiten des Therapeuten sind nicht selten. Wenn sie in der Supervision oder Intervision bewusst und verbalisiert werden, kommt es in der Regel zu einer entlastenden Heiterkeit in der Gruppe, einschließlich des vorstellenden Kollegen, weil die natürliche Eigennützigkeit ihre Maske ablegen kann und als menschliches Phänomen auch den professionellen Helfern zugestanden wird. Vor allem aber kann sich der Therapeut von eigenen Zielen, die im Patienten zu berechtigtem Widerstand geführt und den therapeutischen Prozess blockiert haben, distanzieren.

Zur Zielfestlegung gehört auch eine deutliche Grenzziehung:
- Was kann und soll in der Therapie nicht erreicht werden?
- Welche Aufträge und Erwartungen des Patienten sind unter den gegebenen Voraussetzungen nicht erfüllbar?

Wenn ein Patient bereits vergebliche Therapieversuche hinter sich hat, ist mit besonderer Sorgfalt zu prüfen, ob nicht vielleicht die Therapieziele zu hoch gesteckt waren und sowohl die Struktur und Ressourcen des Patienten als auch das Therapieverfahren überforderten. In der Supervision halte ich die Teilnehmer – vor allem auch hinsichtlich der Erstellung von Berichten an den Gutachter – immer wieder dazu an, „kleine Brötchen zu backen“, das heißt, einigermaßen sicher erreichbare Therapieziele zu formulieren. Zum Beispiel könnte man bei einem arbeitsunfähigen, aber arbeitswilligen und ungekündigten Borderline-Patienten im Rahmen einer längerfristig Halt gebenden therapeutischen Beziehung als primäres Ziel formulieren, dass der Patient wieder regelmäßig, aber zunächst in Teilzeit in seinem bisherigen Beruf arbeitet. Man könnte sich in den Therapiesitzungen darauf konzentrieren, Konfliktbereiche am Arbeitsplatz zu bearbeiten, die Gespräche, die der Patient ggf. mit Kollegen und mit seinem Arbeitgeber (bei größeren Unternehmen mit dem Personalchef) zu führen hat, vorzubereiten und ggf. auch – im Einvernehmen mit dem Patienten – persönlich Kontakt zum Arbeitgeber aufzunehmen, um günstige Rahmenbedingungen für die berufliche Wiedereingliederung zu schaffen. Man würde bewusst jene Lebens- und Konfliktbereiche (zum Beispiel Familie und Partnerschaft) sowie jene Persönlichkeitseigenschaften (zum Beispiel fusionäre Tendenzen, Spaltungen, projektive Identifizierungen) unberührt lassen, von denen man annehmen muss, dass ihre vertiefte Bearbeitung eher destabilisierend wirken könnte. Man würde sich darauf beschränken, dem Patienten in den therapeutisch schwer zugänglichen Lebens- und Persönlichkeitsbereichen im Sinne einer Krisenintervention und als stabil verfügbares Objekt beizustehen. Eine solche überwiegend kognitiv-behavioral und supportiv konzipierte Zielformulierung und Therapieplanung wäre bei einem Patienten mit strukturellem Defizit ganz im Sinne von Gerd Rudolf und dürfte auch bei der Begründung eines Antrags auf Psychotherapie im Bericht an den Gutachter vorteilhaft sein.

4. Setting

Das Setting ist dafür da, sowohl den Therapeuten als auch den Patienten zu schützen. Es regelt die räumlichen, zeitlichen, organisatorischen, personellen und finanziellen Rahmenbedingungen sowie die Grenzen, innerhalb derer die Therapie stattfindet. Als Therapeut haben Sie – selbstverständlich im Rahmen der gesetzlichen Regelungen und der Maßgaben der ärztlichen und psychotherapeutischen Kunst – die Möglichkeit, Ihr Setting selbst zu definieren und an Ihre persönlichen Lebensumstände und Bedürfnisse anzupassen. Sie können zum Beispiel beschließen, bestimmte Krankheiten (zum Beispiel Suchterkrankungen) nicht zu behandeln, oder sich umgekehrt auf die Behandlung bestimmter Erkrankungen (zum Beispiel Sucht) spezialisieren und Ihre Praxis entsprechend organisieren (zum Beispiel Rezepte entwendungssicher unter Verschluss halten, an einem Methadon-Programm teilnehmen). Sie können beschließen, dass Sie außerhalb Ihrer Sprechstunden grundsätzlich nicht ansprechbar sind, oder bestimmte Zeiten und Bedingungen festlegen, zu denen Sie auch am Wochenende für Ihre Patienten verfügbar sind. Die eindeutige Verständigung mit dem Patienten über das Setting sollte – wie die Vereinbarung klarer Therapieziele – Vertragscharakter haben. Idealerweise legen Sie die Spielregeln für die Zusammenarbeit von Patient und Therapeut schriftlich nieder. Sie beugen so Missverständnissen und Überschreitungen von Grenzen vor. Die folgenden Fragen sollen zur Überprüfung der Angemessenheit des Settings dienen:

- Habe ich hinsichtlich der Diagnose, der Struktur des Patienten und der Therapieziele das am besten geeignete Setting gewählt (zum Beispiel stationäre Behandlung bei Suizidgefahr, psychischer Dekompensation oder Unwirksamkeit der ambulanten Therapie)?
- Wie habe ich meine Ansprechbarkeit außerhalb der regulären Termine geregelt (Möglichkeit telefonischer Beratungen außerhalb der Sprechstunde, nachts, am Wochenende, Urlaubsregelung, Vertretung, Notdienst)?
- Ist statt Einzel- auch Gruppentherapie sinnvoll? Mit wem arbeite ich ggf. zur Durchführung von Gruppenbehandlung zusammen?
- Sind die Dauer und Frequenz der Therapiesitzungen, die voraussichtliche Dauer der gesamten Behandlung, das Honorar, der Kostenträger, die Bezahlung von nicht eingehaltenen Terminen klar geregelt?
- Ist der Patient von seiner Struktur und Erkrankung her fähig, das Setting einzuhalten?

Immer wieder zeigt sich in Supervisionen, dass eine unzureichende Definition und Verteidigung des Settings zu den Schwierigkeiten des Therapeuten, welche zur Fallvorstellung führen, beigetragen haben. Probleme mit dem Setting müssen allerdings im Gesamtzusammenhang der Übertragungs- und Gegenübertragungsdynamik in der Therapiebeziehung gesehen werden. Oft sind es Patienten mit einer emotional instabilen Struktur, insbesondere vom Borderline-Typ und mit starker histrionischer Komponente, die unser Setting auf die Probe stellen. Wenn wir einmal wieder feststellen müssen, dass es einem Patienten gelungen ist, unser Setting aus den Angeln zu heben, dann liegt es nicht nur an unserer mangelnden Wachsamkeit und unzureichenden Strukturiertheit, sondern auch an der Wucht der pathologischen Dynamik, die von gering oder desintegrierten bzw. desorganisierten Persönlichkeitsstrukturen ausgeht. Probleme mit dem Setting bedeuten folglich nicht grundsätzlich, dass wir etwas „falsch“ gemacht haben. Aber spätestens dann, wenn wir merken, dass ein Patient oder eine Familie in der Lage ist, unser Setting zu erschüttern, müssen wir alles tun, um unser Setting wieder zu stabilisieren. Oft sind einfach der einzelne Therapeut und seine ambulante Versorgungsstruktur durch die Pathologie eines Patienten und seines Systems überfordert. Bei Borderline-Patienten ist es oft vorteilhaft, wenn ein ganzes Team von Therapeuten und Betreuern die Verantwortung für einen Patienten oder eine Familie gemeinsam trägt, wenn ein regelmäßiger Austausch über den Fall gewährleistet ist und ggf. die Mauern einer (geschlossenen Abteilung einer) Klinik vorhanden sind, sei es, um den Patienten gegen gefährliche Einflüsse aus seinem Umfeld oder gegen seine eigenen autoaggressiven Impulse zu schützen, sei es, dass Partner, Familie und Gesellschaft vor dem Patienten geschützt werden müssen.

5. Implizite Aufträge

Wie oben eingehend besprochen, besteht eine Kernaufgabe sowohl der psychodynamisch orientierten Therapie als auch der psychodynamisch ausgerichteten Supervisionsarbeit in der Erschließung der impliziten Patientenwünsche. Der vorstellende Therapeut sollte der Gruppe mitteilen, welche impliziten Aufträge er beim Patienten vermutet. Folgende Leitfragen können dabei helfen:

- Warum kommt der Patient gerade zu mir?
- Warum kommt der Patient gerade jetzt zur Therapie?
- Was braucht der Patient von mir? Welche Beziehungsanliegen richtet er an mich?
- Wovor möchte er sich schützen?
- Hat der Patient möglicherweise mehrere, sich widersprechende Aufträge?

Wenn unsere therapeutische Ausrichtung psychodynamischer Art ist, gilt ein Teil unserer Aufmerksamkeit stets den unbewussten Anteilen des Patienten, die – wie oben dargelegt – sich vorwiegend nonverbal ausdrücken. Das Konzept der impliziten Auftragsklärung legt dem Therapeuten nahe, aus der Beobachtung der Körpersprache des Patienten und unter Beachtung dessen, was der Patient zwischen den Zeilen mitteilt, immer wieder Hypothesen über die aktuell relevanten, aber unbewussten Beziehungsanliegen des Patienten zu bilden. Über einen Teil unserer Hypothesen werden wir mit unseren Patienten sprechen, einen Teil werden wir, vor allem bei strukturellen Defiziten, für uns behalten (selektive Authentizität). Ein großer Teil des unbewussten Geschehens, das sich zwischen unseren Patienten und uns – genauer gesagt: zwischen dem impliziten Funktionsmodus der Körper der Patienten und unserer Körper – entfaltet, bleibt allerdings unserer bewussten Aufmerksamkeit verborgen. Hier können ein Supervisor und – noch besser – eine Supervisions- oder Intervisionsgruppe zusätzliches Licht in das Dunkel unbewusster Prozesse werfen (siehe unten).

6. Gegenübertragung

Die Gegenübertragung ist ein zentrales diagnostisches und therapeutisches Instrument in psychodynamischen Therapien. Schon aufgrund dieser Bedeutung sollte sie grundsätzlich in der jeder Supervision und Intervision thematisiert werden. Darüber hinaus ergibt sich der Bedarf nach Supervision und Intervision in der Regel aus einer sehr persönlichen, emotionalen Betroffenheit des Therapeuten, die aus den reziproken intersubjektiven Prozessen zwischen Patient und Therapeut resultiert. Unbewusste Antriebe und Hemmungen des Patienten interagieren mit unbewussten Anteilen des Therapeuten und können sich im impliziten Funktionsmodus wechselseitig hochschaukeln. Der um Supervision oder Intervision nachsuchende Therapeut hat infolge dieser Wechselwirkungen häufig die innere Distanz und Kontrolle über das Übertragungs- und Gegenübertragungsgeschehen verloren. Die Supervision bzw. Intervision sollte dazu beitragen, dass der vorstellende Kollege wieder Ordnung in seine Gedanken und Gefühle bringen kann. In den von mir durchgeführten Supervisionen strukturiere ich die Beschreibung der Gegenübertragung nach den fünf Aspekten des bereits vorgestellten Pentagramms:

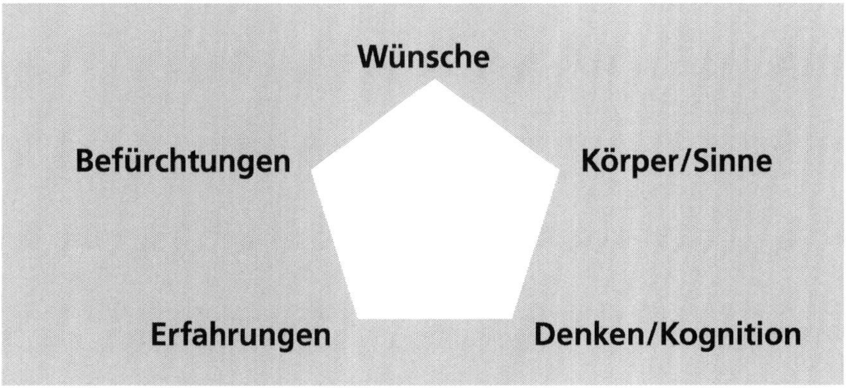

- Körper/Sinne: Wie fühle ich mich mit dem Patienten, wie reagiert mein Körper (zum Beispiel große Anteilnahme, Ermüdung, Kopfschmerz, Stein im Bauch, Druck auf der Brust)?
- Verstand/Kognition: Was denke ich über den Patienten (zum Beispiel langweiliger, dankbarer Patient, hoffnungsloser Fall)? Wie wirkt sich die Arbeit mit dem Patienten auf meine kognitiven Funktionen aus (zum Beispiel Ratlosigkeit, Verwirrung)? Welche Gedanken und Gefühle würde ich dem Patienten nicht mitteilen (Höflichkeit-Ehrlichkeit-Konflikt)?
- Erfahrung: Woran erinnert mich der Patient bzw. das Problem, das ich mit ihm habe (zum Beispiel an den Ärger mit dem eigenen Partner, Wünsche und Sehnsüchte, die ich selbst habe)? Habe ich das Problem mit anderen Patienten auch (Redlichkeitsfrage)?
- Befürchtungen: Was ist meine größte Sorge in Bezug auf den Patienten und den Ablauf des Therapieprozesses (zum Beispiel: Patient bringt sich um, Patient bricht Therapie ab, ich werde den Patienten nicht mehr los, Behandlung hat keinen Erfolg)?
- Wünsche: Was erwarte ich vom Patienten (zum Beispiel: Patient soll endlich aktiv werden, soll meine Arbeit anerkennen, soll sich von seinem alkoholkranken Parter trennen)? Was hätte ich persönlich davon, wenn der Patient das tut, was ich mir wünsche? Was würde ich tun, wenn ich keinerlei therapeutische und moralische Rücksichten nehmen müsste?

Die reine Beschreibung der Gegenübertragung wirkt oft schon entlastend. Alles, was der den Fall vorstellende Therapeut hinsichtlich seines Patienten fühlt, denkt, wünscht und fürchtet, wird als bedeutsam und berechtigt anerkannt und weiter nicht gewertet. In meiner Funktion als Supervisor zeichne ich ein Pentagramm an ein Flipchart und trage die Mitteilungen des Therapeuten so wörtlich wie möglich in das Pentagramm ein (Beispiel unten).

Die Supervisions- bzw. Intervisionsgruppe erweitert den emotionalen und kognitiven Resonanzraum, den ein einzelner Therapeut für die interpersonellen Prozesse, die vom Patienten ausgehen, darstellen kann. So wie der Therapeut in der dyadischen Therapiebeziehung mit dem Patienten im impliziten Funktionsmodus reziprok interagiert, so treten auch die Gruppenteilnehmer mit dem vorstellenden Kollegen in ein wechselseitiges Beziehungsgeschehen ein. Sie reagieren nonverbal auf das körpersprachliche Beziehungsangebot des vorstellenden Therapeuten, und dieser reagiert wiederum auf die körperlichen Reaktionen der Gruppe. Natürliche spielen auch die gesprochenen Worte und vor allem deren Konnotation (die emotional relevante Nebenbedeutung der Worte) eine Rolle. Aber die nonverbalen Prozesse dürften nach allem, was ich oben ausgeführt habe, für das Geschehen entscheidend sein. Über das, was der vorstellende Therapeut von seinem Patienten erzählt, und vor allem über das, was er bei der Fallvorstellung nonverbal mitteilt, überträgt sich die Beziehungsdynamik zwischen Therapeut und Patient, von der wir annehmen, dass sie ursprünglich die Dynamik der Herkunftsfamilie des Patienten war, schließlich auf die Supervisions- bzw. Intervisionsgruppe (siehe unten).

7. Auftrag an die Supervisions-/Intervisionsgruppe bzw. an den Supervisor

So wie die Therapie an den Bedürfnissen des Patienten vorbeigehen kann, so kann die Supervision oder Intervision die Anliegen des vorstellenden Kollegen verfehlen. Deshalb empfiehlt es sich – so wie der Therapeut nicht ohne Auftrag arbeiten sollte – auch für Supervisoren bzw. für Supervisions- und Intervisionsgruppen, sich möglichst frühzeitig vom vorstellenden Kollegen einen möglichst präzisen Auftrag geben zu lassen.

- Welche Erwartungen hat der den Fall vorstellende Therapeut an die Supervisions- bzw. Intervisionsgruppe und an den Supervisor?
- Was fürchtet er, wenn er den Fall vorstellt?
- Welche Art von Unterstützung erhofft er sich?

Nicht selten fällt es dem vorstellenden Therapeuten gar nicht leicht, seinen Auftrag klar zum Ausdruck zu bringen. In den meisten Fällen ist dann auch der Auftrag des Patienten diffus, unklar oder widersprüchlich. In der Gruppe induzieren unklare Aufträge meistens eine für den vorstellenden Therapeuten unbefriedigende Dynamik. Wenn die Gruppenarbeit nicht recht vorangeht oder der vorstellende Kollege körpersprachliche Zeichen von Irritation oder Unzufriedenheit zeigt, erweist es sich oft als ausgesprochen hilfreich, wenn die Supervisions- oder Intervisionsgruppe in einem kurzen Brainstorming Hypothesen darüber entwickelt, welche impliziten Aufträge der vorstellende Therapeut an die Gruppe richten könnte. Idealerweise werden die Einfälle der Gruppenteilnehmer möglichst wörtlich und unkommentiert ans Flipchart geschrieben. Auch in der Einzelsupervision kann der Supervisor Hypothesen über mögliche implizite Anliegen des Supervisionsnehmers formulieren. Eine Sammlung von Hypothesen über die impliziten Aufträge des vorstellenden Kollegen könnte folgendermaßen aussehen:

- Sage mir, dass ich gute Arbeit mache.
- Mache mir Mut weiterzumachen.
- Mache mir Mut, die Therapie zu beenden.
- Du kannst sagen, was du willst. Ich mache sowieso weiter. Aber sage mir, wie.
- Ich fühle mich mit dem Patienten überfordert und allein. Ich möchte meine Sorgen mit dir teilen.
- Ich habe Angst. Stehe mir bei.
- Ich möchte von dir keinen Rat, sondern du sollst dich genauso hilflos fühlen wie ich.
- Wenn ich mich über den Patienten ärgere, fühle ich mich schuldig. Drücke du für mich den Ärger aus.
- Ich möchte den Patienten loswerden. Gib mir die Erlaubnis.
- Fühle dich schuldig, so wie ich mich schuldig fühle.
- Teile mit mir die schwere Verantwortung.

Aus der Liste der möglichen impliziten Aufträge kann der vorstellende Therapeut jene auswählen, die am besten sein subjektiv empfundenes Anliegen beschreiben. Die Supervisions- oder die Intervisionsgruppe (bzw. der Supervisor) bekommen so eine Orientierung für eine möglichst bedürfnisgerechte Unterstützung des vorstellenden Kollegen. Die Wünsche, die der vorstellende Kollege an die Supervision bzw. Intervision richtet, weisen auf mögliche Beziehungsanliegen hin, die der Patient in ähnlicher Weise an den vorstellenden Therapeuten richten könnte.

8. Dynamik der Supervisions-/Intervisionsgruppe

In der Regel lässt sich die Supervisions- oder Intervisionsgruppe auf die Dynamik des Falles, der durch den behandelnden Kollegen vorgestellt wird, ein. Die Gegenübertragung des behandelnden Therapeuten wird durch die Vielfalt der emotionalen Resonanzen der anderen Gruppenteilnehmer und durch die Wechselwirkungen zwischen diesen Reaktionen angereichert. Die unbewusste interpersonelle Psychodynamik des Patienten überträgt sich auf die Gruppe. Die unterschiedlichen emotionalen Reaktionen der Gruppenteilnehmer, ihre Einfälle, Erfahrungen und Phantasien fördern in der Regel bislang unbewusst gebliebene Aspekte zutage, welche die therapeutische Beziehung zwischen Therapeut und vorgestelltem Patient betreffen. Der die Gruppe leitende Supervisor beobachtet aus einer gewissen innerlichen Distanz heraus den Gruppenprozess und macht auf Aspekte der Gruppeninteraktion aufmerksam, die den in der Regel emotional stark engagierten Gruppenteilnehmern unbewusst geblieben sind.[260] Aus den unbewussten Prozessen in der Supervisions- oder Intervisionsgruppe können wieder Rückschlüsse auf das Prozessgeschehen in der Therapiebeziehung sowie im aktuellen und im Herkunftssystem des Patienten gezogen werden. Folgende Fragen mögen hilfreich sein:

- Welche Reaktionen löst die Fallvorstellung in der Supervisionsgruppe aus (zum Beispiel intensive Anteilnahme, gedrückte, gelähmte Stimmung, Langeweile, Heiterkeit, Unernsthaftigkeit, Unruhe, Besorgnis, Vorwürfe, Schuldzuweisungen, Feindseligkeit, Aggressivität, gegenseitige Angriffe, Rationalisierung, Polarisierung)?
- Wie erlebt der den Fall vorstellende Therapeut die Reaktionen der Supervionsgruppe (zum Beispiel Anteil nehmend, unterstützend oder nicht unterstützend, kränkend, Therapeut fühlt sich unverstanden und allein gelassen)?
- Was hat die in der Gruppe ausgelöste Dynamik mit dem vorgestellten Fall zu tun? (Zum Beispiel könnte sich der Patient in seiner Familie oder in der therapeutischen Beziehung ähnlich fühlen, wie sich der Therapeut bei der Fallvorstellung in der Supervisionsgruppe fühlt; die emotionalen Reaktionen in der Gruppe könnten gehemmte oder abgespaltene Affekte des Patienten oder seiner Familie ausdrücken).

260 Ein äußerer Beobachter oder ein Beobachtungsteam könnten wiederum unbewusste Reaktionen des Supervisors und unbewusste Aspekte seiner Interaktion mit der Gruppe feststellen. Wir müssen uns darüber im Klaren sein, dass immer ein größerer Teil des Prozessgeschehens sich unserer bewussten Kontrolle entziehen wird. Und das, was wir als bewusste Wahrnehmung oder Bewusstsein von etwas bezeichnen, ist alles andere als objektive Erkenntnis. Bewusstsein von etwas ist ein Konstrukt unserer Gehirne mit dem Schicksal, durch Konstrukte anderer Gehirne oder durch neue Konstrukte unserer eigenen Gehirne relativiert zu werden.

Die sich entfaltende Dynamik der Supervisions- oder Intervisionsgruppe kann – entsprechend der Pathologie der Struktur des vorgestellten Patienten bzw. der Dysfunktionalität der interpersonellen Schemata in der Familie des Patienten – turbulent sein. Die spontane Reaktion der Gruppe kann auf den vorstellenden Therapeuten verletzend, verwirrend und entmutigend wirken. Nicht selten arbeitet die Gruppe an den Bedürfnissen des vorstellenden Kollegen vorbei. Daher lege ich Wert darauf, dass sich Einzelsupervisionen, noch wichtiger aber Supervisions- und Intervisionsgruppen an Spielregeln und an eine strukturierte Vorgehensweise halten. Vor allem ist es zum Schutz des vorstellenden Therapeuten wichtig, seine expliziten und impliziten Aufträge zu klären und immer wieder zu prüfen, ob die Gruppenarbeit noch im Kontakt mit seinen Bedürfnissen ist. Mitunter zeigt die Gruppe eine starke Tendenz, die Anliegen des vorstellenden Therapeuten aus den Augen zu verlieren. Wenn in der Supervisions- oder Intervisionsgruppe eine solche Tendenz erkennbar wird, stellt sich die Frage, ob nicht das Problem des Ausdrucks und der Wahrnehmung von Bedürfnissen ein zentrales Thema des Patienten, des Systems, in dem er lebt, und der Therapiebeziehung ist. Mit einer gewissen Wahrscheinlichkeit blieben zentrale Bedürfnisse des Patienten in seiner Herkunftsfamilie ungestillt und bleiben auch in den aktuellen Lebensbezügen des Patienten chronisch unerfüllt, weil infolge von Hemmungen die Bedürfniswahrnehmung und der Bedürfnisausdruck des Patienten unterentwickelt sind. Dieses Problem könnte sich auf die Therapiebeziehung übertragen haben, in der dann ebenfalls wesentliche Beziehungsanliegen des Patienten unerkannt und unbefriedigt bleiben, und schließlich finden wir eine vergleichbare Dynamik in der Supervisions- oder Intervisionsgruppe wieder. Ohne Zweifel ist die Annahme der dargestellten Zusammenhänge sehr hypothetisch. Aber sie erklärt Phänomene, die anders kaum verstanden werden können.

9. Brainstorming über die impliziten Aufträge des Patienten

Ein sehr effektives Instrument der Gruppensupervision bzw. -intervision ist das Brainstorming der Gruppenteilnehmer über die impliziten Aufträge des Patienten. Die durch die Fallvorstellung emotional aktivierte Gruppe phantasiert darüber, welche unbewussten und verborgenen Anliegen der vorgestellte Patient an seinen Therapeuten richten könnte. Jeder Vorschlag wird ohne Wertung aufgenommen und an ein Flipchart geschrieben. Der Supervisionsgruppenleiter achtet darauf, dass Rationalisierungen vemieden werden und die Vorschläge in das primärprozesshafte Auftragsformat übersetzt werden. Das heißt, die Gruppenteilnehmer sollen ihre Vermutungen über die Beziehungsanliegen des Patienten aus einer kindhaften Position heraus formulieren. Wenn der Beitrag eines Gruppenteilnehmers zum Beispiel lautet: „Ich glaube, dass der Patient seine Schuldgefühle nicht mehr aushalten kann", dann besteht der Supervisor darauf, dass aus diesem Gedanken ein Auftrag „des Kindes im Patienten" an den Therapeuten generiert wird. Der Supervisor könnte zum Beispiel fragen: „Wenn ich meine Schuldgefühle nicht mehr aushalten kann, was will ich dann als Patient vom Therapeuten?" Ein anderer Gruppenteilnehmer könnte darauf vorschlagen: „Ich möchte die Schuldgefühle loswerden. Teile meine Schuld mit mir!" Ein weiterer Teilnehmer wirft ein: „Mehr noch: Trage meine Schuld für mich!"

Das Ergebnis der Phantasietätigkeit der Gruppe ist eine Liste von Hypothesen darüber, welche impliziten Wünsche der Patient an den Therapeuten haben könnte. Als Beispiel sei die folgende Liste von Hypothesen über mögliche implizite Aufträge des Patienten aufgeführt:

- Scheitere und bestätige, dass mir nicht zu helfen ist.
- Zeige mir, dass ich ein toller Mensch bin.
- Lass mich spüren, dass ich eine Frau/ein Mann bin.
- Trage meine Schuld für mich.
- Leide mit mir.
- Gib mir Recht und meinem Partner Unrecht.
- Rette mich.
- Mache du für mich die Arbeit.
- Zeige mir Grenzen.

Aus dieser Liste wählt der den Fall vorstellende Kollege jene Hypothesen aus, die nach seiner Kenntnis des Patienten am ehesten zutreffen und das stärkste Gewicht haben. Diese Auswahl soll der Therapeut bewusst subjektiv, quasi aus dem Bauch heraus, treffen, denn es geht ja an dieser Stelle nicht um einen wissenschaftlich exakten, objektiven Erkenntnisgewinn, sondern darum, dass der Therapeut ein neues Verständnis der Dynamik zwischen ihm und dem Patienten gewinnt, das ihm persönlich in der Arbeit und Beziehungsgestaltung mit dem Patienten weiterhilft. Als

Supervisor hat man darauf zu achten, dass die Gruppe die subjektive Auswahl des Therapeuten respektiert und nicht zerredet. Die Hypothesen über die impliziten Aufträge dienen nicht nur dem besseren psychodynamischen Verständnis der interpersonellen Schwierigkeiten des Patienten und des Übertragungs- und Gegenübertragungsgeschehens innerhalb der Therapiebeziehung, sondern lassen sich auch in der aufdeckenden Arbeit mit dem Patienten verwenden.

10. Konsequenzen für das weitere therapeutische Vorgehen

Die Hypothesenbildung der Gruppe über die impliziten Aufträge des Patienten (und ggf. über die des vorstellenden Therapeuten) sowie die Überlegung, welche der vermuteten Beziehungsanliegen des Patienten (bzw. des Therapeuten) besonderes Gewicht haben und möglicherweise mit den Anliegen des Therapeuten in Konflikt stehen, sind der eigentliche Kernpunkt der von mir geleiteten Supervisionen. Nun stellt sich die Frage, wie und in welchem Umfang die erarbeiteten Hypothesen in das Gespräch mit dem Patienten einfließen können.

Es gibt implizite Beziehungsanliegen, die der konfliktfreien Sphäre der therapeutischen Beziehung zuzurechnen und für den Patienten ich-synton sind. Sie können als Ressource genutzt werden. Zum Beispiel haben viele Patienten das Anliegen, dass ihr Therapeut die Welt mit ihren Augen sehen und bedingungslos hinter ihnen stehen soll. Ein solches unbewusstes Bedürfnis nach einer spiegelnden Selbst-Objekt-Funktion des Therapeuten ist in der ersten Phase eines therapeutischen Prozesses sicher berechtigt und wird von der Mehrzahl der mir bekannten Therapeuten komplementär befriedigt. Es dürfte bei den meisten Patienten die therapeutische Allianz fördern, wenn wir ein solches Beziehungsanliegen – in Kongruenz mit unseren nonverbalen Signalen – auch verbal bestätigen, indem wir zum Beispiel sagen: „Ich glaube, dass es für Sie wichtig ist, dass ich ganz auf Ihrer Seite stehe. Wenn ich in mein Inneres hineinhöre (oder hineinspüre), dann komme ich zu dem Schluss: Ja, ich bin ganz auf Ihrer Seite." Auch bei Patienten mit strukturellen Defiziten dürfte die explizite Bestätigung wichtiger und konfliktfreier Beziehungsanliegen günstig wirken. Vorsicht ist allerdings bei schizoid strukturierten Patienten geboten. Jegliches Ansprechen von Beziehungsanliegen könnte schon zu viel Nähe herstellen und eine Rückzugsreaktion provozieren.

Nun ist es nicht selten, dass das Beziehungsanliegen nach einer bedingungslosen Parteinahme und Bestätigung der Weltsicht des Patienten, die wir zu Beginn einer Behandlung noch gut akzeptieren können, auch in fortgeschrittenen Phasen der therapeutischen Arbeit fortbesteht und sich nunmehr als Hindernis für angestrebte Veränderungen erweist. Bei strukturell gut integrierten Patienten würden wir den Konflikt, den wir mit einem vermuteten kontraproduktiven Beziehungsanliegen haben, einfach ansprechen. Zunächst wäre allerdings zu prüfen, ob unsere Hypothese über das Beziehungsanliegen vom Patienten bestätigt werden kann. Es könnte ja sein, dass wir etwas in den Patienten hineinprojiziert haben und sich unsere Annahmen über seine impliziten Aufträge als Irrtum erweisen. Einem Patienten mit höherem Strukturniveau werden wir unsere Hypothesen in Form von Fragen vorlegen: „Ich habe den Eindruck, dass es für Sie ganz wichtig ist, mich davon zu überzeugen, dass Ihre Sicht der Dinge die einzig richtige ist. Es scheint, als solle ich immer und grundsätzlich auf Ihrer Seite stehen. Ich weiß nicht, ob ich das richtig sehe. Wie sehen Sie es?"

Fragen an den Patienten sind das beste Mittel, Hypothesen zu verifizieren oder falsifizieren. Es ist gut, wenn wir in unsere Hypothesen, sprich Deutungen, nicht verliebt sind, damit wir keine suggestiven Fragen stellen und uns mit unseren Hypothesen nicht aufdrängen. Halten wir uns immer vor Augen, dass unsere psychodynamischen Deutungen im wissenschaftlichen Sinn kaum zu validieren oder zu falsifizieren sind. Sie sind objektiv weder richtig noch falsch.[261] Jede Deutung ist ein Mythos, dessen Wirkung vor allem auf der Kohärenz, Stimmigkeit und Überzeugungskraft für den Patienten beruht. Entsprechend behutsam sollten unsere Hypothesen formuliert werden, zum Beispiel: „Ich habe gerade einen Gedanken, wie die Dinge zusammenhängen könnten. Ich weiß nicht, ob meine Idee richtig ist und ob sie uns weiterhelfen wird. Aber ich würde sie Ihnen gerne mitteilen, damit Sie prüfen, ob was dran ist. Was meinen Sie?"

Wenn ein Patient unsere Annahmen über seine impliziten Aufträge zurückweist, müssen sie deshalb inhaltlich nicht falsch sein. Es ist ja möglich, dass der Patient der Bewusstwerdung eines von uns zwar richtig erkannten, aber ich-dystonen Beziehungsanliegens Widerstand entgegensetzt. Von Gerd Rudolf haben wir erfahren, dass vor allem bei Patienten mit strukturellen Störungen Hypothesen über unbewusste Wünsche irritierend und desta-

261 Vgl. J. Sandler, C. Dare, A. Holder, 1996: „Die Grundbegriffe der pschoanalytischen Therapie", 7. Auflage, Stuttgart: Klett.

bilisierend wirken können. Der Widerstand des Patienten gegen unsere Deutungen kann eine wichtige Selbstschutzfunktion haben. Wir werden uns daher sehr genau überlegen müssen, welche der vermuteten impliziten Aufträge wir wie und bei wem ansprechen. Wenn wir uns entschließen, bestimmte kritische Beziehungsanliegen nicht zu thematisieren, können wir sie dennoch bewusst komplementär befriedigen. Früher oder später werden wir bestimmte Beziehungsanliegen zwangsläufig in ihre Schranken verweisen müssen. Idealerweise erreichen wir, dass der Patient aufgrund von Einsicht in die von uns dargelegten psychodynamischen Zusammenhänge die von uns gesetzten Grenzen respektiert und dabei seine Impulse und seine Enttäuschungsaggression kontrollieren und integrieren kann. Aber oft genug funktioniert Psychotherapie so leider nicht. Viele Patienten, vor allem Kinder, aber auch Erwachsene, können mit unseren psychodynamischen Begründungen nichts anfangen. Der Primärprozess schwemmt die psychologischen Konstrukte, die wir zu seiner Kontrolle errichten, einfach hinweg.

Bleiben wir bei dem Beispiel, dass ein strukturell gestörter Patient mit narzisstischen und paranoiden Zügen auch im fortgeschrittenen Stadium einer Therapie wenig Interesse an Differenzierungsangeboten zeigt, sondern innerhalb einer dyadischen Therapiebeziehung weiterhin bevorzugt in seiner eigenen, einseitigen Weltsicht bestätigt werden will und versucht, den Therapeuten als Parteigänger zu funktionalisieren. Man hat schon aufgegeben, das problematische und unbewusste interpersonelle Muster des Patienten zum Thema zu machen, man wird sich aber mit dem Fortschreiten der Therapie immer weniger gratifizierend auf das Muster einlassen und stattdessen zum Beispiel darauf bestehen, dass wichtige Beziehungspersonen des Patienten, die andere Sichtweisen und eigene Interessen vertreten, im Sinne einer „experiential confrontation" in die Therapie einbezogen werden. Zur Begründung der Vorgehensweise genügen einfache Ich-Botschaften des Therapeuten: „Ich möchte, dass wir heute das oder jenes ausprobieren."

Die Einbeziehung Dritter muss, wenn sie für den Patienten zu bedrohlich ist, nicht persönlich erfolgen. Es können auch Stühle, welche wichtige Beziehungspersonen repräsentieren, aufgestellt werden. Man kann den Patienten auffordern, den Platz der Beziehungspersonen einzunehmen und sich in ihre Gefühls- und Bedürfnislage sowie in ihre Sicht der Dinge hineinzuversetzen. Wenn der Patient durch eine solche Technik überfordert ist, kann man sich als Therapeut auch selbst auf die verschiedenen Stühle setzen und sich in die Drittpersonen hineinversetzen. Wie behutsam wir auch vorgehen, es ist wichtig, dass wir den neurotischen

Beziehungsanliegen des Patienten auf der Ebene der realen Beziehung etwas entgegensetzen. Der Patient lernt auf diese Weise weniger über bewusste Einsichten als vielmehr an der Faktizität der Beziehungsgestaltung durch den Therapeuten, die eben irgendwann nicht mehr nur rein komplementär sein darf, sondern zunehmend auch konfrontierend, fordernd und frustrierend sein muss. Aus psychoanalytischer Sicht wächst das Ich am Verzicht. Aus verhaltenstherapeutischer Sicht befördert ein zunehmend Grenzen setzendes, konfrontierendes und forderndes Vorgehen des Therapeuten operative Lernprozesse und das Lernen am Modell, Vorgänge, die überwiegend im impliziten Funktionsmodus stattfinden. Darüber hinaus können die Realitätsprüfung, die Objektwahrnehmungs- und Kommunikationsfähigkeit des Patienten trainiert sowie ungeeignete Überzeugungen korrigiert (kognitive Umstrukturierung) werden.

Bei differenzierteren und introspektionsfähigen Patienten mit einigermaßen gut integriertem Strukturniveau werden wir den Schwerpunkt unserer therapeutischen Interventionen mehr auf die Klärung ihrer unbewussten Motivationen legen, wie das folgende Beispiel illustrieren soll: „Wir haben in den letzten Sitzungen viel über Ihre Schuldgefühle gesprochen. Sie erinnern sich, dass ich in unserer letzten Sitzung ärgerlich wurde, weil Sie noch immer nicht Ihren Vater gefragt haben, ob er mal zu einer gemeinsamen Sitzung kommt, obwohl wir fest verabredet hatten, dass Sie ihn diesbezüglich ansprechen würden. Nun habe ich mich wegen meiner vielleicht etwas übertriebenen Reaktion nach der letzten Sitzung selbst schuldig gefühlt. Schuldgefühle sind ein soziales Bindemittel. Wenn einem etwas Leid tut und man sich entschuldigt, hat das ja den Sinn, dass man das Trennende, das durch eigene Interessen und Ärger über andere entstanden ist, überwindet und wieder zusammenfindet. Insofern sind Schuldgefühle etwas Gutes. Schuldgefühle haben oft etwas mit Ärger, Wut und Zorn zu tun. Ich habe mich gefragt, ob mein eigener Ärger und meine Schuldgefühle in einem Zusammenhang mit Ihrem Ärger und Ihren Schuldgefühlen stehen. Sie erzählten mir ja von dem großen Zorn, den Sie damals auf Ihren Vater hatten. Manchmal habe ich den Eindruck, dass Sie auch gegen mich einen Zorn empfinden, der dem ähnlich ist, was Sie damals gegenüber Ihrem Vater empfanden. Ihr Vater hat damals Ihre Familie verlassen, und Sie dachten, dass Sie ihn mit Ihrer Wut vertrieben hätten. Sie fühlten sich schuldig an seinem Weggang. Heute sind Sie wütend auf mich. Vielleicht ist da wieder die große Angst, mit Ihrer Wut alles zu zerstören. Deswegen zeigen Sie diese Wut nicht offen. Aber sie ist da. Und das Wichtigste für Sie ist, dass ich nicht weggehe oder Sie wegschicke, nur weil Sie wütend sind. Ich möchte versuchen, das, was ich meine, aus der Sicht des Kindes, das in uns allen steckt, auszudrücken. Da ist vielleicht ein großer, tiefer Wunsch, der lautet: Bleibe bei mir, was immer sich auch zwischen uns stellen könnte. Alles, was ich hier sage, ist eine reine Vermutung. Nur Sie können sagen, was davon zutrifft und was nicht."

Wir dürfen nicht enttäuscht sein, wenn selbst intelligente Patienten mit unseren Deutungen, seien sie auch noch so elegant und intellektuell anregend, nichts anfangen können. Beachten Sie immer die Körpersprache des Patienten. Es ist durchaus möglich, dass der Patient nur aus Höflichkeit oder Autoritätsgläubigkeit unserer Deutung Aufmerksamkeit schenkt. Ein halbherziges oder gar widerstrebendes Zuhören werden wir aber mit etwas Übung an nonverbalen Zeichen erkennen, zum Beispiel an einem ausweichenden Blick oder einer zurückweichenden Körperbewegung. Wir könnten, wenn die Körpersignale kein wirkliches Interesse an unserer Hypothese ausdrücken, Folgendes sagen: „Ich habe den Eindruck, dass es für Sie im Augenblick etwas Wichtigeres gibt, als meine Idee anzuhören. Mich würde interessieren, was Sie gerade beschäftigt?" Nochmals sei betont: Selbst wenn eine Deutung theoretisch zutrifft, aber vom Patienten verworfen wird, wenn also möglicherweise ein Widerstand gegen die Erhellung des Unbewussten vorherrscht, müssen wir akzeptieren, dass die Deutung zur ungeeigneten Zeit erfolgt ist. Manchmal wirkt unsere Deutung, auf die der Patient zunächst wenig Resonanz zeigt, nach, und erst Wochen später kommt der Patient von selbst auf unsere Hypothese zurück. Manche „richtige" Deutung wird der Patient nie akzeptieren und möglicherweise dennoch gesunden. Denn das Wesentliche zwischen Therapeut und Patient passiert auf der impliziten Ebene.

Beispiel aus der Arbeit einer Supervisionsgruppe

Ein 42-jähriger Internist in der letzten Phase seiner Weiterbildung in tiefenpsychologisch fundierter Psychotherapie benötigt für einen Ausbildungsfall Supervision nach jeder vierten Therapiesitzung. Seine Patientin ist eine 39-jährige, verheiratete, attraktive Grundschullehrerin. Sie leidet an einem depressiven Zustandsbild mit Antriebs- und Interesselosigkeit, quälenden Ein- und Durchschlafstörungen, diffuser Angst vor der Zukunft, Libidoverlust sowie multiplen Somatisierungen (Obstipation, Spannungskopfschmerzen, muskulärem Hartspann, rezidivierenden Magenschleimhaut- und Blasenentzündungen). Der Internist hat eine depressiv-histrionische Struktur diagnostiziert. Innerhalb der ersten fünfzehn Therapiesitzungen habe sich eine günstige therapeutische Beziehung entwickelt. Die Patientin sei sehr zuverlässig und arbeite gut mit. Biographisch berichte die Patientin von einer ambivalenten Beziehung zu ihrer Mutter, einem ehemaligen Fotomodell. Sie habe die Mutter als Kind bewundert, weil sie so elegant und verführerisch war, sie habe sie aber für ihre Selbstbezogenheit und Gefühlskälte auch gehasst. Die Patientin idealisiert ihren Vater, der allerdings als Modefotograf viel unterwegs war und an einer Lungenembolie starb, als die Patientin sechs Jahre alt war. Die Patientin schildert ihn als zärtlich, großzügig und edel. Nach dem Tod des Vaters habe die Mutter einen „Bekannten" gehabt, der sich sehr um die Patientin bemüht habe. Sie habe ihn sehr gemocht. Aus diffusen Andeutungen der Patientin vermutet der Internist einen möglichen Missbrauch. Die Patientin wehre jedoch alle Fragen in diese Richtung ab.

Der Internist, den ich von hier ab „Therapeut" nennen werde, beklagt, dass er seit einigen Sitzungen kein rechtes Vorwärtskommen mehr registrieren könne. Die Patientin klage immer wieder über dieselben Lebensumstände: die schulische Belastung, die Verpflichtungen ihrer kranken Mutter gegenüber und ihre Aversion gegen Intimitäten mit ihrem Ehemann. Ihre pessimistische Haltung sei einfach nicht zu durchbrechen. Der Überweisungskontext ist unverdächtig. Die Patientin kommt aus eigenem Antrieb und auf Empfehlung ihres Frauenarztes, der den Therapeuten für seine psychosomatische Ausrichtung schätzt. Der explizite Auftrag der Patientin lautet: Helfen Sie mir, meine Depressionen loszuwerden, die Anforderungen der Schule besser zu verkraften und meine Beziehung zu meinem Mann zu verbessern. Der Therapeut hat sich mit der Patientin über drei wesentliche Therapieziele verständigt. Vorrangig soll die Patientin die schulische Situation wieder in den Griff zu bekommen, ihre Schlafstörungen sollen ggf. mit medikamenöser Unterstützung beseitigt werden, und die angespannte Beziehung mit dem Ehemann soll sich normalisieren.

Der Auftrag des Therapeuten an die Supervisionsgruppe lautet: Helft mir zu verstehen, warum die Therapie nicht vorangeht? Welche Interventionsmöglichkeiten habe ich?

Nach einer Reihe von klärenden Fragen der anderen Gruppenmitglieder an den Therapeuten findet auf Vorschlag des Supervisors ein Brainstorming über die möglichen impliziten Aufträge der Patientin statt. Es bringt folgende Hypothesen hervor:

- Ich fühle mich so allein, sei du für mich da.
- Hilf mir, mich nicht mehr den Qualen des Unterrichts aussetzen zu müssen.
- Nimm mich ernst.
- Nimm dir viel Zeit für mich.
- Sei du der bessere Ehemann.
- Sei du so edel und zärtlich wie mein Vater.
- Gib mir das Recht, mich meiner kranken Mutter zu entziehen.
- Wasche mir den Pelz, aber mache mich nicht nass.
- Zeig mir, dass ich eine schöne Frau bin, aber missbrauche mich nicht.
- Missbrauche mich.
- Ertrage meine Traurigkeit und meine Verzweiflung.

Der Therapeut hört sich erst alle Hypothesen an, welche der Supervisor auf einem Flipchart aufschreibt. Dann teilt der Therapeut der Gruppe mit, welche Hypothesen nach seinem Gefühl am ehesten zu der Übertragungssituation passen.[262] Der Supervisor unterstreicht diese Hypothesen am Flipchart. Der Therapeut wirkt irritiert. Das fällt einer erfahrenen Psychologin aus der Gruppe auf. Sie sagt (zum Therapeuten gewandt): „Ich möchte dich gerne fragen, wie es dir gerade geht."

THERAPEUT: Ich bin etwas durcheinander.

PSYCHOLOGIN: Willst du uns das genauer erklären?

THERAPEUT: Ja, ich kann im Augenblick keinen klaren Gedanken fassen.

Es entsteht eine Pause.

SUPERVISOR (ZUR PSYCHOLOGIN): Sie haben die Gegenübertragung unseres Kollegen angesprochen. *(Zum Therapeuten gewandt)* Sind Sie einverstanden, dass wir uns Ihre Gegenübertragung genauer ansehen?

Therapeut zögert, nickt dann verhalten.

262 Dabei geht es nicht um eine objektive Richtigkeit der Hypothesen, sondern vielmehr um das subjektive Erleben, dass diese Hypothesen hilfreich sind für die weitere therapeutische Arbeit. In ähnlicher Weise sind auch die Deutungen, die wir den Patienten anbieten, keine objektiven Feststellungen, sondern immer nur Konstruktionen auf der Grundlage unserer Konzepte und eigenen Erfahrungen. Deshalb ist das entscheidende Kriterium für die Güte einer Deutung, dass sie von dem Patienten als hilfreich, klärend und ermutigend empfunden wird und sich als für die therapeutische Beziehung förderlich erweist. Umgekehrt gilt: Was nützt die großartigste Deutung, wenn der Patient sie nicht versteht oder sie den Patienten verletzt und die Vertrauensbasis gefährdet.

SUPERVISOR: Ist das der Aspekt, der für Sie im Moment wirklich interessant ist?
THERAPEUT ÜBERLEGT, DANN ENTSCHIEDENER: Ja. Das ist der wichtigste Punkt.
SUPERVISOR: Gut. Jetzt haben wir einen klaren Auftrag. Sind Sie alle einverstanden?
Alle bekunden ihre Zustimmung.
SUPERVISOR (ZU ALLEN): Also fragen Sie!
Die Psychologin steht auf, geht ans Flipchart und zeichnet ein Pentagramm mit den fünf Dimensionen des Erkennens und Erlebens auf.

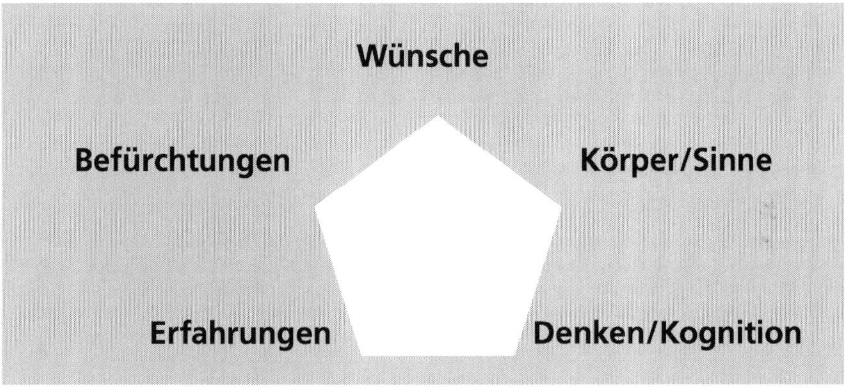

EINE ÄRZTIN FRAGT: Wie fühlt sich das für dich gerade an? Was passiert in deinem Körper?
THERAPEUT: Ich bin leicht schwindelig. Und zwischen den Schulterblättern ist alles ganz steif, wie ein Brett.
PSYCHOLOGIN: Geht dir das auch mit der Patientin so?
THERAPEUT: Ja, die guckt mich manchmal so eindringlich an.
PSYCHOLOGIN: Was macht das mit dir?
THERAPEUT: Das ist unangenehm.
PSYCHOLOGIN: Woher kennst du das?
THERAPEUT: Das ist wie in einer Prüfung. Beim Staatsexamen gab es eine Situation, in der mir nichts mehr einfiel. Das war vom Gefühl her ganz ähnlich.
ÄRZTIN: Also du könntest auch bei der Patientin durchfallen?
Therapeut überlegt.
EIN ANDERER ARZT: Was kann dir schlimmstenfalls passieren bei der Arbeit mit dieser Patientin?
THERAPEUT (ZUR ÄRZTIN GERICHTET): Da ist schon was dran. Ich fürchte, bei ihr durchzufallen, nicht gut genug zu sein.

ÄRZTIN: Sie könnte merken, dass du gar nicht so kompetent bist.

Therapeut nickt nachdenklich.

PSYCHOLOGIN: Und dann, wenn sie merken würde, dass du nicht so kompetent bist?

THERAPEUT: Dann würde sie sich vielleicht einen anderen Therapeuten suchen.

PSYCHOLOGIN: Und dann?

THERAPEUT (LÄCHELT VERLEGEN): Sie ist mein Ausbildungsfall.

EIN ANDERER PSYCHOLOGE SIEHT SICH DIE RAUTE AN: Was denkst du über die Patientin?

THERAPEUT: Sie ist eine interessante Frau. Ich sehe sie oft so vor mir, wie sie sein könnte, nicht so verbittert, wie sie heute aussieht, sondern schön und strahlend.

PSYCHOLOGE: Du musst sie wachküssen.

Alle lachen.

THERAPEUT: Ich würde sie gerne wieder zum Leben erwecken.

PSYCHOLOGIN: Und wenn das gelungen ist?

SUPERVISOR (ZUR PSYCHOLOGIN): Welche Phantasie haben Sie dazu?

PSYCHOLOGIN: Dann kann es mit den beiden richtig losgehen.

Alle lachen vergnügt.

SUPERVISOR (ZUM THERAPEUTEN): Ist da was dran?

THERAPEUT (ZÖGERND): Sie gefällt mir schon.

ÄRZTIN: Und du wärest auch sicher der bessere Ehemann.

Wieder lachen alle, nur der Therapeut wirkt verunsichert.

SUPERVISOR: Wie fühlen Sie sich?

THERAPEUT: Mir ist ganz warm. Mein Gesicht fühlt sich heiß an. Ich glaube, ich werde rot.

SUPERVISOR: Man kann äußerlich keine Errötung Ihres Gesichtes erkennen. Aber die Sache ist für Sie offensichtlich nicht so lustig.

THERAPEUT: Es könnte schon sein, dass die Patientin heimliche Liebesgefühle für mich hat. Und ich weiß nicht, ob das für unsere therapeutische Arbeit so gut ist.

PSYCHOLOGIN: Was könnte dir schlimmstenfalls passieren?

THERAPEUT: Ich weiß nicht recht, wie ich damit umgehen soll.

SUPERVISOR (AN DIE GRUPPE GERICHTET): Was meinen Sie, wie sind Liebesgefühle von Seiten des Patienten zu werten?

ARZT: Grundsätzlich ist daran nichts verkehrt.

Alle nicken zustimmend.

SUPERVISOR: Können Sie positive Aspekte von Liebesgefühlen nennen?

PSYCHOLOGIN: Liebesgefühle sind eine grundlegende Fähigkeit. Sie sind Kontakt, Beziehung.

ÄRZTIN: Und sehr motivierend.
ARZT: Und lebendig, lustvoll. Da passiert was.
SUPERVISOR: Also das Gegenteil von Depression. Ich würde auch sagen, dass Liebesgefühle grundsätzlich eine gute Voraussetzung für eine intensive Beziehungsarbeit sind. Sehen Sie auch Gefahren?
THERAPEUT: Es kann für den Therapeuten verwirrend sein.
ÄRZTIN: Das Problem fängt da an, wo wir selbst von der Attraktivität des Patienten gefangen genommen sind.
SUPERVISOR: Haben Sie dazu eine persönliche Erfahrung?
Die Ärztin erzählt, wie sie selbst durch einen für sie sehr attraktiven Patienten in der psychosomatischen Klinik, in der sie arbeitet, verunsichert war und dass sie schließlich einen Kollegen gebeten habe, die Behandlung fortzuführen.
THERAPEUT: Ich habe auch schon daran gedacht, die Patientin abzugeben. Aber ich finde auch, das ist eine Herausforderung für mich.
SUPERVISOR: Ich glaube auch, dass wir an diesem Fall viel lernen können. Schauen wir uns auf dem Flipchart einmal an, was wir über Ihre Gegenübertragung bereits zusammengetragen haben.
Die Psychologin hatte während des Gesprächs die Informationen den fünf Dimensionen des Pentagramms zugeordnet:

Wünsche
- Bild von einer strahlenden, schönen Frau
- Patientin wieder zum Leben erwecken
- Ich brauche Patientin als Ausbildungsfall

Befürchtungen
- Sorge, nicht kompetent zu sein
- Patientin geht zu anderem Therapeuten

Körper/Sinne
- Schwindel, Brett zwischen den Schultern
- Patientin guckt eindringlich, unangenehm
- Peinlichkeit, heißes Gesicht
- Patientin gefällt mir

Erfahrungen
- Therapeut: Prüfungssituation
- Ärztin: Patienten abgegeben

Denken/Kognition
- Verwirrt
- Interessante Frau, verbittert
- Sind Liebesgefühle gut für die therapeutische Beziehung?

SUPERVISOR: Die Patientin gefällt Ihnen, auch als Frau. Auf der körperlichen Ebene reagieren Sie auf sie mit Schwindel, einem Brett zwischen den Schultern. Sie verwirrt Sie, wenn sie Sie so eindringlich ansieht. Das ist Ihnen unangenehm, peinlich. Sie bekommen ein heißes Gesicht. Können Sie mal schauen, was Sie persönlich brauchen, wenn Sie sich so fühlen.
THERAPEUT: Ich will natürlich gute Arbeit machen.
SUPERVISOR: Klar. Das ist noch sehr im Kopf. Das gehört mehr in den Bereich des Verstandes und der Kognition. Bleiben Sie bei Ihrem Körper. Was benötigt der Körper, wenn Sie schwindelig, angespannt, verwirrt und heiß im Gesicht sind.
THERAPEUT: Am liebsten würde ich zurückgehen. Das geht mir auch in der Behandlung so: Manchmal weiche ich mit meinem Oberkörper zurück. Ja, ich habe oft den Impuls rauszugehen – wie in der Prüfung.
SUPERVISOR: Gut, das ist deutlich. Wo wollen Sie hingehen. Und wie lange wollen Sie rausgehen?
THERAPEUT: Ach, nur für einen Augenblick, um mich zu sortieren, um einen klaren Kopf zu bekommen.
SUPERVISOR: Was ist so schlimm an dem Impuls rauszugehen?
ARZT: Ich hätte Angst, inkompetent zu wirken.
SUPERVISOR: Da sprechen Sie wahrscheinlich Ihrem Kollegen (dem Therapeuten) aus dem Herzen.
THERAPEUT NICKT: Ja, das ist auch meine Sorge. Aber mir wird gerade auch klar, dass man ja Liebesangelegenheiten in der Regel nicht mit fachlicher Kompetenz löst.
SUPERVISOR: Meinen Sie, ein gewisser Grad an Verwirrtheit, Schwindel und heißem Kopf ist in der Liebe eine angemessene Reaktion?
Verhaltene Zustimmung in der Gruppe. Alle denken nach.
SUPERVISOR: Sie haben den Begriff „Kompetenz" genannt. Wir könnten auch sagen: Professionalität. Worin besteht unsere therapeutische Kompetenz oder Professionalität, wenn Liebesgefühle in der therapeutischen Arbeit auftreten?
PSYCHOLOGIN: In der klaren Grenze.
SUPERVISOR: Ja. Sie können der Phantasie Ihres Patienten – vorausgesetzt, seine Realitätsprüfung funktioniert – überallhin folgen, selbst ins Bett, wenn gleichzeitig ganz klar ist, dass Sie die Grenzen Ihres Settings nicht überschreiten: Das bedeutet in *meinem* Setting, dass ich den Patienten nur zu den vereinbarten Zeiten für 50 Minuten, nur in den Therapieräumen, nur gegen ein festgelegtes Honorar und nur zum Zwecke der Behandlung treffen

werde und dass ich ihn oder sie nicht berühren werde – vom Händedruck am Anfang und am Ende abgesehen.

ARZT: Aber die Patientinnen versuchen oft, mit einem Verabredungen außerhalb der Praxis zu treffen. Manche schlagen sogar vor: Dann brechen wir eben die Therapie ab. So können wir uns treffen, wann und wo es uns immer gefällt.

SUPERVISOR: Richtig. Das ist eine große Versuchung, vielleicht sogar eine Verführung zum Missbrauch.

PSYCHOLOGIN: Viele verführerische Patienten sind selbst Missbrauchsopfer.

SUPERVISOR: Nach meinem Verständnis bleibe ich auch nach Beendigung der Therapie in der therapeutischen Rolle. Es ist ja durchaus möglich, dass der Patient, den Sie stabil aus der Therapie entlassen, später wieder Ihre Hilfe braucht und sich die scheinbare Heilung als großes Abwehrmanöver herausstellt. Generell halte ich nichts davon, mit Patienten private Kontakte nach Therapieende zu pflegen. Der Patient lässt ja mit der Ablösung vom Therapeuten seine überwundenen Wünsche, Abhängigkeiten und Muster hinter sich, lässt sie bildlich beim Therapeuten. Als Therapeut sind Sie gewissermaßen der Fährmann, mit dessen Hilfe der Patient von einem Ufer zum anderen gelangt. Diesen Fährmann braucht er nicht mehr, wenn er auf dem neuen Ufer festen Fuß gefasst hat.

THERAPEUT (ZUM SUPERVISOR): Was würden Sie machen, wenn sich eine Patientin in Sie verlieben würde?

SUPERVISOR: Ich würde mich sofort an einen erfahrenen Kollegen meines Vertrauens wenden. Sich zu verlieben ist keine Schande – auch wir Therapeuten sind nur Menschen. Aber wir müssen wissen, dass im Zustand der Verliebtheit unsere Realitätsprüfung nicht mehr richtig funktioniert. Wir benötigen dann einen kompetenten Menschen, zum Beispiel einen Supervisor, der für uns vorübergehend eine Hilfs-Ich-Funktion übernimmt. Das Schlechteste ist, wenn wir versuchen, eine solche Situation aus Scham und Angst alleine durchzustehen.

THERAPEUT: Wenn ich mich in Supervision begebe, habe ich mich quasi bereits entschieden, der Verführung nicht zu erliegen.

SUPERVISOR: Gut. Es ist menschlich, als Therapeut das Gefühl zu haben, einer Versuchung nicht widerstehen zu können. Aber wenn wir in eine solche Situation kommen, benötigen wir – ich wiederhole mich – Hilfe. Wenn wir auch mit der Hilfe unserer Kollegen unserer Liebesgefühle nicht Herr werden, müssen wir die Behandlung abbrechen und eine Kollegin oder einen Kollegen mit der Weiterbehandlung beauftragen. Sie merken, ich werde an dieser Stelle sehr streng und apodiktisch. Unverzeihlich ist ein intimes Verhältnis innerhalb einer weiterbestehenden therapeutischen Beziehung, selbst wenn es der Patient oder die Patientin wünscht. Damit würde die schlimme Erfahrung von Missbrauch und Grenzverletzung in tragischer Weise wiederholt und die Heilungschance, die ja gerade in einer einfühlsamen, aber eindeutigen Einhaltung von Grenzen besteht, verwirkt. Übrigens heißt „Grenzen einhalten" nicht nur, auf sexuellen Lustgewinn zu verzichten. Wir sind viel häufiger in der Versuchung, Abhängigkeiten zu erzeugen und die Patienten zu unserer narzisstischen Befriedigung oder für ökonomische Interessen zu missbrauchen. Die zuverlässige Einhaltung von Grenzen und ein stabiles Setting sind gerade für Patienten mit Missbrauchs- und Übergriffserfahrungen sehr wichtig und heilsam.

ARZT: Es soll auch vorkommen, dass ein Psychotherapeut seine Patientin heiratet und daraus eine glückliche und beständige Ehe hervorgeht.

SUPERVISOR: Ich persönlich kenne keinen solchen Fall. Aber ich will nicht bestreiten, dass unter solchen Bedingungen ausnahmsweise auch mal eine gute Ehe entstehen kann. In der Regel aber gehen Intimitäten zwischen Patient und Therapeut schief. Sie schaden allen Beteiligten und dem Ansehen der Psychotherapie und der Psychotherapeuten. *(Zum Therapeuten gewandt)* Wie geht es Ihnen?

THERAPEUT: Ganz gut. Mir ist gerade klar geworden, dass Liebesgefühle in der Therapie sein dürfen, ja, sogar hilfreich sein können, wenn die Grenzen und das Setting klar sind. Mir ist auch klar geworden, dass ich mich deshalb wie in einer Prüfung fühle, weil ich Angst habe, die Patientin könnte meine Unsicherheit und Inkompetenz in puncto Liebesgefühle in der Therapie entdecken und davonlaufen und mir als Ausbildungsfall verloren gehen.

SUPERVISOR: Sie machen einen etwas entspannteren Eindruck als noch vorhin. Was von dem, was wir bis hierher besprochen haben, war für Sie hilfreich?

THERAPEUT (LÄCHELND): Dass Ihr mir zugehört und mich nicht verurteilt habt.

SUPERVISOR: Könnte das etwas sein, was auch in der Beziehung zu Ihrer Patientin eine Rolle spielt?

THERAPEUT: Meine Patientin hat sicher große Schuldgefühle ihrem Mann gegenüber. Zuhören ist meine Hauptaufgabe, wenn diese Patientin bei mir ist.

SUPERVISOR: Sie wirken noch nicht ganz zufrieden.

THERAPEUT: Bin ich auch nicht. Ich habe keine Lust mehr, mir die ständigen Klagen der Patientin anzuhören. Und da ist ja auch noch dieser Missbrauch in der Luft.

ARZT (ZUM THERAPEUTEN): Du wirkst irgendwie sauer.
THERAPEUT: Ja, ich bin unzufrieden.
SUPERVISOR: Können Sie Ihre Unzufriedenheit körperlich lokalisieren?
THERAPEUT: Ich bin angespannt, alles ist so anstrengend.
SUPERVISOR: Ist auch diese augenblickliche (Supervisions-)Situation für Sie anstrengend?
Therapeut überlegt. Es entsteht eine längere Pause.
SUPERVISOR: Wie geht es den anderen?
ÄRZTIN: Mir geht es gar nicht gut. Mir ist kalt, ich fühle meinen Körper nicht richtig. Am liebsten würde ich rausgehen. Da ist irgendwas Unheimliches.
SUPERVISOR: Das klingt nach Dissoziation.
THERAPEUT: Mir fällt ein, dass die Patientin vor Jahren wegen heftiger Schwindelattacken hospitalisiert war. Sie ist sogar ein paar Mal umgekippt, allerdings ohne sich ernsthaft zu verletzen. Organisch konnte man damals nichts finden.
SUPERVISOR (ZUR ÄRZTIN): Wie geht es Ihnen?
ÄRZTIN: Ich erinnere mich gerade an eine junge Frau, die bei mir vor vielleicht zwei Jahren Patientin war und die jahrelang von ihrem Bruder missbraucht worden war. Als ich mit dieser Frau arbeitete, fühlte ich mich manchmal ganz ähnlich wie jetzt.
PSYCHOLOGIN (ZUM THERAPEUTEN): Hat die Patientin schon mal Suizidabsichten geäußert?
THERAPEUT: Mir gegenüber nicht. Ich weiß auch nicht, ob sie nicht früher schon mal suizidal war.
SUPERVISOR (ZUR PSYCHOLOGIN): Wie kommen Sie auf Suizidalität?
PSYCHOLOGIN: Mir kommt die Patientin total isoliert vor, total einsam und gefangen in einem tiefen Unglück.
THERAPEUT: Ja, so ist es.
SUPERVISOR: Sie erinnern sich an unsere anfängliche Heiterkeit. Es sah so aus, als stünde eine ödipale Problematik im Vordergrund. Unsere Stimmung hat sich inzwischen gründlich gewandelt. Keiner von Ihnen sieht so aus, als wäre ihm noch zum Lachen zumute. *(Zum Therapeuten gewandt)* Wie geht's Ihnen?
THERAPEUT: Besser. Ich fühle mich mit meiner Betroffenheit nicht mehr so allein. *(Zu der Ärztin und zur Psychologin gewandt)* Es tat mir gut, dass ihr beide deutlich gemacht habt, dass die Patientin offensichtlich ein schwer wiegendes Unglück mit sich herumschleppt. Das entspricht genau meinem Gefühl, obwohl die Patientin – mit Ausnahme der vagen Andeutung eines

Missbrauchs durch den „Bekannten“ der Mutter – wenig lebensgeschichtliche Hinweise für eine Traumatisierung liefert.

SUPERVISOR (ZUM THERAPEUTEN): Was Ihnen im Augenblick gut tut, ist – wenn ich richtig verstanden habe – das Mitteilen dessen, was Sie belastet. Indem Sie es uns mitteilen, teilen Sie die Last.

THERAPEUT: Ja.

SUPERVISOR: Was ist das für eine Last?

PSYCHOLOGE: Verantwortung, verdammt viel Verantwortung.

Therapeut nickt.

PSYCHOLOGIN (ZUM THERAPEUTEN): Die Patientin idealisiert dich, wie ihren Vater. Sie erwartet in einer kindlich-naiven Weise, dass du das Leben für sie richtest.

THERAPEUT: Ja, richtig: naiv. Sie schaut mich oft mit ihren schönen, großen Kinderaugen an, als warte sie darauf, dass etwas ganz Großartiges von mir kommt.

SUPERVISOR: Das klingt wie magische Erwartungen. Vielleicht stecken auch fusionäre Wünsche dahinter.

THERAPEUT: Die Patientin hat nur eine wirklich innige Freundin, die lebt seit zwölf Jahren in Kanada. Diese Freundin wird stark idealisiert. Mit ihr gäbe es so etwas wie ein „wortloses gegenseitiges Verstehen“.

SUPERVISOR (ZUM THERAPEUTEN): Sie sehen aus, als ginge es Ihnen ganz gut.

THERAPEUT: Ich fühle mich gut.

SUPERVISOR: Können Sie erklären, was Ihnen gut tut?

THERAPEUT (ZUR GRUPPE): Ich fühle mich mit euch sehr verbunden. Ich fühle mich von jedem von euch unterstützt.

SUPERVISOR (ZUM THERAPEUTEN): Ihre Aufträge waren: Helft mir zu verstehen, warum die Therapie nicht vorangeht? Welche Interventionsmöglichkeiten habe ich? Was hat sich im Hinblick auf Ihre Aufträge für Sie geklärt?

THERAPEUT: Die Patientin braucht vor allem Verbundenheit.

SUPERVISOR: Das entspricht dem ersten Beziehungsanliegen, das am Flipchart steht: Ich fühle mich so allein, sei du für mich da.

ARZT (ÄRGERLICH): Aber das kann doch nicht das ganze psychotherapeutische Konzept sein: Verbundenheit. Wie lange willst du Verbundenheit üben und dir immer wieder dieselbe Scheiße anhören?

Die Gruppe beginnt, darüber zu streiten, wie viel Verbundenheit mit der Patientin zu üben und in welchem Maße sie zu fordern und zu konfrontieren sei.

SUPERVISOR (ZUR GRUPPE): Gerade noch war alles so schön harmonisch, und der Therapeut wirkte ganz zufrieden. Jetzt wird gestritten. Offensichtlich wollen

Sie unseren Kollegen nicht mit der Illusion von „Friede, Freude, Eierkuchen" ziehen lassen.

PSYCHOLOGIN: Ich empfinde alles andere als „Friede, Freude, Eierkuchen". Da ist doch eine Sauwut im Spiel.

PSYCHOLOGE: Man muss sich mal vorstellen, was die Patientin an Aggression abwehren muss. Die Mutter war in ihren emotionalen Reaktionen unberechenbar. Die Patientin hat ihren Vater früh verloren. In gewisser Weise hat er sie verlassen. Die Mutter hat sie nicht gegen den Missbrauch geschützt.

In der Gruppe tritt Ruhe ein.

SUPERVISOR: Unabhängig davon, ob nun tatsächlich ein Missbrauch stattgefunden hat oder nicht, können wir nach allem, was wir von der Patientin wissen, davon ausgehen, dass sie in ihrer Kindheit nicht gerade sicher gebunden war. Unsicher gebundene Kinder entwickeln – wenn sie nicht gerade ein desorganisiertes Bindungsmuster ausbilden – entweder einen vermeidenden, pseudounabhängigen Bindungsstil, oder sie tun sehr viel, um die unsicheren Objekte so gut wie möglich zu binden, bleiben aber mit diesen Objekten ambivalent verstrickt. Man kann als Kind Objekte binden, indem man sich besonders stark anklammert oder indem man besonders lieb und brav oder ungewöhnlich possierlich, vielleicht sogar verführerisch ist. Wenn man jemanden binden will, ist es wichtig, alles Trennende auszublenden, zum Beispiel Enttäuschungen und Wut, aber auch eigene Bedürfnisse, von denen befürchtet werden muss, dass sie den Wünschen der zu bindenden Personen zuwiderlaufen. Ich glaube, dass die Patientin eine besondere Fähigkeit entwickelt hat, mit einigen wenigen Menschen harmonische Beziehungssituationen herzustellen. Dazu idealisiert sie diese Menschen und spaltet alle Wahrnehmungen, welche das heile Bild zerstören könnten, ab. Aber die abgespalteten Antriebe und Affekte sind ja durch die Abspaltung nicht aufgelöst. Je weniger eigene Bedürfnisse gelebt werden können, desto größer sind die Aggression und die Angst, dass die Aggression die Beziehung zerstören könnte. Deshalb wendet die Patientin ihre Aggression unbewusst gegen ihr eigenes Selbst und gegen ihren Körper. So sieht es zumindest die psychodynamische Theorie.

THERAPEUT: Das Thema „Wut" muss auf den Tisch. Aber wie?

SUPERVISOR: Das Thema ist schon auf dem Tisch, nicht nur als Thema, sondern als erlebbarer Affekt, heute und hier in der Supervisionsgruppe. Übrigens haben wir heute nicht nur Aggression erlebt, da war auch Liebe, Zärtlichkeit, Sexualität, Wunsch nach Nähe, Angst und Schuldgefühl im Raum. Die Frage ist: Wie gehen wir mit all diesen Wünschen und Affekten um? *(Zum*

Therapeuten) Sind Sie einverstanden, wenn wir Ihren Auftrag in diesem Sinne erweitern?

Therapeut nickt zustimmend.

SUPERVISOR (ZUR GRUPPE): Der Auftrag ist klar. Unser Kollege möchte von uns Vorschläge hören. Wie würde jeder Einzelne von Ihnen aufgrund eigener Erfahrungen mit den hier angesprochenen aggressiven Impulsen, Liebesgefühlen, Sorgen und Schuldgefühlen therapeutisch umgehen?

PSYCHOLOGE: Ich hatte einen suizidalen Patienten, der mich zeitweise sehr in Atem hielt. Ich sagte ihm: Ich mache mir große Sorgen um Sie. Ich möchte Sie nicht verlieren. Der Patient schaute mich damals ungläubig an. Ich erklärte ihm, wie traurig ich sein würde, wenn er nicht mehr leben würde. Ich glaube, der Patient hat gemerkt, dass ich das, was ich sagte, auch vom Herzen her so empfand. Ich war phasenweise der einzige Mensch, der den Patienten mit dem Leben und der Welt verband.

SUPERVISOR: Mir fällt ein Seminar ein, das Raymond Battegay aus Basel vor einigen Jahren an der Wiesbadener Akademie für Psychotherapie über Suizidalität abhielt. Battegay, der als Psychoanalytiker auch mal wohltuend unabstinent sein kann, erzählte von einer suizidalen Patientin, zu der er gesagt habe: Sie können sich nicht einfach umbringen und so tun, als ginge mich das nichts an.

THERAPEUT: Ich habe mit der Patientin schon einen schriftlichen Vertrag abgeschlossen. In der Tat bin ich zur wichtigsten emotionalen Kontaktstelle im Leben der Patientin geworden.

PSYCHOLOGE (ZUM THERAPEUTEN): Es wird notwendig sein, dass die Patientin wieder ein soziales Bezugssystem aufbaut. Sie kann ja nicht für ewig an deiner Nabelschnur hängen.

SUPERVISOR (ZUM PSYCHOLOGEN): Wie würden Sie es anfangen, die Patientin abzunabeln?

PSYCHOLOGE: Wenn die Patientin etwas stabiler ist, muss sie Gruppentherapie machen. Jede Form von Gemeinschaft, in der die Patientin eingebunden ist, kann für sie ein emotionales Netz sein, zum Beispiel – wenn sie einen religiösen Bezug hat – die Gemeinde.

ARZT: Die Patientin hat doch als Lehrerin viele Kollegen. Hat sie da keine Kontakte?

THERAPEUT: Die Patientin hat größte Angst, dass man im Lehrerkollegium etwas von ihren Problemen merkt. Sie spielt da eine perfekte Rolle.

SUPERVISOR: Heißt das, im Beruf funktioniert sie trotz ihrer Beschwerden gut?

THERAPEUT: Ja. Sie klagt zwar darüber, dass ihr Beruf und das Aufrechterhalten der Fassade sehr anstrengend sind. Manchmal ist sie für ein paar Tage krankgeschrieben. Aber im Großen und Ganzen schafft sie es. Mit den Schülern kommt sie gut klar.
SUPERVISOR: Der Beruf ist also ein wichtiges Standbein der Patientin, eine Ressource.
THERAPEUT: Ja, unbedingt.
SUPERVISOR: Welche anderen Ressourcen sind vorhanden?
ÄRZTIN (ZUM THERAPEUTEN): Glaubt sie an was? Hat sie Pläne?
THERAPEUT: Sie ging früher zu einem Meditationskreis. Sie war aber seit einem halben Jahr nicht mehr dort. Sie beschäftigt sich mit Seelenwanderung und esoterischen Themen. Welche Pläne hat sie? *(Der Therapeut denkt nach.)*
ÄRZTIN: Was ist mit Kindern.
THERAPEUT: Der Zug ist abgefahren. Vor einem Jahr wurde ihr wegen Myomen die Gebärmutter entfernt.
SUPERVISOR: Vielleicht stehen die Operation und das endgültige Aus für eigene Kinder in einem Zusammenhang mit der aktuellen depressiven Symptomatik.
THERAPEUT: Möglich. Mir fällt ein, die Patientin hat begonnen, sich im Kinderschutzbund zu engagieren.
SUPERVISOR: Auch das ist möglicherweise eine wertvolle Ressource.
ÄRZTIN: Und die Ehe, ist die kein Standbein?
THERAPEUT: Die Patientin lebt mit ihrem Mann nach außen hin eine geordnete Ehe. Sie geht mit ihm zusammen ins Theater oder zu Einladungen. Früher hat das Paar gemeinsame Urlaube gemacht. Jetzt vermeidet sie es, mit ihm zu verreisen. Ich glaube, sie vermeidet es, mit ihm schlafen zu müssen.
ÄRZTIN: Warum?
THERAPEUT: Er ist siebzehn Jahre älter als sie. Ich glaube, dass sie bei ihm immer in erster Linie Geborgenheit gesucht hat.
PSYCHOLOGIN: Vielleicht hat sie sich als Frau aufgegeben, nachdem sie keine Gebärmutter mehr hat und keine Kinder mehr bekommen kann.
SUPERVISOR: Hat die Patientin schon an Trennung gedacht?
THERAPEUT: Nein, glaube ich nicht. Der Patientin ist Treue sehr wichtig. Da sind auch keine anderen Männer im Spiel.
SUPERVISOR (ZUM THERAPEUTEN): Außer Ihnen. Sie sagten, Sie seien zur wichtigsten emotionalen Kontaktstelle für die Patientin geworden. Aber wir haben uns von Ihrem Auftrag entfernt. Sie wollten ja wissen, wie Sie mit aggressiven Impulsen und anderen Affekten, die in der Interaktion mit der

Patientin eine Rolle spielen, technisch umgehen können. Ist das noch der Auftrag?

THERAPEUT: Ja, das ist mir im Augenblick das Wichtigste.

PSYCHOLOGIN: Ich habe gute Erfahrungen damit gemacht, über meine eigenen aggressiven Gefühle zu sprechen. Ich erzähle dem Patienten von Situationen, in denen ich mich über andere geärgert habe. Oft ist es den Patienten dann möglich, von ihrem Ärger zu sprechen.

PSYCHOLOGE (ZUM THERAPEUTEN): Die Patientin quält dich – wie du erzählt hast – mit immer wieder denselben Klagen. Du fühlst dich angestrengt und unzufrieden. Warum sagst du ihr nicht einfach, was Sache ist: Du willst mal was anderes hören als Klagen. Da steht's doch am Flipchart: Du willst sie zum Leben erwecken. Du siehst in ihr die strahlend schöne Frau. Sag ihr das.

ÄRZTIN: Die Patientin ist suizidal, total verunsichert, sie kämpft ums psychische und vielleicht auch ums physische Überleben. Da kann man ihr doch so was nicht sagen.

SUPERVISOR (ZUR ÄRZTIN): Lassen wir die einzelnen Vorschläge zunächst einfach unwidersprochen nebeneinander stehen. Der Therapeut wird sich aus dem Angebot schon das herausgreifen, was ihm weiterhilft. Wie würden Sie vorgehen?

ÄRZTIN: Ich habe schon seit einiger Zeit eine Geschichte von Peseschkian im Kopf. Sie heißt „Die zerbrochene Schale".

SUPERVISOR: Können Sie für die, welche die Geschichte nicht kennen, kurz erzählen, worum es geht.

ÄRZTIN: Ich kenne die Geschichte auswendig: Eine verheiratete Frau hatte auf einer Reise einen Liebhaber kennen gelernt und mit ihm eine schöne Zeit verbracht. Wieder zu Hause, dachte sie fortwährend an ihren Freund. Nichts konnte sie mehr begeistern. Der Erfolg ihres Mannes war ihr gleichgültig wie die Wolken am Himmel. Vor Trauer und Langeweile wollte sie weinen, konnte aber nicht, weil sie befürchtete, ihr Weinen könnte sie und ihre geheimen Wünsche verraten. Wie ungewollt ließ sie eines Abends eine kostbare Schale fallen. Die Schale zerbrach, und die Frau begann zu weinen, so herzzerbrechend, dass ihr Mann ihr nicht böse sein konnte. Im Gegenteil, zusammen mit der Schwiegermutter tröstete er seine Frau und sagte: „Meine geliebte Frau, so schlimm ist es nun doch wieder nicht. Die Schale ist deine Tränen nicht wert." Doch die Frau weinte sich ununterbrochen ihre Langeweile und ihren Kummer vom Herzen.[263]

263 N. Peseschkian, 1977: „Der Kaufmann und der Papagei", Frankfurt a. M.: Fischer.

SUPERVISOR: In der Geschichte gibt es ein Geheimnis. Welches Geheimnis hat die Patientin?

ARZT: Das halbe Leben der Patientin ist geheim. Sie spielt ständig eine Rolle, in der Ehe, in der Schule, auch gegenüber ihrer kranken Mutter, die sie pflegt, obwohl es sie ankotzt.

SUPERVISOR (AUF DIE UHR SEHEND): Ich möchte an dieser Stelle gerne Bilanz unserer bisherigen Arbeit an dem Fall ziehen und *(an den Therapeuten gewandt)* Sie fragen, was Sie mit dem, was wir erarbeitet haben, im Hinblick auf Ihren Auftrag anfangen können.

THERAPEUT (ZUR GRUPPE): Ich fühle mich von euch wirklich gut unterstützt. Ich habe noch keine konkrete Lösung. Aber ich werde gelassener in die nächste Sitzung mit der Patientin gehen. Mir ist deutlich geworden, dass die Patientin beachtliche Ressourcen hat. Die sind in der Flut ihrer ständigen Klagen völlig untergegangen. Die Hilflosigkeit der Patientin und ihre pessimistische Weltsicht haben sich auf mich übertragen. Ich werde in den kommenden Sitzungen mit der Patientin bevorzugt über ihre Ressourcen sprechen. *(Zum Psychologen gewandt)* Über meine Gegenübertragung zu sprechen, so offen, wie du das machst, das traue ich mich nicht.

SUPERVISOR: Jeder von uns muss seinen eigenen, zu seiner oder ihrer Persönlichkeit passenden therapeutischen Stil finden. Ein therapeutischer Einheitsstil wäre mit dem Gebot der Echtheit nicht zu vereinbaren. Ich persönlich spreche auch gerne ganz offen über meine Gefühle, Gedanken, Wünsche und Befürchtungen, wenn sie in der Begegnung mit dem Patienten auftauchen. Aber bitte denken wir daran, dass es strukturell gestörte Patienten verwirren und überfordern kann, wenn wir allzu offen sind. *(Zum Psychologen gewandt)* Ich glaube, dass es durchaus angemessen sein kann, wenn wir einer Patientin oder einem Patienten sagen, dass wir sie oder ihn mögen und attraktiv finden. Aber das dürfen wir nur sagen, wenn wir sicher sein können, dass die Grenzen des Settings für beide Seiten, für Patient und Therapeut, eindeutig klar sind und hundertprozentig respektiert werden. Patienten mit strukturellen Defiziten und mit Missbrauchs- und Traumaerfahrungen sind sich dieser Grenzen aber oft gerade nicht sicher. Zu viel Offenheit des Therapeuten könnte sie bedrohen oder in eine Versuchungssituation führen und eine regressive Dynamik auslösen, die der therapeutischen Arbeit schadet. *(Zum Therapeuten)* Ich glaube, dass die Patientin, die Sie vorgestellt haben, in der Therapiebeziehung primär keine außereheliche Liebesbeziehung sucht, auch unbewusst nicht. Sie haben uns zwar beschrieben, dass die Patientin mit ihrer Kleidung ihre weibliche Attraktivität gut zur Geltung bringt. Und sie haben aufgrund dieser Signale bei ihr histrionische Strukturanteile angenommen. Aber irgendwie habe ich das Gefühl, dass die Attraktivität der Patientin weniger im Dienst der Lust als vielmehr im Dienst ihres Bindungs- und Geborgen heitsbedürfnisses steht. Die Dynamik mag vordergründig ödipal erscheinen, aber bei genauerem Hinsehen und nach allem, was wir in der heutigen Supervision zusammengetragen haben, scheint mir die unbewusste Problematik der Patientin hauptsächlich präödipaler Natur zu sein. Es geht um sichere Bindung, Verlässlichkeit, Vertrauen, Objektkonstanz, narzisstische Spiegelung und möglicherweise auch um Idealisierung von Objekten, mit denen die Patientin verschmelzen möchte. Sie möchten die Patientin gerne zum Leben erwecken. Vielleicht ist es genau das, was die Patientin sich unbewusst von Ihnen erhofft. *(Lächelnd)* Aber ich habe Zweifel daran, dass die Patientin wie von einem Prinzen wachgeküsst werden möchte. Vielmehr dürfte sie in Ihnen das ideale väterliche Objekt suchen, dass sie sich als Kind in ihrer Phantasie ausgemalt hat. Im Unterschied zu ihrem Vater wären Sie als Therapeut real für sie da, vielleicht nicht oft, dafür aber regelmäßig. Im Unterschied zu ihrem Vater müsste sich die Beziehung zu Ihnen nicht nur in der Phantasie, sondern auch in der Realität bewähren. Vielleicht hat die Patientin im Kontakt mit Ihnen die Chance, ihre Wünsche, Sehnsüchte und bedrohlichen Affekte nicht mehr hemmen und abspalten zu müssen, sondern sie nach und nach bewusst zu erleben und zu integrieren.

PSYCHOLOGE (ZUM SUPERVISOR): Was Sie da beschreiben, wäre die vollständige Arbeit eines analytischen Psychotherapeuten.

SUPERVISOR: Da haben Sie Recht. In meiner Begeisterung für meine eigenen psychodynamischen Hypothesen habe ich das Gebot der Fokussierung, das wir in der tiefenpsychologisch fundierten Psychotherapie beachten müssen, völlig aus den Augen verloren. *(Zum Therapeuten)* Also zurück zu Ihrem Auftrag.

THERAPEUT: Für mich war das eben sehr hilfreich. Was die Patientin im Augenblick braucht wie einen Kropf, ist ein verliebter Therapeut. Ich versichere euch: Ich bin in die Patientin nicht verliebt. Ihr wisst, dass ich mit meiner Frau und meinen Kindern glücklich bin. Aber in meiner Gegenübertragung habe ich auf die Patientin mit einem Gefühl von Angezogensein reagiert. Dazu kann ich jetzt stehen, ohne rot zu werden. Was mir hilft, ist die Vorstellung, dass die Patientin ihre Attraktivität nicht einsetzt, um zu verführen, sondern um andere zu binden. Wenn das ihre primären impliziten Aufträge an mich sind *(er weist auf das Flipchart und liest vor)*: „Sei für mich da. Nimm mich ernst. Nimm dir viel Zeit für mich", und nicht: „Sei du der bessere Ehemann", dann habe ich auch keinen Konflikt.

SUPERVISOR: Sie sehen jetzt wirklich sehr zufrieden aus.

THERAPEUT: Bin ich auch. *(Zur Ärztin)* Übrigens, die Geschichte von der zerbrochenen Schale werde ich der Patientin vorlesen. Sie liebt Geschichten. *(Zu allen)* Ich danke euch.

Sachregister

A

B

V

W

Z

Personenregister